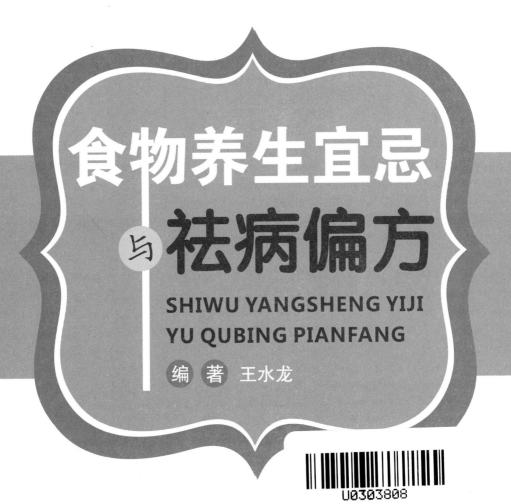

食物养生宜忌

与 祛病偏方

SHIWU YANGSHENG YIJI

YU QUBING PIANFANG

编 著 王水龙

U0303808

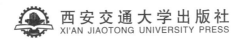
西安交通大学出版社
XI'AN JIAOTONG UNIVERSITY PRESS

图书在版编目(CIP)数据

食物养生宜忌与祛病偏方/王水龙编著.—西安：
西安交通大学出版社,2014.7
ISBN 978-7-5605-6436-4

Ⅰ.食…　Ⅱ.①王…　Ⅲ.①饮食-禁忌-基本知识
②食物疗法-基本知识　Ⅳ.①R155 ②R247.1

中国版本图书馆 CIP 数据核字(2014)第 144244 号

书　　名	食物养生宜忌与祛病偏方	
编　　著	王水龙	
责任编辑	秦金霞	

出版发行　西安交通大学出版社
　　　　　(西安市兴庆南路 10 号　邮政编码 710049)
网　　址　http://www.press.xjtu.edu.cn
电　　话　(029)82668357　82667874(发行中心)
　　　　　(029)82668315(总编办)
传　　真　(029)82668280
印　　刷　西安明瑞印务有限公司

开　　本　727mm×960mm　1/16　印张　21.5　字数　296 千字
版次印次　2015 年 11 月第 1 版　2015 年 11 月第 1 次印刷
书　　号　ISBN 978-7-5605-6436-4/R·530
定　　价　36.00 元

读者购书、书店添货、如发现印装质量问题,请与本社发行中心联系、调换。
订购热线:(029)82665248　(029)82665249
投稿热线:(029)82665546
读者信箱:xjtumpress@163.com

版权所有　侵权必究

前　言

　　民以食为天。饮食是人类维持生命的基本条件,而要使人活得健康愉快、充满活力和智慧,则不仅仅满足于吃饱肚子,还必须考虑饮食的合理搭配,保证人体所需的各种营养物质的摄入平衡且充足,并且能被人体充分吸收、利用。

　　饮食健康,不仅能满足基本的生命活动,而且对于养生也大有裨益。俗话说:"药补不如食补。""人不就食,因人而食。药食同源,食即是药。"饮食养生是通过吃来进行的。不可忍饥挨饿,也不宜暴饮暴食,不可偏嗜某种食物,也不可偏废某种食物。还要注意饮食的卫生,并根据自身的身体状况禁忌某些食物,这样才有利于防止疾病的发生,达到饮食养生长寿的目的。应用日常食物,根据不同的经济条件、不同的生理病理需要进行养生调理,不但能充饥,更能补充营养,有益健康,祛病延年,是一种乐于被人们所接受的重要养生手段。我们的祖先很早就用生活中常用的食物养生疗疾,如生姜、桂皮、五味子、枸杞子、桔梗、木瓜、石榴、柚子、人参等广泛应用于饮食的烹调上,创制出了参鸡汤、水参蜜饯、凉拌菜等各种美味,还有生姜茶、人参茶、木瓜茶、柚子茶、枸杞子茶、决明子茶等多种饮品来防治疾病。

　　本书通过通俗易懂、深入浅出的文字详细介绍了人们日常生活所需要的蔬菜、水果、菌藻、肉食、水产、调味品、粮油、奶、蛋等营养物质,基本的饮食原则,各种食物的性能与应用,以及食物之间的相克与搭配、四季养生、饮食祛病小偏方等的很多知识,以期对大家全面了解自己每天所必需的营养有所帮助,是一本家庭养生美食大全,亦是一本居家生活的必备良书!

编　者

目　录

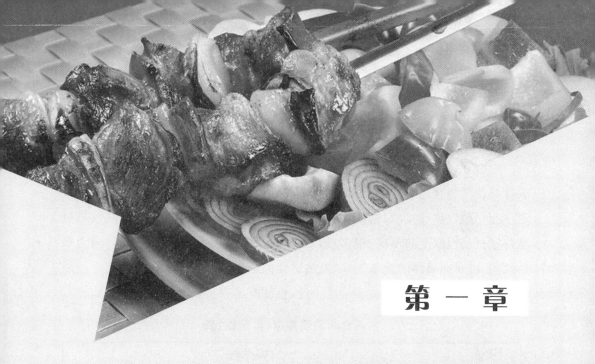

第 一 章

食物养生与四气五味

"人不就食，因人而食。药食同源，食即是药。"几千年来，在药食同源膳食观念的指导下，我们的祖先很早就用生活中常用的食物养生疗疾，如生姜、桂皮、五味子、枸杞子、桔梗、木瓜、石榴、柚子、人参等广泛应用于饮食的烹调上，创制出了参鸡汤、水参蜜饯、凉拌菜等各种美味，还有生姜茶、人参茶、木瓜茶、柚子茶、枸杞子茶、决明子茶等多种饮品来防治疾病。盛夏时节用葛根、五味子、人参、麦冬等煮水，可消暑止渴；寒冬时节用羊肉汤暖脾益胃等。现代人保健更是把食物养生疗疾推演到了最高境界。食物之所以能够养生治病，与中医有不可分割的关系。

食物养生的寒热温凉

中医看病,免不了要告诉患者,必须注意饮食,可吃什么,不要吃什么,告诉患者对饮食的宜忌,这对治疗疾病和防御疾病十分有益。中药与食物同出一源,中药分寒、热、温、凉,食物也有寒、凉、温、热之分,但由于食物中的温与热、凉与寒只是程度上的不同,很多难以截然分开,为简便起见,通常仅归纳为寒、热两类,将寒凉属性的统称为寒,温热属性的统称为热。

但在寒、热之间还增加了平性一说,也就有了寒、热、平三类的划分。

常用食物温热寒凉(含平性)表

属性	食物举例
温热性质	鲤鱼、黄鱼、带鱼、鲫鱼、墨鱼、鱿鱼、海虾、辣椒、花椒、胡椒、生姜、羊肉、牛肉、鸡肉、狗肉、鹿肉、猪排骨、饴糖、胡桃、蚕豆、豆油、酒、醋、大蒜、大葱、胡荽菜、芥子、薤白、橄榄、木瓜、乌梅、粟、鲫鱼、鲥鱼、鳝鱼、胖头鱼、鲩鱼、泥鳅、鲍鱼、黄豆、土豆、麦粉、扁豆、刀豆、香菇、黄花、冬笋、葱、芥菜、韭菜、红薯、牛奶、花生油、芝麻油、红糖、柑、橙、橘、荔枝、龙眼肉、李子等
平性	白萝卜、猪肉、猪肝、雁肉、凫肉、鸽肉、鸡蛋、山药、菠菜、胡萝卜、西红柿、大白菜、南瓜、豆角、葫芦、莲子、黑芝麻、小麦、白木耳、百合、赤小豆、豌豆、糯米、粳米、黑豆、豇豆、枇杷、青梅、花生、燕窝、银鱼、乌贼、鲨鱼、青鱼、鳜鱼、蜂蜜、苹果、葡萄、大枣等
寒凉性质	海带、绿豆、冬瓜、苦瓜、丝瓜、苦菜、鸭蛋、紫菜、黄瓜、莴苣、苋菜、竹笋、黑木耳、豆腐、荸荠、菊花、小米、荞麦、豆豉、豆浆、油菜、白菜、甜瓜、芋头、茄子、蘑菇、菱、藕、甘蔗、白果、柿饼、兔肉、鳗鱼、田鸡、螃蟹、鳖、龟、蛤蜊、牡蛎、驴肉、鸭肉、白糖、香蕉、柿子、梨、西瓜等

温热食物都有温阳、散寒的作用,有益于治疗寒证,凡表现为面色苍白、口中发淡、喜饮热水、怕冷、手足四肢清冷、小便清长、大便溏泄、舌质淡、脉沉迟等病症者,可以选用此类食物。寒凉食物具有清热、泻火、解毒的作用,有益于治疗热证,凡表现为面红目赤、口干口苦、喜饮冷饮、小便短黄、大便干结、舌红苔黄燥、脉数等病症者,可以选用这类食物。平性食物通常具有健脾、开胃、补益的作用,而由于其性平和,故一般热证和寒证都可配合食用,尤其对身体虚弱、久病阴阳亏损、寒热错杂、内有湿热邪气者较为适宜。

科学认识食物的五味功用

所谓"五味",是指食物的本来性味,即辛、甘、酸、苦、咸,这些性味可由舌感辨别。中医认为,味感不同,作用不同。

(1)中医认为"酸入肝",意为酸味食物有增强消化功能和保护肝脏的作用。常吃不仅可以助消化,抑制胃肠道内病菌的繁殖,还有预防感冒、降血压、软化血管之功效。以酸味为主的西红柿、山楂、橙子,均富含维生素 C,可防癌,抗衰老,防治动脉硬化。

(2)中医认为"苦入心",苦味食物具有除湿和利尿的作用。如苦瓜,常吃能辅助治疗水肿病。

(3)中医认为"甘(甜)入脾",适量食甜可补养气血,补充热量,解除疲劳,调胃解毒。但糖尿病、肥胖病、心血管病等患者宜少食。

(4)中医认为"咸入肾",咸味食物有调节人体细胞和血液渗透、保持正常代谢的功效,所以呕吐、腹泻、大汗之后宜喝适量淡盐水,以保持体液正常的电解质代谢。

(5)中医认为"辛(辣)入肺",食辣有发汗、理气之功效。人们常吃的葱、蒜、姜、辣椒、胡椒,均是以辣为主的食物,这些食物中所含的"辣素"既能保护血管,又可调理气血、疏通经络。科学食用,可预防风寒感冒,但患有痔疮、便秘及神经衰弱者不宜食用。

常用食物的五味属性

五味	功　效	举　例
酸	有敛汗、止汗、止泻、涩精、收缩小便等作用	乌梅、山楂、山萸肉、石榴等
苦	有清热、泻火、燥湿降气、解毒等作用	橘皮、苦杏仁、苦瓜、百合等
甘	有补益、和缓、解痉挛等作用	红糖、桂圆肉、蜂蜜、米面食物等
咸	有泻下、软坚、散结和补益阴血等作用	盐、海带、紫菜、海蜇等
辛	有发散、行气、活血等作用	姜、葱、蒜、辣椒、胡椒等

食物养生重在五味调和

　　在选择食物时,必须五味调和,这样才有利于健康,若五味过偏,会引起疾病。如咸味的食物吃多了,会使血流不畅;苦味的食物吃多了,可使皮肤枯槁、毛发脱落;辣味的食物吃多了,会引起筋脉拘挛、爪甲干枯不荣;酸味的食物吃多了,会使皮肉硬厚皱缩,甚至口唇翻起;甜味的食物吃多了,会使骨骼疼痛、头发脱落。以上就是中医所说的因五味失和而影响机体健康的情况,从反面强调了五味调和的重要性。

　　现代营养学也要求人们摄取食物时应营养互补。如果生活中长期对食物有所偏嗜,就会使人体的营养失去平衡,导致疾病发生。二是要规范配食,即调配饮食时无偏过,方可有益身心。配膳中,应当注意主粮与杂粮的搭配、荤食与素食的搭配、寒性与热性食物的搭配,五味恰当的搭配达到营养平衡,而且还要注意烹调方法,否则就有可能降低食物的营养价值。总之,各种食物都有其自身固有的营养成分和口感,只有饮食多样化,经常调换花样,荤素混食,粮菜混食,粗细混食,合理调配,才能促进身体健康。

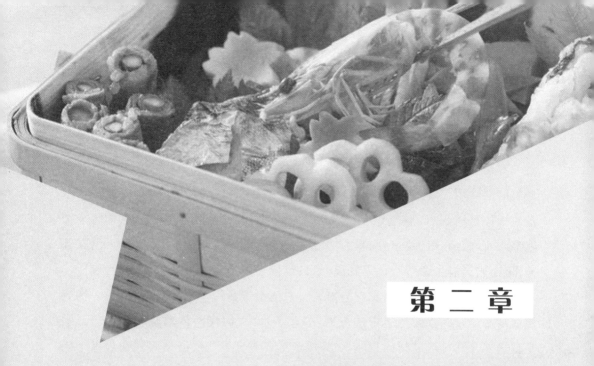

第 二 章

食物养生与食物营养

　　为了维持生命和身体各部分的正常活动，人们必须每天食用一定数量的食物。这些食物为我们提供了身体所需的各种营养素（即糖类、脂肪、蛋白质、维生素、矿物质和水，其中糖类、脂肪、蛋白质又是最为主要的三大产热营养素），而这些营养素是人体生存和生长发育的物质基础，为人体提供一切生命活动所需的基本营养和能量。每一种营养素的过量和缺乏以及营养素之间摄入的不平衡，皆不利于人体的健康。

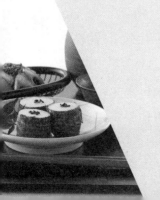

饮用水是价廉的营养素

水是生命之源,是维持机体正常功能的必需物质,中医认为,水有"助阳气,通经络之功用"。现代营养学认为,水是构成人体细胞和组织的重要成分。水占成人体重的 65%,脑组织大约含水分 85%,血液含水高达 90%。人体每个细胞都含有水分,一旦缺水,细胞的功能就会受到影响甚至失活,如果 3 天没有补充水分,则会有生命危险。因此说,水是维持人体生命的极其重要的营养素。

水是人体内一切代谢反应的媒介。人体组织是一个水环境,体内的一切代谢活动都是在有水的环境中进行的,离开了水,一切代谢活动将无法进行。水是输送养分和排泄废物的载体,人体吸收的各种营养物质必须溶解在水里才能运送至身体各个部分的组织和细胞。同时,组织和细胞产生的代谢废物及有害物质也必须要通过水才能运送至排泄器官(如肺、肾、皮肤等)。若摄入水量不足,就不能顺利地排出有害物质。此外,水还具有调节体温和润滑等作用。

维持生命的维生素

维生素是人体不可缺少的一种营养素,是"维持生命的元素"。从最基本的生物化学概念来看,它们是这样一类有机物:在人体内的含量很小,但生理作用很大,因为它们参与人体物质与能量代谢,调节广泛的生理与生化过程,从而维持了人体正常的生理活动。人体中如果缺少维生素,就会患多种疾病。因此,有人把维生素称作"生命催化剂"。现在维生素已是一个大家族,它的种类很多。这些维生素的结构复杂,理化性质和生理功能各不相同,因此很难用传统的化学结构和功能来分类。通常按其溶解性可分为两大类。

(1)脂溶性维生素主要包括维生素 A、维生素 D、维生素 E、维生素 K。其在人体肠道内的吸收与脂肪存在密切的关系,吸收后可在体内储存,过量则容易中毒。

(2)水溶性维生素主要包括维生素 B_1、维生素 B_2、泛酸、烟酸、维生素 B_6、生物素、叶酸、维生素 B_{12}、维生素 C。这些水溶性维生素极易为机体吸收,但具有

食物养生宜忌与祛病偏方

吸收后不能储存的特点,当组织溶解量达到饱和后,多余的可随尿排出,一般不会造成中毒。

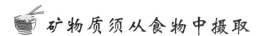 矿物质须从食物中摄取

1. 矿物质的概念

矿物质又称无机盐。人体所含各种元素中,除碳、氢、氧、氮主要以有机化合物形式存在外,其他各种元素无论含量多少统称为矿物质。矿物质按各种元素在人体内含量的不同,可分为常量元素和微量元素。常量元素是指占人体总重量的 0.01% 以上的元素,包括碳、氢、氧、磷、硫、钙、钾、镁、钠、氯等 10 种,它们构成机体组织,并在体内起电解质作用。微量元素是一个针对常量元素的相对概念,是指占总体重 0.01% 以下的元素,主要有铁、铜、锰、锌、碘、硒、铂、铬和钴。微量元素顾名思义,具有两方面的含义,一是指含量很少,二是指人体对它们的需要量很少,但不可缺少。还有的营养学家根据人体对微量元素的需求情况,又将其分为必需微量元素和非必需微量元素。

2. 矿物质的作用

营养学家说,矿物质在生命过程中所起的作用是不可估量的,因为宇宙间的一切物质,无论是有生命的还是无生命的,都是由元素参与构成的,尤其是矿物质,它参与人体组织构成和功能完成,是人体生命活动的物质基础。矿物质与有机营养素不同,它们既不能在人体内合成,除排泄外也不能在体内代谢过程中消失。所以,科学家说从生命诞生的第一天起,人体中就具有形成和溶解参与新陈代谢的各种矿物质,它们会伴随我们每个人度过一生,也就是说矿物质是人体不可缺少的。

食物中的糖类物质

1. 糖类的概念

什么是糖?可能有人觉得奇怪,这样的问题还需要问吗?其实大多数人理

解的糖和营养学中所说的糖并不相同。具体来说,糖的概念有广义和狭义之分。广义的糖是指各种可消化的糖类,包括有甜味的糖和没有甜味的淀粉,平常我们吃的主食如馒头、米饭、面包等都属于广义的糖类物质;狭义的糖是指精制后的白糖、红糖、冰糖和糖浆等。在营养学上广义的糖和蛋白质、脂肪一起被称为人体最主要的三大营养素。在结构上糖类物质由碳、氢、氧三种元素组成,其中氢和氧之比为 2∶1,与水相同,所以糖类物质又被称为碳水化合物。

2. 糖类的作用

(1)糖的主要功能是供给能量。人体所需能量的 70% 是由糖氧化分解提供的。人体内作为能源的糖主要是糖原和葡萄糖,糖原是糖的储存形式,在肝脏和肌肉中含量最多;而葡萄糖是糖的运输形式,也是糖的直接使用形式。

(2)糖是组织细胞的重要组成成分。如核糖和脱氧核糖是细胞中核酸的组成成分,糖与脂类形成的糖脂是组成神经组织与细胞膜的重要成分,糖与蛋白质结合的糖蛋白具有多种复杂的功能。

(3)糖是维持心脏和神经系统正常活动不可缺少的物质。血糖低下可导致乏力头晕,严重者甚至会昏迷、死亡。平时膳食中糖含量的缺乏,将导致全身无力、疲乏、心悸、脑功能障碍等产生头晕,严重者会导致低血糖昏迷。糖具有解毒作用,当肝糖原贮存充足时,肝脏对毒物有很强的解毒作用。糖摄入充足时,可防止人体酮中毒的发生。

(4)糖有利于蛋白质发挥作用。由于有充足的糖存在,体内有足够的热能,因此无须动用蛋白质产热,有利于充分发挥蛋白质特有的生理功能。

(5)糖类中的纤维素、果胶等物质由于能刺激肠道的蠕动,故有利于消化、吸收与排便。

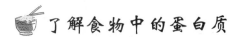 了解食物中的蛋白质

1. 蛋白质的概念

蛋白质是构成生命的物质基础,一切细胞和组织都由蛋白质组成。生命的产生、存在与消亡无一不与蛋白质有关,蛋白质是生命存在的形式,也是生命的

物质基础。蛋白质由一个个氨基酸相连接形成,氨基酸之间又通过一种叫肽键的结构环环相扣。氨基酸以不同数目、不同顺序及空间结构连接,构成种类繁多、千差万别的蛋白质,这些蛋白质在人体内发挥它们各自不同的作用。

2. 蛋白质的作用

(1)人体是由细胞组成的,而蛋白质是构成细胞的主要成分之一。蛋白质决定着细胞的形态和结构,这也就是蛋白质在人体"建设"中的构成作用。婴幼儿、儿童和青少年的生长发育都离不开蛋白质。即使成年人的身体组织中,蛋白质也在不断地分解、合成,并更新。例如,小肠黏膜细胞每 1～2 日即更新 1 次,血液红细胞每 120 日更新 1 次。身体受伤后的修复也需要依靠蛋白质。

(2)体内新陈代谢过程中起催化作用的酶,调节生长、代谢的各种激素以及有免疫功能的抗体都是由蛋白质构成的。此外,蛋白质对维持体内酸碱平衡和水分的正常代谢也都有重要作用。

(3)虽然蛋白质的主要功能不是供给能量,但当食物中蛋白质的氨基酸组成和比例不符合人体的需要,或摄入蛋白质过多超过身体合成蛋白质的需要时,多余的食物蛋白质就会被当做能量来源氧化分解放出热能。

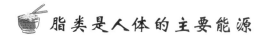 **脂类是人体的主要能源**

1. 脂类的概念

脂类是脂肪和类脂的总称,是不溶于水而易溶于有机溶剂的化合物。其中,脂肪主要是指甘油三酯,即由甘油与高级脂肪酸化合而成的各种脂肪,由于其熔点的不同而在常温下有些呈液体状,如我们食用的菜子油等,有些则呈固体。类脂,则包括由单纯脂加上磷酸等复合而成的磷脂(甘油磷脂和鞘磷脂)、与糖类结合而成的糖脂(脑苷脂和神经节苷脂)、脂蛋白、胆固醇及胆固醇酯(胆固醇与脂肪酸结合)等一类化合物。

2. 脂类的作用

对于人体,脂类起着重要的作用:一是最佳的能量储存方式,如 1 克脂,不仅体积比 1 克糖小，而且能量高达 39.06 千焦（9.3 千卡），糖仅为 17.22 千焦（4.1 千卡），从而在必要时提供人体大量热量。二是构成生物膜的主要成分。三是协助脂溶性维生素的吸收，提供必需脂肪酸。必需脂肪酸是指人体需要但自身不能合成，必须靠食物提供的。四是调节体温，保护内脏。如大网膜保护腹腔脏器，皮下脂肪保温。五是参与生物信号的传递，如固醇类激素可激发一些酶的活性。

在人体中，各种脂类必须保持合理的组成成分、结构和动态平衡，并参与蛋白质、糖等其他营养素的作用，方能充分发挥其有效、有益的作用。一些脂类如甘油三酯、胆固醇过多，高密度脂蛋白低，而低密度脂蛋白高则可起有害作用，易导致心、脑、肾血管的硬化。

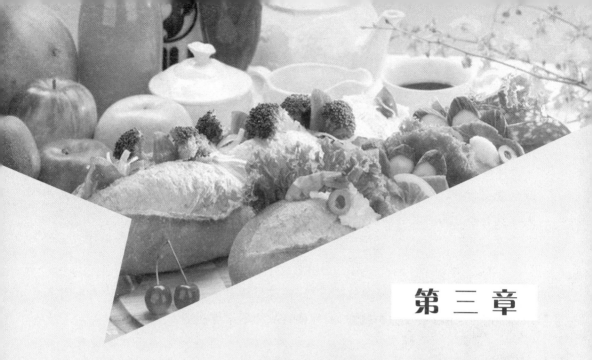

第 三 章

蔬 菜 篇

　　蔬菜不仅是重要的副食，也是人体所需营养素的重要来源，虽为补充辅助，但就人体功能方面而言，却是不可缺少的。蔬菜是人们膳食的重要组成部分，含有人体所需的各种营养素，其成分的主要特点为：水分含量高，蛋白质和脂肪含量低，维生素C、胡萝卜素、无机盐及膳食纤维十分丰富。蔬菜有深色和浅色两类区别，深色蔬菜的营养价值一般优于浅色蔬菜。蔬菜品种繁多，在饮食营养治疗中有举足轻重的作用，但不同的蔬菜其养生作用不同。

胡 萝 卜

胡萝卜又叫黄萝卜、红萝卜,原产于中亚,性味甘、平。元代传入我国,因其颜色靓丽、脆嫩多汁、芳香甘甜而受到人们的喜爱,被各地广为栽培。胡萝卜对人体具有多方面的保健功能,民间常将胡萝卜作为食疗入药。

(1)胡萝卜能提供丰富的维生素 A,促进机体正常生长与代谢,维持上皮组织,防止呼吸道感染及保护视力,治疗夜盲症和眼干燥症等。

(2)胡萝卜能增强人体免疫力,有抗癌作用,并可减轻癌症患者的化疗反应,对多种脏器有保护作用。女性进食胡萝卜可以降低卵巢癌的发病率。

(3)胡萝卜有助于防止血管硬化,降低胆固醇,对防治高血压病有一定效果。胡萝卜素可以清除导致人体衰老的自由基,经常食用有利于长寿。

(4)胡萝卜具有补血的功效。因其富含维生素 A,可润泽皮肤,治疗皮肤干燥、牛皮癣,使头发润泽变黑,防治头屑过多、头皮发痒,故被称为"美容食品"。

(5)胡萝卜对糖尿病、贫血、冠心病、便秘、单纯性消化不良、痔疮、久痢、咳嗽、百日咳、急性肾炎、营养不良、食欲不振、感冒等有辅助防治作用。

 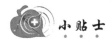

(1)胡萝卜＋菠菜　此二物相配益于食用,可以明显降低中风的危险。因为胡萝卜素转化为维生素 A 后可防止胆固醇在血管壁上沉积,保持脑血管畅通,故可防止中风。

(2)胡萝卜＋黄芪＋猪肚＋山药　此四物相配益于食疗。黄芪是中药,有补脾益气的作用,配以健胃的山药、猪肚、胡萝卜等,可增加营养、补虚弱,有丰满肌肉的作用。特别适宜于脾胃虚弱、消化不良、肌体消瘦的女性食用。

食物养生宜忌与祛病偏方

忌

（1）胡萝卜不宜生吃。胡萝卜中能够转化成维生素 A 的胡萝卜素的含量十分丰富，由于维生素 A 是脂溶性维生素，所以和油一起烹调能促进吸收。

（2）胡萝卜不要过量食用。长期大量摄入胡萝卜素会令皮肤的色素产生变化，呈现出橙黄色。

（3）吃胡萝卜忌喝酒。同食会造成大量胡萝卜素与酒精一同进入人体，在肝脏中产生毒素，导致肝病。

（4）胡萝卜不宜与白萝卜混着吃。把白萝卜和胡萝卜切成丝做成小菜，从外观上看颜色红白相间，让人胃口大开，但这种吃萝卜的方法并不科学。因胡萝卜中的抗红血酸酵酶会破坏白萝卜中的维生素 C，从而降低其营养成分。

小偏方

（1）呼吸道感染、皮肤病：鲜胡萝卜捣烂绞取汁液 100 克，1 次服完，每日 1 次。

（2）麻疹：胡萝卜 100 克，芫荽 60 克，荸荠 50 克，加水适量熬成 2 碗，1 日服完。

（3）百日咳：胡萝卜 100 克，红枣 10 枚，加水适量，煎成 1 碗，随意分服，连服 10 日以上。

（4）夜盲症、眼干燥症、贫血：胡萝卜 150 克，猪肝 100 克，炒菜食之，每日 1 次，连食 15 日以上。

（5）高血压病、便秘：胡萝卜适量，绞取鲜汁，每次饮 120 克，每日 3 次。

白萝卜

白萝卜又名莱菔、罗服。我国是白萝卜的故乡，栽培食用历史悠久。它既可用于制作菜肴，炒、煮、凉拌等俱佳；又可当做水果生吃，味道鲜美；还可腌制泡菜、酱菜等。白萝卜营养丰富，有很好的食用、医疗价值。俗语说"常吃萝卜菜，啥病也不害""常吃萝卜喝热茶，不用大夫到自家""冬吃萝卜夏吃姜，一年四季保安康"。可见白萝卜对人体有极为重要的保健作用。

（1）民间把白萝卜作为顺气消食的"保健食物"。老人常吃白萝卜，可降低血脂，软化血管，有稳定血压、预防冠心病的作用。由于熟吃白萝卜有益胃行气之效，饭后睡前吃些白萝卜，可帮助消化，避免积食，增进睡眠。

（2）白萝卜能增加机体免疫力，并能抑制癌细胞的生长，对防癌、抗癌有重要作用。

（3）白萝卜中的芥子油和纤维素可促进胃肠蠕动，有助于体内废物的排出，所以白萝卜是排毒养颜的佳品。

（4）白萝卜热量较少，纤维素较多，吃后易产生饱胀感，所以适宜于减肥的人食用。

 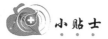 小贴士

　　白萝卜＋豆腐　此二物相配益于食疗。豆腐属于植物蛋白，多吃会引起消化不良。白萝卜的消食能力很强，若与豆腐伴食，有助于人体吸收豆腐的营养。

（1）白萝卜为寒凉蔬菜，阴盛偏寒体质者、脾胃虚寒者不宜多食。

（2）胃及十二指肠溃疡、慢性胃炎、单纯性甲状腺肿、先兆流产、子宫脱垂等患者忌食白萝卜。

 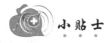 小贴士

　　白萝卜与人参忌同食。这是因为人参大补元气，常可用于呼吸微弱、四肢厥冷、脉微弱、血压低引起的休克等症。此外，由于人参有补益强壮作用，可抗衰老，适用于久病体虚、心悸怔忡、气短、虚脱、心衰、神经衰弱等症。而白萝卜与人参的功用不同，药理作用也不同，白萝卜可用来破气。两者同食，一补一破，人参滋补作用就会减弱。

食物养生宜忌与祛病偏方

（1）烫伤：萝卜生捣汁,涂患处。

（2）疖肿：萝卜生捣汁,调好醋搽患处。

（3）糖尿病：①萝卜 300 克,粳米 60 克,加水煮粥食用,每日 2 次。②萝卜绞汁 300 克,饮之。

（4）白喉：萝卜汁 60 毫升,大蒜汁 2 毫升,和匀,开水冲服,每日 2 次。

（5）气管炎：白萝卜干 50 克,莱菔子 30 克,杏仁 10 克,水煎服。

（6）甲状腺肿大：萝卜 500 克,陈皮 5 克,紫菜 50 克,水煎服,每日适量饮用。

（7）呕吐：萝卜绞汁,蜜煎,细细嚼咽。

（8）失音：萝卜生捣汁,入姜汁同服。

（9）小儿食积：萝卜 200 克,葱白 30 克,共捣汁,加白糖适量饮用。

白　菜

　　白菜被誉为"百菜之王",是我国北方广大地区冬春两季的主要蔬菜,故有"冬日白菜美如笋"之说。民间也有"鱼生火,肉生痰,白菜豆腐保平安"的说法。白菜的食用方法很多,通常可炒白菜、熬白菜、醋熘白菜等,也可做白菜火锅及作为包子、饺子的馅料。

　　（1）白菜具有较高的营养价值,它所含矿物质和维生素的量与萝卜大致相同,钙和维生素 C 含量均比苹果高 5 倍以上,核黄素含量高于苹果和梨3～4倍,所含矿物质锌高于肉类和蛋类,所以白菜宜于大多数人食用。

　　（2）白菜中的纤维素不但能起到润肠、促进排毒的作用,白菜中的粗纤维还有刺激胃肠蠕动、通便,能使污染物质或分解产生的致癌物质尽快排泄。

　　（3）白菜含有较多的微量元素钼,能阻断致癌的亚硝基胺物质合成,其中含有的硒能降低癌的发生率,与肉类同烹食,既可增添肉味的鲜美,又可减少肉中致癌物亚硝基胺的生成,两全其美。

(4)白菜有养胃生津、除烦解渴、利尿通便、清热解毒之功,能辅助治疗胃阴不足、消化不良、十二指肠溃疡等症。

(5)秋冬季节空气干燥,对人的皮肤保养极为不利,而白菜中含有丰富的维生素,多吃白菜,可以起到很好的护肤和养颜效果。

(1)加工白菜时,注意切白菜宜顺纹路切,这样白菜易熟。

(2)烹调白菜时不宜用煮、焯、浸烫后挤汁等方法,以避免营养成分的大量损失。

(3)白菜忌久存放。许多家庭有存放大白菜的习惯,但营养学家建议白菜不宜久存放。这是因为新鲜大白菜含有大量无菌的硝酸盐,白菜未腌透时或未煮熟后放置的时间过长,会由于细菌侵蚀使硝酸盐还原成亚硝酸盐。亚硝酸盐被食入胃肠道后,迅速进入血液,使血液中的低铁血红蛋白氧化,变成高铁血红蛋白,从而丧失携带氧的能力,致使人体缺氧,患高铁血红蛋白症。轻者头晕、头痛、恶心呕吐、腹痛、腹胀,重者皮肤黏膜发绀、青紫,甚至昏迷、抽风,严重危害人体健康。所以白菜要现炒现吃,洗净炒熟再吃。不要食用隔夜的熟白菜,腌白菜时要腌透。

小偏方

(1)便秘:用开水煮白菜汤食。

(2)感冒:①干白菜根1个,红糖30克,生姜3片,水煎服。②白菜根3个,大葱30克,煎汤趁热服,盖被取汗。

(3)食物中毒:鲜白菜、生萝卜各1000克,用凉开水洗净,切碎捣烂绞汁,加红糖适量,分次数服。

(4)百日咳:白菜根2个,冰糖30克,水煎服,每日3次。

(5)消化性溃疡:白菜捣烂绞取汁,略加温,食前饮服,每日2次。

圆　白　菜

　　圆白菜来自欧洲地中海地区,也叫洋白菜或卷心菜,学名是"结球甘蓝"。它在西方是较为常见的蔬菜之一。圆白菜和大白菜一样产量高、耐储藏,是四季的佳蔬。西方人认为,圆白菜才是菜中之王,它能治百病。西方人用圆白菜治病的"偏方",就像我们用萝卜治病一样常见。

　　(1)圆白菜的营养价值与大白菜相差无几,其中维生素 C 的含量还要高出一半左右。此外,圆白菜富含叶酸,所以,孕妇、贫血患者宜多吃些圆白菜。

　　(2)圆白菜能提高人体免疫力,预防感冒,具有一定的抗癌作用,在抗癌蔬菜中,圆白菜排在第 5 位。

　　(3)新鲜的圆白菜有杀菌消炎的作用,咽喉疼痛、外伤肿痛、蚊虫叮咬、胃痛、牙痛之类都可请圆白菜帮忙。

　　(4)圆白菜富含维生素 U,维生素 U 是一种"溃疡愈合因子",对溃疡有着很好的治疗作用,能加速创面愈合,是胃溃疡患者食疗的有效食品。

　　(5)多吃圆白菜,可增进食欲,促进消化,预防便秘。圆白菜同时也是糖尿病和肥胖患者的理想食物。

　　(1)圆白菜忌加热过久。从做法上来说,生吃圆白菜食疗效果最好,可以用来凉拌、做沙拉或榨汁。即使做熟,也不宜加热过久,以免其中的有效成分被破坏。

　　(2)圆白菜忌久放。新鲜圆白菜含有大量的维生素 C,但是如果贮放时间较长,维生素 C 就会被大量破坏,如圆白菜在室温下存放 2 日,维生素 C 会被破坏掉 70%。因此,一次不要购买过多圆白菜,最好是现吃现买,以减少营养成分的损失。

　　(3)圆白菜忌精加工。圆白菜的外层绿叶比"心部"的维生素 C 含量高出几倍到十几倍。但有的人加工圆白菜时偏爱将外层的绿叶扔掉,这就大大减少了机体摄入维生素 C 的量。

小偏方

（1）湿疹、痤疮、斑疹、烧伤、血肿、刀伤、关节炎和偏头痛：圆白菜叶在开水中泡软后敷患处，起辅助治疗作用。

（2）感冒头痛、支气管炎、咽喉炎：饮用圆白菜汁起辅助治疗作用。

（3）醒酒：因饮酒过量引起的剧烈头痛，可用水煮圆白菜，用蒸汽熏头部，并做深呼吸，能明显减轻症状。

韭　菜

古代不少著名诗人的诗中都提到过韭菜，如唐代诗人杜甫的"夜雨剪春韭，新炊间黄粱"，宋代诗人苏轼的"渐觉东风料峭寒，青蒿黄韭试春盘"，可见，韭菜自古以来就受到我国人民的喜爱和重视。但鲜为人知的是韭菜还是一味传统的中药，自古以来就被广为应用。

宜

（1）现代医学研究证明，韭菜具有促进食欲、杀菌和降低血脂的作用，特别适于高血脂、冠心病患者食用。

（2）韭菜含有较多的粗纤维，能增进胃肠蠕动，可有效预防习惯性便秘和肠癌，这些纤维还可以把消化道中的异物包裹起来，随大便排出体外，故有"洗肠草"之称。

（3）韭菜为辛温补阳之品，能温补肝肾。因此在民间有"起阳草"之称，可与现今的"伟哥"媲美。

（4）韭菜还具有其他药用价值，《本草拾遗》中写道："韭菜温中下气，补虚，调和脏腑，令人能食，益阳。""韭菜补肝及命门，治小便频数、遗尿"等。

食物养生宜忌与祛病偏方

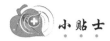

韭菜＋鸡蛋　此二物相配益于食疗。两者混炒，可以起到补肾、行气、止痛的作用。对治疗阳痿、尿频、肾虚、痔疮及胃病亦有一定疗效。

（1）中医认为韭菜"春食则香，夏食则臭"，认为生食韭菜（包括凉拌）辛而散血，熟则甘而补中。但也有多食生韭菜令人口气发臭和目眩之说。营养学家也认为最好不要食用生韭菜，因为只有熟韭菜才有补中健体的滋补作用。

（2）患有痈疽疮肿及皮肤癣、皮炎、湿毒者忌食。阴虚火旺者也应慎食生韭菜，因为本品性辛辣温热，虽有壮阳益肾祛寒之功，亦能刺发皮肤疮毒。多食会上火且不易消化，因此阴虚火旺、有眼疾和胃肠虚弱的人不宜多食。另外隔夜的熟韭菜不宜再吃。

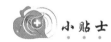

如果有儿童误吞小型金属物件，急救可试用韭菜500克，裹成团状（大小以能吞下为宜），用开水烫熟食下（小孩如食不下，可用油、盐炒熟食，食后再服适量植物油以滑润肠道），起辅助治疗作用。这是因为韭菜食入后，金属易于被韭菜包住同大便排出。

小偏方

（1）血崩：韭菜300克，煮糯米酒服。

（2）白带过多：①韭菜根适量煮鸡蛋，加白糖，连服数天。②韭菜籽50克，白果仁15个（去壳），山药90克，共研细末，每服10克，用米汤水送下，每日3次。

（3）慢性胃炎：韭菜汁50克，牛奶1盏。两者用生姜汁15克，和匀，温服。

（4）过敏性紫癜：鲜韭菜500克，洗净，捣烂绞汁，加水适量。每日1剂，分2次服。

（5）肾虚遗精、老年多尿、夜尿频数、小儿遗尿：韭菜籽 8 克，月季花果 9 个，共煎服，每日 1 剂，日服 3 次。

（6）胃寒呕吐，反酸：取韭菜籽 10～20 粒，生姜 3～5 片，柿蒂 3～5 个，水煎送服韭菜籽，每日早晚 2 次。

莴苣

莴苣也叫莴笋，又叫千金菜。宋代《清异录》记载："呙国使者来汉，隋人求得菜种，酬之甚厚，故名千金菜，今莴笋也。"李时珍说："莴菜自呙国来，故名。"莴苣口感鲜嫩，色泽淡绿，如同碧玉一般，制作菜肴可荤可素，可凉可热，口感爽脆。

（1）莴苣不仅是一种蔬中美食，且具有一定的食疗药用功能，食之，可利五脏，通经脉，开胸膈，利气，坚筋骨，去口气，白齿牙，明眼目，通乳汁，利小便以及消食、利尿等。

（2）莴苣生吃、热炒均宜。常吃莴苣可促进胃液、胆汁等消化液的分泌。

（3）莴苣中的钾有利于促进排尿，对高血压病和心脏病患者大有裨益。

（4）专家还发现莴苣能预防高脂血症。

（5）莴苣中所含的氟元素，可参与牙釉质和牙本质的形成，参与骨骼的生长。莴苣含碘量高，有利于人体的基础代谢和体格发育。

（6）莴苣富含维生素 C 和叶酸，还含有维生素 A 和铁，近年的动物实验发现它能预防结肠癌和直肠癌。此外，秋季易患咳嗽的人，多吃莴苣叶还可平咳。

（1）烹调莴苣忌放盐过多。食用莴苣需要注意的是不论采取何种吃法，烹调都要以淡为贵，不可放盐过多，过咸则味恶。

（2）莴苣叶忌丢弃不吃。莴苣叶营养价值很高，叶比其茎所含胡萝卜素高出许多，维生素 B_1 是茎的 2 倍，维生素 B_2 是茎的 5 倍，维生素 C 是茎的 3 倍，因

食物养生宜忌与祛病偏方

此莴苣叶丢弃不吃,实在是太可惜了。可将其焯后加入调味佐料凉拌而食,或腌过晒干拌以香油蒸食,或略放盐,拌入面糊,以油炸食是别有风味的美食。

(3)莴苣忌过多食用。如果过多或经常食用莴苣,莴苣中的莴苣生化物对视神经有刺激作用,会产生头昏嗜睡的中毒反应,导致夜盲症或诱发其他眼疾,故不宜多食。

小偏方

(1)乳汁不通:莴苣有通乳功效,产妇乳少时可用莴苣烧猪蹄食用。这种食法不仅减少油腻,清香可口,而且比单用猪蹄催乳效果更佳。

(2)小便不利、短涩灼痛:取莴苣水煎服用,同时以莴苣叶捣烂外敷肚脐,有一定的效果。

(3)大便秘结、小便黄赤:莴苣洗净去皮生食,或将莴苣去皮捣汁加白糖水生饮,每次 200～300 毫升,每日 2 次,有通便利尿之功。

(4)暑热、口渴、尿黄:莴苣适量,洗净去皮,捣烂加白糖,拌匀冷服,有清暑利尿的作用。

(5)热毒疔疮:鲜莴苣去皮捣烂,或把笋叶捣烂,加白芷适量,调匀,敷疔疮患处皮肤,并生食莴苣或凉拌食用,有清热解毒消肿之效。

(6)神经衰弱:莴苣中有一种乳白色浆液,具有安神镇静作用,且没有毒性,最适于神经衰弱失眠者食用。可把莴苣带皮切片煮熟喝汤,特别是睡前服用,更有助眠功效。

油 菜

油菜是人类栽培的最古老的农作物之一。因其籽实可以榨油,故有油菜之名。它和大豆、向日葵、花生一起,被列为"世界四大油料作物"。

宜

(1)油菜的营养成分含量及其食疗价值可称得上诸种蔬菜中的佼佼者,据专家测定,油菜中含多种营养素,其中所含的维生素 C 较多,宜于大多数人食用。

（2）油菜中含有丰富的钙、铁元素,胡萝卜素也很丰富,是人体黏膜及上皮组织维持生长的重要营养源,对于抵御皮肤过度角化大有裨益。所以,爱美人士不妨多摄入一些油菜,一定会收到意想不到的美容效果。

（3）油菜还有促进血液循环、散血消肿的作用。产后淤血腹痛、丹毒、肿痛脓疮者可通过食用油菜来辅助治疗。

（4）科研人员研究还发现,油菜可降低胰腺癌发病的危险。

忌

（1）炒油菜忌用慢火。食用油菜时要现做现切,并用旺火爆炒,这样既可保持鲜脆,又可使其营养成分不被破坏。

（2）忌吃隔夜的熟油菜。熟油菜过夜后就不要再吃,以免造成亚硝酸盐沉积,易引发癌症。

（3）炒油菜忌放碱。炒油菜放碱,可能很多人没有听说过,但事实是确实有人在炒油菜时喜欢放点碱,说这样炒出来的油菜,能使其颜色鲜艳。但这种做法是不可取的,因为油菜中含有丰富的维生素,其中以维生素 C 为主,而维生素 C 在碱性溶液中易被氧化而失效。

小偏方

（1）痈疽、丹毒、乳痈:油菜捣烂绞汁温服,每次约 30 毫升,每日 3 次,疗程 3 日,并用鲜油菜叶捣烂敷患处,每日更换 3 次。

（2）小儿丹毒:油菜籽研细末,调香油敷患处,或用油菜叶捣汁涂擦。

（3）荨麻疹、带状疱疹:油菜叶搓烂擦患处。

（4）恶露不下:油菜子炒香,加肉桂各等份,共研细末,用醋煮面粉,糊为丸,如龙眼核大,每次服 1 丸,每日 2 次,用温黄酒送服。

（5）小儿蛔虫肠梗阻:生油菜 30 克饮服,若加生香葱同服效果更佳。

食物养生宜忌与祛病偏方

黄 瓜

黄瓜原产于印度,古称胡瓜。李时珍说:"张骞使西域得种,故名胡瓜。"到了南北朝时才改名为黄瓜。黄瓜肉质脆嫩,味甜多汁,系果蔬两用佳品。当水果吃,能生津解渴,还有一种特殊的芳香;做蔬菜用,既可热炒,也可凉拌,还可加工成酱菜。黄瓜的食法比较多,但最为有益的食法是生食、凉拌、炒制。

(1)黄瓜的蛋白质含量虽少,但其中有精氨酸等人体必需的氨基酸。另外,黄瓜脂肪含量甚低,糖的种类则较多,如葡萄糖、甘露糖、果糖等,并含有多种维生素、胡萝卜素、钙、磷、铁等营养物。黄瓜尤其宜于肝病患者食用。

(2)黄瓜有降血糖的作用,《本草纲目》中记载,黄瓜有清热、解渴、利水、消肿之功效。所以,对糖尿病患者来说,黄瓜是最好的亦蔬亦果的食物。

(3)黄瓜中的苦味素有抗癌作用。

(4)黄瓜是很好的减肥品。减肥的人要多吃黄瓜,但一定要吃新鲜的黄瓜而不要吃腌黄瓜,因为腌黄瓜含盐反而会引起发胖。

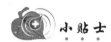小贴士

　　黄瓜是美容美肤的佳品,很多女性常将黄瓜切成片敷于面部用来美容护肤。有条件者可把黄瓜挤汁,净面后涂抹,15 分钟后,再轻轻按摩3~5 分钟,然后把脸洗净即可。每日 1 次,3 个月为 1 疗程。以后每周可做 1 次,经常坚持,能使皮肤细腻光亮。

(1)黄瓜性味寒凉,胃寒以及慢性支气管炎患者发作期不宜食用,对于脾胃虚寒之人,生黄瓜不宜吃太多。

(2)脾胃虚弱、腹痛腹泻、肺寒咳嗽者应少吃黄瓜。

（3）黄瓜中维生素较少，因此吃黄瓜时应同时吃些其他蔬果。

（4）有肝病、心血管病、肠胃病以及高血压病的人都不宜吃腌黄瓜。

（5）黄瓜慎与花生同食。黄瓜性味甘寒，日常以生食为多，而花生多油脂，中医认为寒凉之物与油脂相遇，会增加食物的滑利之性，因此，黄瓜与花生同食、多食，极易导致腹泻，所以主张两者不宜同食。而有喝酒习惯的人，往往喜欢把花生（油炸的、椒盐的及带壳的花生果）和拌黄瓜作为下酒菜，其实，这同样是错误的，如果同时食用易造成腹泻。

小偏方

（1）四肢浮肿：老黄瓜皮 50 克，水煎服。

（2）黄疸：黄瓜皮水煎服，每日 3 次。或黄瓜根，捣烂取汁，每日早晨温服 1 杯。

（3）腹泻：黄瓜叶晒干研末，每次 10 克，米汤送服。

（4）暑热泄泻：黄瓜 3 根，蜂蜜 50 克。将黄瓜洗净，去瓤，切成条，加少许水，煮沸后去掉多余的水，趁热加蜂蜜再加热至沸即可食用。

（5）小儿夏季发热：黄瓜 5 根，去瓤洗净，切成条块，加少量水煮沸后捞出，趁热加入蜂蜜 100 克调匀煮沸，即可随量食用，每日数次，有清热解毒的作用。

（6）祛斑、减肥：取大米 100 克，鲜嫩黄瓜 250 克，精盐适量，生姜 10 克。将黄瓜洗净，去皮和心切成薄片。大米淘洗干净，生姜洗净拍碎。锅内加水约 1000 毫升，置火上，下入大米、生姜，武火烧开后，改用文火慢慢煮至米烂时下入黄瓜片，再煮至汤稠，入精盐调味即可。每日 2 次温服，可以润泽皮肤、祛斑、减肥。

西 红 柿

西红柿原产于南美洲茂密的森林里。当地人一直怀疑它有毒，既不敢碰它，也不敢吃，还给它起了个吓人的名字——狼桃。16 世纪英国有人从南美洲带回去一株。从此它便落土欧洲，世代相传，但仍然没人敢吃它一口。直到 18 世纪，法国的一位画家抱着献身的精神，决心尝试一下。据记载，他在吃西红柿之前就穿好了入殓的衣服,吃完以后就躺在床上等着上帝的召见,结果,这位画家不仅没死,也没有任何不适,反而感觉良好。于是,西红柿"名声大扬",广为传播。

(1)西红柿含有多种营养成分,如胡萝卜素、B族维生素和维生素C,尤其是维生素P的含量居蔬菜之冠,烟酸的含量同样位于果品之冠,是理想的低热量营养果品。

(2)西红柿有显著止血、降压、降低胆固醇的作用,对治疗血友病和癞皮病有特殊功效,可以阻止人体动脉硬化,防治冠心病、高血压,还可以治疗多种疾病。西红柿中的番茄红素对心血管具有保护作用,并能减少心脏病的发作几率。

(3)西红柿中的番茄红素具有独特的抗氧化能力,能清除自由基,保护细胞,使脱氧核糖核酸及其基因免遭破坏,能阻止癌变进程。国内外专家经研究认为,西红柿除了对前列腺癌有预防作用外,还能有效减少胰腺癌、直肠癌、喉癌、肺癌、乳腺癌等症的发病危险。

(4)多吃西红柿具有抗衰老作用,能使皮肤保持白皙。这是因为西红柿中的烟酸能维持胃液的正常分泌,促进红细胞的形成,有利于保持血管壁的弹性和保护皮肤。

(5)西红柿多汁,可以利尿,肾炎患者也宜食用。西红柿还含有一种叫果胶的食物纤维,有预防便秘的作用。

总而言之,西红柿在蔬菜中具有相当重要的地位。大多久病患者不必忌口,食欲不佳时选用西红柿最为适宜。

(1)烹调西红柿时不要久煮。烧煮时稍加些醋,会破坏其中的有害物质番茄碱。

(2)急性肠炎、菌痢及溃疡活动期患者不宜食用西红柿。

(3)青色未熟透的西红柿忌食用。

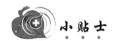 小贴士

据有关资料介绍,青色西红柿和马铃薯芽眼或黑绿表皮的马铃薯毒性相同,均含有生物碱苷(龙葵碱)。其形状为针状结晶体,碱性环境非常稳定,但能够被酸水解。所以,吃了未熟的青西红柿常感到不适,轻则口腔感到苦涩,严重的时候还会出现中毒现象,但青色西红柿熟了以后,龙葵碱含量就可大大降低或消失。

 小偏方

(1)高血压病、眼底出血:每日早晨生吃鲜西红柿1个,15日为1疗程。

(2)真菌感染性皮肤病:鲜熟西红柿去皮和籽后捣烂敷患处,每日2～3次。

(3)美容:鲜熟西红柿捣烂取汁加少许白糖,每天用其涂面,能使皮肤细腻光滑,嫩肤防衰老效果极佳。

(4)防癌:西红柿不仅营养丰富,且具有较强的清热解毒、抑制病变的功效,坚持每天生食1～2个鲜熟的西红柿,可起到防癌和辅助治疗癌症的作用。

(5)贫血:西红柿、苹果各1个,芝麻15克,1次吃完,每日吃1～2次。

(6)消化性溃疡:可将榨取的西红柿和马铃薯汁各半杯混合后饮用,每天早晚各1次,连服10次。

(7)肝炎:西红柿丁1匙,芹菜末、胡萝卜末、猪油各半匙,拌入沸粳米粥内烫熟,加入盐、味精适量食用。

(8)中暑:西红柿切片,加盐或糖少许,熬汤热饮。

(9)退烧:西红柿汁和西瓜汁各半杯混合饮用,每小时饮1次。

(10)牙龈出血:将西红柿洗净当水果吃,连吃15日。

(11)不思饮食:西红柿与山楂兑汁服,每日3次即可。

(12)便秘:西红柿开水泡5分钟后去皮,加蜂蜜30克,泡20分钟后服用。

菜 花

菜花又名花椰菜,有白、绿两种,绿色的又叫西兰花、青花菜,两者作用基本

相同,绿色的较白色的胡萝卜素含量要高些。菜花的老家在西欧,起源于欧洲地中海沿岸。由于菜花价廉味美,常食能开音、止咳、防病,古代西方人曾称赞它为"天赐的药物"、"穷人的医生"。大约清代时传入我国,直到新中国成立后才普及推广,成为大众化的蔬菜。

（1）菜花是含有类黄酮最多的食物之一,类黄酮不仅可以防止感染,还是最好的血管清理剂,能够清除多余的胆固醇,防止血小板凝结成块,从而减少心脏病与中风的危险。

（2）常吃菜花可增强肝脏解毒能力,并能提高机体的免疫力,可预防感冒和坏血病的发生。

（3）有些人皮肤一旦受到小小的碰撞和伤害就会变得青一块紫一块的,这是因为体内可能缺乏维生素 K 的缘故,补充的最佳途径之一就是多吃菜花。多吃菜花还会使血管壁韧性加强,不容易破裂。

（4）长期食用菜花可以减少乳腺癌、直肠癌及胃癌等癌症的发病率。据美国癌症协会报道,在众多的蔬菜水果中,菜花的抗癌效果最好,尤其是对可导致胃癌的幽门螺杆菌具有神奇功效。

（5）菜花属十字花科蔬菜,这种富含营养素的蔬菜焯过后口感更好,所以营养学家建议炒菜花前焯一下再炒更有利于人体健康。

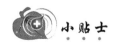

菜花抗癌,是由于科学家们从菜花中分离出一种特殊的酶,这种酶有助于身体驱除能引起癌变的化学物质,能提高人体细胞中化解致癌物和有毒物的酶的活性。菜花还能诱生干扰素,增强机体免疫力,同时阻断亚硝胺在胃内合成,防止癌症的发生。

（1）菜花虽然营养丰富,但常有残留的农药,还容易生菜虫,所以在吃之前可将菜花放在盐水里浸泡几分钟,菜虫就会跑出来了,还可去除残留农药。

(2)菜花加工不宜煮得过烂。

小偏方

(1)小儿丹毒:菜花籽 30 克,研末后调香油涂患处。

(2)成人丹毒:菜花洗净,捣烂敷患处,每日更换 2～3 次。

(3)急性乳痈:鲜菜花叶捣烂敷患处,每日更换 3 次。

(4)荨麻疹:菜花 50 克揉烂,擦患处。

(5)带状疱疹:菜花叶洗净,揉烂敷患处。此方亦能辅助治疗各种湿疹。

(6)产后淤血腹痛:熟菜花籽 6 克,当归 9 克,桂皮 5 克,水煎服。

(7)感冒、坏血病:用菜花叶榨出的汁液煮沸后加入蜂蜜制成糖浆饮。

青 椒

青椒的别名很多,有大椒、甜椒、灯笼椒、柿子椒、菜椒等。其特点是果实较大,辣味较淡甚至完全不辣,此品做蔬菜食用而不是用来调味。新培育出来的品种还有红、黄、紫等多种颜色,因此不但能自成一菜,还被广泛用于配菜。

宜

(1)青椒营养价值高,富含 B 族维生素、维生素 C 和胡萝卜素。尤其是其维生素 C 含量是番茄的 7～15 倍,在蔬菜中占首位。所以青椒对防治坏血病、贫血、血管脆弱有辅助治疗作用。

(2)青椒能增强人的体力,缓解因工作、生活压力造成的疲劳。其特有的味道和所含的辣椒素有刺激唾液和胃液分泌的作用,能增进食欲,帮助消化,促进肠蠕动,防止便秘。

(3)吃了带有辛味的青椒之后,一般人都会感觉到心跳加速,皮肤血管扩张,全身热乎乎的,所以中医对它的看法和辣椒一样,有温中下气、散寒除湿的说法。

(4)专家指出春季吃青椒能解春困。

食物养生宜忌与祛病偏方

（1）青椒不宜一次吃得过多。辣味重容易引发痔疮、疖疮等炎症，故辣的青椒要少吃。溃疡、食道炎、咳喘、咽喉肿痛、痔疮患者应少食。

（2）青椒与胡萝卜不宜同食，胡萝卜除含大量胡萝卜素外，还含有维生素 C 分解酶，而青椒含有丰富的维生素 C，所以胡萝卜不宜与辣椒同食，否则会降低青椒的营养价值。

（1）口腔溃疡：挑选大个、肉厚、色泽深绿的鲜青椒，洗净后蘸酱吃或凉拌吃，每顿吃 3 个，连吃 3 日。

（2）夜盲症：青椒炒猪肝。猪肝 250 克，青椒 2 个，红椒 1 个，油、食盐、白糖、味精、胡椒粉各适量。将 1 匙花椒粒加水适量煮 5 分钟备用。猪肝切薄片，加花椒水煮 2 分钟，捞起沥干，加料酒、酱油、淀粉适量，苏打粉半匙拌匀。青椒洗净去籽，切成大块，红椒切斜片。炒锅入油，将青椒、红椒、猪肝一起下锅炒 3 分钟左右，加入盐、糖、胡椒粉、味精拌炒数下后，倒入水、淀粉勾芡即可装盘。

茄　子

茄子又名"落苏"，原产于印度，西汉时传入我国，已有两千多年历史。茄子肉质柔软、味道鲜美，是日常主要的蔬菜之一。因其价廉物美，老幼宜食，被称为"夏令佳蔬"。茄子在蔬菜中虽然很不起眼，但却有丰富的营养价值和神奇的医疗保健作用。

（1）茄子性味甘、凉。它具有活血散瘀、清热解毒、祛风通络等功效，能辅助治疗肠风下血、热毒疮痈、皮肤溃烂等症，民间也有夏季食茄子能清火之说。

（2）茄子含有丰富的营养物质及多种维生素，所含的维生素 P 为蔬果之魁，常食它可提高人体对各种疾病的抵抗力和抗衰老功能。

（3）茄子的紫皮中含有维生素 P，因此茄子对于出血性疾病有一定的治疗效果，这是其他蔬菜所不能比的。

（4）茄子可软化微细血管，防止小血管出血，对高血压病、动脉硬化、咯血、紫癜（皮下出血、淤血）及坏血病均有一定的防治作用，对内痔便血有很好的疗效。这也就是中医认为茄子具有清热凉血、消肿止痛之效的原因。

（5）茄子中含有龙葵素，对癌症有一定的抑制作用，可辅助治疗消化道肿瘤，有较好的防癌抗癌作用。生食、凉拌、煮炒茄子对预防食管癌、胃癌、结肠癌等消化道肿瘤十分有益。一些接受化疗的癌症患者出现发热时，用茄子煮熟后凉拌吃，有退热功效。

 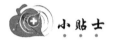小贴士

（1）茄子中的纤维素具有降低胆固醇的功效。常吃茄子，可防止血液中胆固醇水平增高，并能提高微血管抵抗力，因而具有很好的保护心血管的功能。因此，食疗专家把食用茄子降低胆固醇的方法列为首选，中老年人以及心血管病患者或胆固醇高者，经常吃些茄子，对健康是十分有益的。

（2）茄子＋黄豆　此二物相配益于食疗。茄子有保护血管、防止出血的作用。其所含维生素 P，可降低毛细血管的脆性和渗透性。黄豆有益气、养血、健脾的作用，含有人体所需的丰富的营养素，可通气、顺肠、润燥、消肿。

忌

（1）脾胃虚寒的人不宜过量食茄子。茄子性凉，体弱胃寒的人不宜多吃。老茄子，特别是秋后的老茄子含有较多茄碱，对人体有害，不宜多吃。

（2）茄子不宜油炸食用。油炸茄子会造成维生素 P 大量损失，挂糊上浆后炸制能减少这种损失。

（3）孕妇不宜食用茄子。根据前人经验，怀孕女性忌吃茄子。如《本草求真》中说："茄味甘气寒，质滑而利，孕妇食之，尤见其害。"《饮食须知》还认为："秋后食茄损目。女人能伤子宫无孕。"所以，怀孕女性应忌食为好。

（4）食用茄子忌削皮。茄子有紫色或白色皮，大多数人在烧制茄子时会削

去皮,以使菜肴色彩干净。但营养学家说削去茄子皮,就是扔掉了营养素。茄子含有较多的维生素P,其中茄皮含量最多,它可以帮助人体吸收钙质,还可以降低毛细血管的脆性和渗透性,加强细胞间的黏力而防止微血管破裂,对预防脑出血有益。患高血压病、动脉硬化症者多吃带皮的茄子也有益。

小偏方

(1)雀斑:茄子1个,切片取汁摩擦局部,每日3次。

(2)肝炎:紫茄子250克,粳米100克,煮粥食用,每日1次。

(3)高血压病、痔疮下血、便秘:茄子1个,洗净后切开放在碗内,加油、盐少许,隔水蒸熟食用,每日1次。

(4)产后腹痛:白茄子根6条,水煎,冲红糖加酒服,每日1次。

(5)消肿利尿:茄子晒干研粉,用开水送服,每次8克,每日3次。

(6)女性乳裂:秋后老茄瓜(或茄瓜老裂者),烧炭存性研末,用香油、猪油、开水调敷或掺干粉敷溃烂患处。

(7)口疮:茄蒂烧炭存性,研末,搽患处。

(8)痔疮出血:茄子烧炭存性,研末,每日3次,每次服5克。

(9)内痔:茄子2个,洗净后切开放在碗内,加油、盐少许,隔水蒸熟食用。有清热、消肿、止痛之功效。

(10)脚跟痛:茄子茎、叶、根煎汤洗患处。

(11)腹泻:茄子叶10片,水煎服。

(12)白带过多:白茄花15克,土茯苓30克,水煎服。

扁　豆

扁豆又名白扁豆、蛾眉豆、鹊豆、菜豆、四季豆、架豆、去豆,是餐桌上的常见蔬菜之一。其种子、花、种皮(扁豆衣)均可入药。扁豆原产于爪哇,南北朝时传入我国。无论单独清炒,还是和肉类同炖,抑或是焯熟凉拌,都很符合人们的口味。

宜

(1)扁豆富含蛋白质、糖类、脂肪、钙、磷、铁、镁、植酸、氨基酸、生物碱及维生素 A、维生素 C。经常食用能健脾胃,增进食欲。夏天多吃一些扁豆有消暑、清热的作用。

(2)中医认为,扁豆有调和脏腑、安养精神、益气健脾、消暑化湿和利水消肿的功效。适用于治疗脾胃虚热、呕吐泄泻、口渴烦躁、酒醉呕吐、女性白带等症,还可用于解酒毒和辅助治疗糖尿病等。

(3)扁豆的临床医用特点是补脾而不滋腻,化湿而不燥烈。生用多用于暑湿吐泻,炒用多用于脾虚泄泻、女性白带等症,功能健脾化湿。

 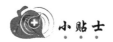 小贴士

　　现代医学研究表明,扁豆中含有血细胞凝集素,这是一种蛋白质类物质,可增加脱氧核糖核酸和核糖核酸的合成,抑制免疫反应和白细胞与淋巴细胞的移动,故能激活肿瘤患者的淋巴细胞产生淋巴毒素,对机体细胞有非特异性的伤害作用,从而具有抗瘤效果。

 忌

(1)腹胀忌吃扁豆。南北朝时期的名医陶弘景说:“患寒热病者不可食。”《食疗本草》记载:“患冷气人勿食。”《随息居饮食谱》道:“患疟者忌之。”《本草求真》曰:“多食壅滞,不可不知。”

(2)烹调扁豆前应将豆筋摘除,否则既影响口感,又不易消化。

(3)烹煮扁豆忌时间过短,要保证扁豆熟透。特别是没有经过霜打的鲜扁豆,含有大量皂苷和血细胞凝集素,食用时若没有熟透,则会发生中毒。经及时治疗,大多数患者在 2～4 小时内即可恢复健康,为防止中毒发生,扁豆食前应用沸水焯透或热油煸,直至变色熟透,方可安全食用。

小偏方

(1)小儿消化不良、慢性腹泻:可用白扁豆 50 克,黑芝麻 20 克,糯米 20 克,分别炒焦,共研细末,每次 5 克,调入糖盐水成糊状,日服 2～3 次。

(2)中暑、恶寒烦躁、口渴欲饮、吐泻等夏天胃肠型感冒:取白扁豆花9克,

藿香 5 克,竹叶 5 克,荷叶半张,葱白须 5 根,水煎作茶饮。

(3)暑热引起的身热头昏、心烦不安等症状:取鲜白扁豆花 1 串,西瓜皮 50 克,鲜荷叶 1 张,鲜竹叶 6 克,丝瓜皮 10 克,水煎作茶饮。

(4)百日咳:生扁豆 10 克,红枣 8 枚,水煎服,连续 3～4 日。

(5)白带过多:生扁豆煮熟食之。

(6)急性肠胃炎:生扁豆 50 克,晒干研细末,每次 10 克,米汤送服。

(7)赤白带下:白扁豆(去皮)20 克,淮山药 30 克,同煮汤,加少许红糖再煮片刻即可食用,每日服用 3 次,连续服用。

(8)消化不良:扁豆 15 克,党参 25 克,淮山药 30 克,薏米 25 克,砂仁 5 克,水煎服。

(9)消化不良:白扁豆 50 克,炒至半熟,与粳米 100 克同煮粥,用少量食盐调味食用。

豌　豆

豌豆又名雪豆,既可作为蔬菜炒食,子实成熟后又可磨成豌豆面粉食用。因其豆粒圆润鲜绿,十分好看,也常被用来作为配菜,以增加菜肴的色彩,促进食欲。

(1)豌豆中的蛋白质含量丰富,包括人体所必需的各种氨基酸,经常食用对生长发育大有益处。

(2)豌豆与一般蔬菜有所不同,具有抗菌消炎、增强新陈代谢的功能。

(3)在豌豆荚和豆苗的嫩叶中富含维生素 C 与能分解体内亚硝胺的酶,具抗癌防癌的作用。

(4)豌豆含有较为丰富的纤维素,可以防止便秘,有清肠作用。中医认为豌豆有补中益气、补肾健脾、和五脏、生精髓、除烦止渴的功效。

(1)许多优质粉丝是用豌豆等豆类淀粉制成的,在加工时往往会加入明矾,经常大量食用会使体内的铝含量增加,影响健康。

(2)豌豆煮熟之后才显食疗功效,因其性寒难消化,不宜多食,如果过量食用会发生腹胀。

(3)生食豌豆有可能发生轻微中毒。豆类中含有一些有害物质,如红细胞凝集素等,如果加热不充分,食后可能发生溶血而致命。此外,生豆中还含有蛋白酶抑制剂等物质,对营养物质的消化吸收有不良影响。

小偏方

(1)糖尿病:青豌豆煮熟淡食,或用嫩豌豆苗,捣烂绞汁,每次服半杯,每日2次。

(2)高血压病:豌豆苗500克,洗净捣烂,布包榨汁,每次半杯,略加温服,每日2次。

(3)乳汁不下:豌豆煮熟食之。

(4)寻常疣:豌豆50克,白酒100毫升。将豌豆研碎,白酒浸泡2日后过滤,取酒汁涂搽疣体部位,每日数次。

茼 蒿

茼蒿又叫蓬蒿、蒿子秆,由于它的花很像野菊,所以又名菊花菜。茼蒿的茎和叶可以同食,有蒿之清气、菊之甘香、鲜香嫩脆的赞誉。茼蒿具特殊香味,幼苗或嫩茎叶供生炒、凉拌、做汤食用。传说杜甫喜欢食用茼蒿,所以民间也有人将茼蒿称为"杜甫菜"。

宜

(1)茼蒿的根、茎、叶、花都可入药,有清血、养心、降压、润肺、清痰的功效。茼蒿中含有特殊香味的挥发油,有助于宽中理气、消食开胃、增加食欲。

(2)茼蒿含有丰富的粗纤维,有助肠道蠕动,促进排便,达到通腑利肠的功能。

(3)茼蒿含有丰富的维生素、胡萝卜素及多种氨基酸,并且气味芳香,可以养心安神,稳定情绪,降压补脑,防止记忆力减退。

(4)茼蒿含有多种氨基酸、脂肪、蛋白质及较高量的钠、钾等矿物盐,能调节体内水液代谢,通利小便,清除水肿。

(5)茼蒿煮汤或凉拌有利于胃肠功能不好的人,与肉、蛋等荤菜共炒可提高其维生素 A 的利用率。

忌

(1)茼蒿中的芳香精油遇热易挥发,会减弱茼蒿的健胃作用,所以烹调时应注意旺火快炒。

(2)茼蒿辛香滑利,慢性腹泻者不宜多食,胃虚泄泻者不宜多食。

 小偏方

(1)高血压病:鲜茼蒿200克,鸡蛋2个。将鲜茼蒿洗净,鸡蛋打破取蛋清;加适量水煎煮茼蒿,快熟时,加入鸡蛋清煮片刻,调入油、盐即可。该方具有降压、止咳、安神的功效,对高血压性头昏脑涨、咳嗽咯痰及睡眠不安者,有辅助治疗作用。

(2)消化不良:茼蒿200克。先将茼蒿洗净,入滚开水中焯过,再以麻油、盐、醋拌匀即成。具有健脾胃、助消化的功效,对于胃脘痞塞、食欲不振者,有良好的辅助治疗作用。

(3)心悸、头昏失眠、神经衰弱:茼蒿300克,猪心150克,葱花适量。将茼蒿去梗洗净切段,猪心洗净切片,锅中放油烧热,放葱花煸香,投入心片煸炒至水干,加入精盐、料酒、白糖,煸炒至熟,加入茼蒿继续煸炒至心片熟,茼蒿入味,点入味精即可。

苦 瓜

苦瓜又叫癞瓜、凉瓜,具有特殊的苦味,但依然受到大众的喜爱。苦瓜原产于印度尼西亚,大概在宋代时传入我国。苦瓜的苦味不轻易传给"别人",如用苦瓜烧鱼,鱼块绝不沾苦味,所以苦瓜又有"君子菜"的雅称。苦瓜的吃法很多且方便,可凉拌生食,也可煎、炒、煸、烧,荤素均宜。苦瓜可烹调成多种风味菜肴,可以切丝、切片、切块,可当辅料,也可单独入肴,一经炒、炖、蒸、煮,就成了风味各异的佳肴。如把苦瓜横切成圈,酿以肉糜,用蒜头、豆豉同煮,鲜脆清香。我国各地的苦瓜名菜不少,如青椒炒苦瓜、酱烧苦瓜、干煸苦瓜等都色美味鲜。

(1)苦瓜是瓜类中含维生素 E 及维生素 C 最多的瓜种之一,宜于大多数人食用。

(2)中医认为,苦瓜味甘苦,性寒,有清热、明目、解毒之功,主治热病烦渴、中暑、痢疾、目赤疼痛以及疮疡、丹毒、恶疮等症。

(3)现代医学证实,苦瓜具有健肤、美容、增颜之功效。

(4)苦瓜中的苦味一部分来自于它所含的生物碱,不但能刺激人的味觉神经,使人增进食欲,还可加快胃肠蠕动,有助消化。

(5)苦瓜中含有类似胰岛素的物质,有明显的降血糖作用。它能促进糖分分解,具有使过剩的糖分转化为热量的作用,能改善体内的脂肪平衡,是糖尿病患者理想的食疗食物。

(6)天热不思饮食之际,可用苦瓜开胃下饭,爽口不腻。

(7)苦瓜还能除热解乏、清心明目、益气壮阳,不仅可防止中暑,还对牙痛、肠炎、痢疾有治疗效果。

(8)苦瓜还具有一种独特的苦味成分——金鸡纳霜,能抑制过度兴奋的体温调节中枢,起到消暑解热的作用。在炎热的夏季,小儿常会出现痱子,用苦瓜煮水擦洗,有清热止痒祛痱的功效。

(1)苦瓜性寒,一般宜与辣椒同食,脾胃虚寒者和体质衰弱者以少食为宜。
(2)苦瓜中含有奎宁类物质,孕妇应少食,以免发生意外。

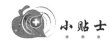

拌苦瓜可先用开水焯一下,再切成细丝,然后用酱油、麻油、白糖、葱花、醋一起凉拌。干煸苦瓜可将苦瓜切成片,配以辣酱、豆豉等干煸而成,味苦而辣,醇香可口,是佐酒下饭的佳肴,用苦瓜炒辣椒是解暑除烦的有名川菜。很多人不喜欢食用苦瓜,原因是嫌苦,所以在烹调时,不爱苦味者可把苦瓜切断,盐腌片刻,即可除掉一半苦味。

小偏方

(1)痢疾:生苦瓜1个,捣烂如泥,加白糖60克捣匀,2小时后将水滤出,1次冷服。

(2)小儿腹泻:苦瓜藤(除去根)洗净阴干,用慢火炒干或烘干研末,每次3克,辅助治疗小儿腹泻。若无效隔6小时再服1次,直至有效为止。

(3)中暑发热:鲜苦瓜1个,剖开去瓤,放进茶叶后再合好,悬挂通风处阴干。每次5～10克,水煎或泡开水代茶饮。

(4)烦热口渴:鲜苦瓜1个,约250克,去瓤,切碎,水煎服。

(5)痈肿:鲜苦瓜捣烂如泥,敷患处。或用苦瓜叶绞汁抹患处。

(6)胃痛:苦瓜焙干研末,开水送服。

(7)大便带血:鲜苦瓜根100克,水煎服。

(8)蜈蚣叮咬:苦瓜鲜叶捣烂外敷。

木耳菜

木耳菜又名落葵、西洋菜、豆腐菜,是我国的古老蔬菜。因为它的叶子近似圆形,肥厚而黏滑,好像木耳的感觉,所以俗称木耳菜。木耳菜的嫩叶烹调后清香鲜美,口感嫩滑,深受南方居民的喜爱,近年来北方人也尝到了它的美味。

（1）木耳菜的营养素含量极其丰富，尤其铁元素含量最高，除蛋白质含量比苋菜稍少之外，其他元素与苋菜不相上下。木耳菜的钙含量很高，是菠菜的2～3倍，且草酸含量极低，是补钙的优选经济菜。

（2）木耳菜有清热、解毒、滑肠、凉血的功效，可用于治疗便秘、痢疾、疖肿、皮肤炎等病。

（3）木耳菜因富含维生素 A、B 族维生素、维生素 C 和蛋白质，而且热量低、脂肪少，经常食用有降血压、益肝、清热凉血、利尿、防止便秘等疗效，极适宜老年人食用。

（1）中医认为木耳菜性寒，能清热解毒，润燥滑肠，所以脾胃弱者不宜食用。

（2）中医认为木耳菜性属寒滑，有滑利凉血之弊。故民间有孕妇禁忌食用的说法，尤其是在怀孕早期以及有习惯性流产（即中医所说滑胎）的孕妇，应忌食之。

（3）炒木耳菜忌慢火。适宜素炒，要用旺火快炒，炒的时间长了易出黏液，出锅前放入细盐、味精和蒜末，不宜放酱油。木耳菜做汤时可加放鸡蛋或肉丝，风味更佳。

 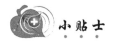 小贴士

木耳菜质地柔嫩细软，无纤维，风味好，适宜炒菜或做汤。木耳菜做汤，口感滑润，风味上乘。木耳菜炒鸡蛋的吃法也值得推荐。做法是先将木耳菜洗净，切成 1 厘米宽的叶丝，放油锅清炒一下，然后将事先打好的鸡蛋倒入，成形后出锅即可。

小偏方

（1）便秘、痢疾、疔肿：可每日炒食木耳菜，每次 250 克。

（2）腿抽筋（缺钙）：中老年人或处于发育期的青少年，如果出现缺钙引起的腿抽筋，可每日炒食木耳菜食用。因木耳菜里钙元素的含量很高，每 100 克含钙 166 毫克，是良好的补钙食品。

芹　菜

芹菜原产于地中海沿岸。我国栽培芹菜，据说已有两千多年的历史。芹菜有唐芹和西芹两种。芹菜的特点是株肥、脆嫩、渣少，是常食蔬菜之一，既可热炒又能凉拌，深受人们喜爱。近年来诸多研究表明，芹菜是一种具有很好药用价值的蔬菜。

宜

（1）芹菜含铁量较高，是缺铁性贫血患者的佳蔬之一。

（2）芹菜的叶、茎含有挥发性物质，别具芳香，能增强人的食欲。

（3）芹菜汁有降血糖作用。

（4）经常吃些芹菜，可以中和体内尿酸及体内的其他酸性物质，对防治痛风有较好效果。

（5）芹菜含有大量的粗纤维，可刺激胃肠蠕动，促进排便。

（6）芹菜有降血压、降血脂、清内热的作用。

（7）芹菜对于血管硬化、神经衰弱患者亦有辅助治疗作用。

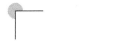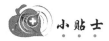**小贴士**

芹菜有两种，如果偏爱味道浓烈的食物，可选吃唐芹，用它来炒肉片，味道较重，用来榨汁，味道更是劲道十足，但不是人人都适合的。不过若是追求疗效的话，那就无论如何要选唐芹了，因其药性较强。

（1）芹菜叶中所含的胡萝卜素和维生素C比茎多，因此吃时不要把能吃的嫩叶扔掉。

（2）芹菜与海味不宜同食。芹菜属耐寒性蔬菜，性味清凉，而蚬、蛤、毛蚶、蟹同样性味寒凉，且体内皆含维生素 B_1 分解酶，这些蛤贝体内的维生素 B_1 分解酶在生食的情况下并未失活，若与芹菜同食，可将芹菜中的维生素 B_1 全部破坏。

（3）芹菜有降血压的功效，所以食用不宜过量，且血压偏低者慎用。

（4）男性不宜过量食用芹菜。这是因为芹菜非但不能"助性"，男性如果多吃芹菜还会抑制睾酮的生成，从而有杀精作用，会减少精子数量。国外也有这方面的报道，经过实验表明，健康良好、有生育能力的年轻男性连续多日食用芹菜后，精子量会明显减少甚至到难以受孕的程度。

小偏方

（1）高血压病：生芹菜去根洗净，捣烂挤汁，加入等量蜂蜜即成。每天服3次，每次50毫升。芹菜汁以每天现配为宜，不能加温。

（2）尿血：芹菜洗净，切碎，捣烂取汁，炖热，每次服60～80克，每日3次。一般2～3日有所好转。

（3）小儿吐泻：芹菜150克，煎浓汁服。

（4）糖尿病：芹菜500克，绞汁煮沸服或水煎服，每日2次。

（5）高脂血症：鲜芹菜根10根，大枣8枚，水煎分2次服，连服15日为1疗程。

（6）呕吐：鲜芹菜根30克，甘草10克，鸡蛋1个，水煎取汁，打入鸡蛋冲服。

（7）月经先期：干芹菜50克，加水500毫升，煎成250毫升，温服，常服有效。

（8）月经不调、崩漏带下、小便出血：鲜芹菜30克，茜草10克，六月雪10克，水煎服，每日1剂。

（9）梅核气：芹菜100克，蜂蜜适量，把芹菜洗净，捣烂取汁，加入蜂蜜，微火熬成膏，每天服1匙，开水冲服。

食物养生宜忌与祛病偏方

(10)百日咳：鲜芹菜 100 克，洗净、切碎、捣烂，加凉开水 100 毫升，榨汁，再加食盐少许，隔水蒸热，早晚各服 50 毫升，连服 3～5 天。

(11)乳糜尿：鲜青茎旱芹(近根茎部呈青绿色，比白茎旱芹短小)茎及根 10～15 株。水煎分 2 次服，每日 1 剂，连续服用 5～7 剂。

菠　菜

菠菜又叫菠棱、菠棱菜、角菜，被人喻为清热通便的常青菜。按照中医"四季侧重"的养生原则，春季通肝，春季补五脏应以养肝为先，而众多蔬菜之中，最适宜养肝的就是菠菜。

(1)菠菜性味甘、凉，有养血止血、敛阴润燥的功效。《本草纲目》记载菠菜："通血脉，开胸膈，下气调中，止渴润燥。"据有关资料报道，在日常生活中，老年人常吃菠菜，对身体健康极有好处。

(2)菠菜炒熟后，其性偏于平和，煮汤食之，有润滑的性能，能通小便，利肠胃，清积热。尤其适用于大便涩滞、习惯性便秘、肺结核、糖尿病、痔疮、夜盲症、高血压病、鼻出血、便血、坏血病等患者食用。

(3)菠菜中的类黄酮物质可防治老年人眼睛的黄斑变性，从而可延缓老年人黄斑的退行性改变与老化而导致视力减退。

(4)菠菜富含叶酸，可防治营养性巨红细胞型贫血、皮肤瘙痒或出血。研究发现，叶酸可防治白血病并有养护心脏的功效。

(5)现代医学研究还证明，菠菜可刺激胰腺分泌，助消化又能润肠，慢性胰腺炎、便秘、肛裂、痔疮出血者可常食、多食。

 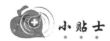 小贴士

研究者认为，菠菜属高营养蔬菜，富含碳水化合物、钙、胡萝卜素、铁、磷、叶绿素、草酸、锌及菠叶素，根含菠菜皂。另外，菠菜为富含抗氧化物质维生素 C 及维生素 E 的佼佼者。抗氧化剂维生素 C、维生素 E 可预防

机体细胞膜遭遇氧化被破坏，并可清除体内氧自由基等代谢"垃圾废物"，防范或减少内脏沉积脂褐素而导致脏器的退行性老化。科研人员还发现，女性饮用菠菜提取液后，具有强力抗氧化活性效果，可使她们机体的抗氧化能力提升20%，这相当于摄取1250毫克的维生素C。

（1）肠胃虚寒者宜戒食菠菜。菠菜炒熟食之，其性偏于平和，肠胃虚寒者食之影响不大。但煮汤食用，却有寒冷滑润之性能，能通小便、利肠胃、清积热，肠胃虚寒患者及遗尿病者过量食之易引起大便滑泻及小便不禁。

（2）菠菜与豆腐配餐，绿白相嵌，色美味鲜，是许多人所喜爱的家常菜，尤其是菠菜煮豆腐。但实验证实，菠菜中含有大量草酸，会影响钙的吸收，至此对菠菜与豆腐搭配的评价便一落千丈。这是因为豆腐含钙质较多，菠菜煮豆腐时，菠菜中过多的草酸会与豆腐中钙质结合为草酸钙，不能被人体吸收与利用。同时，人体一次摄入过多草酸还会刺激胃黏膜。所以，菠菜如果与豆腐同食，会阻碍豆腐中钙的吸收与利用。

 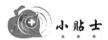

草酸钙不能被人体吸收，尤其菠菜在与含钙质丰富的食物同炒时，对人体更为不利。但也不是没有办法解决，正确的做法是，炒菠菜时，先用沸水把菠菜烫一下，捞出后沥去水再炒，这样可使大部分草酸分解，防止形成不为人体所吸收的草酸钙，同时将菠菜烫一下，还可去掉菠菜中的涩味。

小偏方

（1）便秘：鲜菠菜煮汤淡食，治小便不通、肠胃积热、胸膈烦闷、便秘、头痛等症。

（2）视物不清：菠菜、鲜藕各250克。将菠菜、藕放入沸水中稍焯，拌入盐、麻油等调料即可。

（3）夜盲症：鲜菠菜 500 克，猪肝 200 克，煮熟淡食。

（4）糖尿病：菠菜根 150 克，鸡内金 10 克，炖食，每日 1～2 剂，常食。

（5）便秘、高血压病：鲜菠菜置沸水中烫约 3 分钟，以麻油拌食，每日 3 次。

（6）咳嗽气喘：菠菜籽以文火炒黄，研成细末，每次服 5 克，每日 2 次，温水送服。

（7）跌打损伤：菠菜洗净捣取汁，每次服 150 毫升，每日 2 次。

（8）感冒：每次用菠菜 100～300 克，炒菜常食。

（9）高血压病：取连根鲜菠菜 100 克，开水烫熟，捞起以麻油等调料拌食即可，每日 2 次。

香　椿

香椿是一种落叶乔木。我们平常吃的香椿是其幼芽和嫩叶。人们将其幼芽、嫩叶洗净，用开水烫过后，切成小丁伴以豆腐，再加油、盐、辣椒等，便成为美味的家常小菜。香椿也可以炒鸡蛋、炸椿鱼，吃起来满口溢香，别有一番风味。此外，用盐渍的香椿、香椿酱菜，四季皆可食用。

（1）香椿嫩芽含有丰富的维生素、蛋白质、糖类等物质，还含有钙、磷、铁、钾、锌等多种微量元素及胡萝卜素，营养十分丰富。

（2）现代医学及临床实验表明，香椿能保肝、利肺、健脾、补血、舒筋，如香椿煎剂对肺炎球菌、伤寒杆菌、痢疾杆菌等有抑制作用。用鲜椿芽、蒜瓣、盐捣烂外敷，对治疮痈肿毒有较好疗效。

（3）民间用香椿煮水服用，能治疗高烧、头晕等症。

（4）中医认为，香椿嫩芽具有提高机体免疫力、润泽肌肤、抗菌消炎、清热解毒、健胃理气、促进食欲、杀虫等功效。

（5）香椿对肠炎、痢疾、疔疽、漆疮、斑秃、子宫炎、尿路感染、食欲不振、气滞腹胀、赤白带下、跌打肿痛等有辅助食疗作用。民间有"常食香椿芽不染病"的说法。

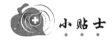
香椿原产我国中部,现在从辽宁南部至广东、广西,以及四川、贵州、云南、河北、山东都有它们的踪迹。香椿芽以谷雨前长出的为佳,应吃早、吃鲜、吃嫩。谷雨后,其纤维老化,口感乏味,营养价值会大大降低。

忌

(1)研究人员对市场上的新鲜香椿进行检测后发现,香椿中亚硝酸盐的含量较多,已超出食物中亚硝酸盐的安全含量。若大量或长期摄入含如此高亚硝酸盐的香椿,不仅会危及人体的健康,还存在诱发肿瘤的潜在危害。

(2)为了降低香椿中亚硝酸盐的含量,最可取的方法是清洗后用100℃的沸水焯烫,而最不可取的方法是食用盐腌制香椿。

(3)香椿在存放的过程中,亚硝酸盐的含量会增高,因此食用香椿应尽量缩短存放时间。

 小偏方

(1)痢疾:香椿叶200克,酌加水煎服。

(2)唇疔:香椿叶500克,和酒饮之。

(3)疮痈肿毒:把鲜香椿与等量大蒜,加少许食盐,捣碎,敷于患处。

(4)丝虫病:把香椿、杉木、枫树三者的嫩叶各等份,水煎,去渣饮服。

(5)赤白痢疾:取香椿叶150克,水煎服,每日2次,连服数日。

(6)唇上生疮:香椿叶捣烂,用酒冲服。

蔓 菁

蔓菁又名芜菁、大芥、大头菜。古称疙瘩菜或诸葛菜,相传三国时期诸葛亮在荆州大量种植从头到尾都可以吃的蔓菁,解决了军粮短缺的困扰。喜爱美食的北宋文学家苏东坡,有道出名的东坡羹,就是将大白菜、蔓菁、萝卜等加上生米煮制的,类似什锦蔬菜粥的做法,很受欢迎。

（1）中医认为,蔓菁具有消食下气、利水消肿、解酒开胃、增进食欲、解毒、止咳、辅助治疗糖尿病的功效。适用于食积不化、黄疸、热毒风肿、酒醉、鼻衄、浮肿、疔疮乳痈等症。

（2）蔓菁含有丰富的食物纤维,可促进结肠蠕动,缩短粪便在结肠中的停留时间,防止便秘,并通过稀释毒素降低致癌因子浓度,从而发挥解毒防癌的作用。

（3）蔓菁含有一种硫代葡萄糖苷的物质,经水解后能产生挥发性芥子油,具有促进消化吸收的作用。蔓菁还具有一种特殊的鲜香气味,能增进食欲,帮助消化。

（4）蔓菁有清热解毒、抗菌消肿的作用,能抗感染并预防疾病的发生,同时能抑制细菌毒素的毒性,促进伤口愈合。

（5）蔓菁能利尿除湿,促进机体内电解质平衡。蔓菁含有大量的维生素 C,是活性很强的还原物质,它参与机体重要的氧化还原过程,能增加大脑中的含氧量,激发大脑对氧的利用,有醒脑提神、解除疲劳的作用。

（6）蔓菁因其性热,故还可温脾暖胃。

（1）蔓菁性辛辣,气窜。加上人们一般都是将其腌制后食用,腌菜盐重味咸,水肿及肾功能不全者,过食咸味则易复发。因盐分过高,钠离子会加重肾脏负担,导致钠水潴留,以致水肿复发。

（2）脾胃虚寒、腹泻者不宜多食。

（3）病后初愈、体虚者应慎食。

小偏方

（1）衄血:蔓菁,生捣饮汁。

（2）乳痈:鲜蔓菁(或鲜菜茎叶)加少许食盐捣烂敷患处。

（3）男子阴部肿大：蔓菁根捣烂敷之。

（4）黄疸、腹胀、便秘：蔓菁菜籽研末，每次20克，用开水服。

（5）眼疾：蔓菁1000克，用烧酒浸一夜，然后取出隔水蒸20分钟，晒干研细末，炼蜜为丸如小豆大，每次5克，用米汤送服，每日2次，治虚劳、青盲眼障、肝虚目暗、风邪攻目、夜盲、疳眼。

（6）消化不良：咸蔓菁（切细）与粳米各适量，同放锅内加适量水共煮粥，煮熟后加适量猪油（或花生油）调味食用。有下气宽中、开胃的功效。适用于发热病后，胃口不开、不思饮食的患者服用。

马 齿 苋

马齿苋原产阿根廷、巴西、南美等地，又名马齿菜、五行草。旧时每逢荒岁歉年，人们多采之做菜当粮充饥，因此民间又叫它"长寿菜"、"长命菜"。夏秋之季生长在田野路旁。

（1）中医认为马齿苋味酸性寒，能凉血解毒，清肠止痢，利尿通淋。唐代的《食疗本草》记载："细切煮粥，止痢，治腹痛。"明代李时珍的《本草纲目》说它能"散血消肿，利肠滑胎，解毒通淋"。

（2）现代药理实验证明，马齿苋的乙醇浸液对大肠杆菌、痢疾杆菌、伤寒杆菌和金黄色葡萄球菌都有强力抑制作用，尤其对痢疾杆菌作用更强，素有"天然抗生素"之称。所以，马齿菜常用于肠炎、痢疾、泌尿系统感染、湿疹、皮炎、痈肿疮疖、痔疮、带下阴痒、毒蛇咬伤等的治疗。

（3）马齿苋对糖尿病具有明显的治疗效果。

（4）马齿苋还是一种典型的低热量食品，常吃可防治肥胖。

（5）研究表明，马齿苋不仅含有粗纤维、核黄素、维生素C、维生素E、β-胡萝卜素、烟酸以及钾、铜、钙、铁等多种矿物质，还含有某些生物活性物质。这些生物活性物质对心脏病、高血压病、中风及糖尿病等也有较好的防治功效。由此可见，古人称马齿苋为"长寿菜"是有一定道理的。

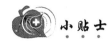小贴士

在民间,炎热的夏季,有的人胃口不好,不思饮食,腹泻,他们就会采集新鲜马齿苋,洗净,用开水焯一下,然后放入凉开水中浸泡一会儿,捞出食用,用来开胃、增加食欲,所以说马齿苋属一种药食两用蔬菜。

忌

马齿苋并非适宜每个人食用,由于其性寒滑,故怀孕早期,尤其是有习惯性流产史者忌食之。《本草正义》中说"兼能入血破瘀"。李时珍认为马齿苋"散血消肿,利肠滑胎"。近代临床实验认为,马齿苋能使子宫平滑肌收缩。所以,孕妇忌吃马齿苋,但在临产前又属例外,多食马齿苋,反而有利于顺产。

小偏方

(1)血痢:马齿苋 200 克,粳米 100 克,煮粥食用。

(2)小便热淋:马齿苋取汁服之。

(3)阑尾炎:生马齿苋适量,捣取汁 30 毫升,加凉开水 100 毫升,白糖适量,每日服 3 次,每次 100 毫升。

(4)尿道炎、白带过多:干马齿苋 100 克,水煎服,每日 1 剂,连服 1 周。

(5)疔疮肿毒:鲜品马齿菜 100 克,仙人掌 50 克(拔去刺),二物捣烂如泥状,敷于患处。

(6)赤白带下、阴痒:鲜品马齿菜 250 克,捣烂绞汁,鸡蛋 2 个,取鸡蛋清与马齿菜汁搅匀,冲入沸水,每日服 2 次。

(7)尿血:用鲜品马齿菜、藕节、小蓟各 100 克,分别绞取汁液混匀,每日3 次,每次 2 汤匙。

(8)功能性子宫出血:马齿苋搅汁,每次 50 毫升,每日 2 次,连服 5 天。对女性产后出血、功能性子宫出血,均有良好的止血效果。

(9)细菌性痢疾、急性肠炎:取马齿苋鲜品 300 克或干品 150 克,水煎入蜜,

混合服用。

(10)慢性菌痢：马齿苋 250 克或干品 100 克，蒲公英 50 克，粳米100 克，水煎服，每日 3 次。

(11)白癜风：体内铜离子水平低下是某些白癜风患者发病原因之一，缺铜导致黑色素减少，而马齿苋富含铜离子，可提高患者体内铜离子水平。内服加外敷鲜品马齿苋对白癜风患者有一定的疗效。

空 心 菜

空心菜又名蕹菜、无心菜、通心菜。鲜嫩青绿的空心菜清香淡雅，滑脆爽口，容易消化，且营养价值较高，属于甲级蔬菜类，为夏秋季节主要绿叶菜之一，适合中老年人和小儿食用，被誉为"南方奇蔬"。

(1)中医认为，空心菜能清热解毒、凉血、利尿消肿、和胃行气，对鼻衄、便秘、便血、糖尿病、淋浊、痔疮、夏季热、痈肿、带状疱疹、白带过多、蛇虫咬伤、龋齿痛等有辅助治疗作用。

(2)空心菜中粗纤维的含量较丰富，这种食用纤维是由纤维素、半纤维素、木质素及果胶等物质组成。嫩梢中的蛋白质含量比等量的西红柿高4倍，钙含量比西红柿高 12 倍多，并含有较多的胡萝卜素。其具有促进胃肠蠕动、通便解毒的作用。

(3)空心菜中的叶绿素有"绿色精灵"之称，可洁齿，防龋齿，除口臭，健美皮肤，堪称美容佳品。

(4)空心菜菜汁对金黄色葡萄球菌、链球菌等有抑制作用，可预防感染。因此，夏季经常吃，可以防暑解热、凉血排毒、防治痢疾。

(5)空心菜属碱性食物，食后可降低肠道的酸度，预防肠道内的菌群失调，对防癌有益。

食物养生宜忌与祛病偏方

（1）食用空心菜时，最好挑选新鲜细嫩、不长须根、比较完整的茎叶。

（2）空心菜买回后，很容易因为失水而发软、枯萎，炒菜前将它在清水中浸泡约 30 分钟，可以恢复鲜嫩、翠绿的质感。

（3）空心菜宜旺火快炒，可避免营养流失。

（4）空心菜性寒滑利，故体质虚弱、脾胃虚寒、大便溏泄者，不宜多食。

小偏方

（1）鼻出血：空心菜数根，和糖捣烂，冲入沸水服用。

（2）淋浊、尿血、便血：鲜空心菜洗净，捣烂取汁，和蜂蜜酌量服之。

（3）虫蛇咬伤：空心菜洗净捣烂，取汁约半碗，和酒服之，涂擦患处。

（4）白带过多：空心菜根 500 克，白木槿花根 250 克，炖肉或炖鸡服。

（5）龋齿痛：空心菜根 100 克，醋、水各半，同煎汤含漱。

（6）热痢、腹痛、泻下不爽：用连根鲜空心菜 250 克煎服。

（7）痔疮、便秘或出血：以鲜菜尖 250 克加蜂蜜 20 克煮，饮汁食菜。

（8）蚊虫叮伤：取空心菜加盐少许，捣烂敷患处。

（9）痱子、湿疹：可用鲜品空心菜捣烂外洗，并且每日配合内服生空心菜汁 100～200 毫升。

（10）尿血：可取鲜空心菜汁 200～300 毫升饮用，连服数日。

黄 花 菜

黄花菜又叫金针菜，原名叫萱草，古称"忘忧草"。黄花菜是人们喜欢吃的一种传统蔬菜。因其花瓣肥厚，色泽金黄，香味浓郁，食之清香、鲜嫩，爽滑同木耳、草菇，营养价值又高，被视做"席上珍品"。

（1）黄花菜含有的营养成分对人体健康特别是胎儿发育有益，因此可作为孕妇的保健食品。

（2）黄花菜具有显著降低血清胆固醇的作用，能预防中老年疾病和延缓机体衰老。

（3）黄花菜具有较佳的健脑抗衰功能，有"健脑菜"之称，精神过度疲劳的人应经常食用。

（4）中医认为，黄花菜具有宽胸利水、醒酒除黄、健脑除烦、止血下乳的作用，对小便不利、痔疮便血、大便出血、失音、吐血、鼻出血、肺结核、黄疸、产后乳少、胸膈烦热、神经官能症、失眠、夜盲症、牙痛、感冒、慢性痢疾、尿道炎等有辅助治疗作用。

忌

吃新鲜黄花菜可能引起中毒。鲜黄花菜中含有秋水仙碱，会引起中毒。秋水仙碱本身无毒，但吃后在体内会氧化成毒性很大的二秋水仙碱。实验表明，只要吃 3 毫克秋水仙碱就足以使人恶心、呕吐、头痛、腹痛。若吃的量多，可出现血尿或便血，20 毫克可致人死亡，所以营养学家提醒鲜黄花菜禁忌多食。干品黄花菜是经过蒸煮加工的，秋水仙碱已被溶出，故而无毒，吃后不会影响人体的健康。

 小偏方

（1）牙痛：黄花菜水煎饮之。

（2）内痔出血：黄花菜 50 克，水煎服，加红糖适量，连服 3～4 日，每日 3 次。

（3）失眠：黄花菜 50 克，煎汤服，常服有效。

（4）感冒、慢性痢疾、尿道炎：黄花菜、白糖各 50 克，水煎服，每日 2 次。

（5）声音嘶哑：黄花菜 30 克，水煎，调蜂蜜 30 克，含咽，每日 3 次。

（6）风湿性关节炎、腰部扭伤、百日咳：黄花菜根 30～50 克，水煎加白糖服。

香　菜

做汤的时候，我们都习惯于撒一些香菜在上面，青翠欲滴，清香宜人，煞是

食物养生宜忌与祛病偏方

诱人。其实香菜学名叫芫荽,又名胡荽,是由西汉张骞出使西域时引入的。据记载,在香菜刚传入时,就有一道风行的"胡羹",是以羊肉煮汁,用葱头、香菜等调味而成,香浓诱人。而香菜的这些作用,是与香菜的养生作用分不开的。

(1)香菜中含有许多挥发油,其特殊的香气就是由挥发油散发出来的。它能去除肉类的腥膻味,因此在一些菜肴中加些香菜,能起到去腥膻、增味道的独特功效。

(2)《本草纲目》称"芫荽性味辛温香窜,内通心脾,外达四肢"。在实际生活中它确实具有芳香健胃、祛风解毒之功,能解表治感冒,具有促进大肠蠕动、利尿等功能。

(3)香菜还具有促进周围血液循环的作用,寒性体质者适当吃点香菜还能改善手脚发凉的症状。

(1)腐烂、发黄的香菜不要食用,因为这样的香菜已没有了香气,没有了养生作用,而且可能产生毒素。

(2)服用补药和中药白术、丹皮时,不宜食用香菜,以免降低补药的疗效。

(3)产后、病后初愈的患者常常存在着不同程度的气虚,此时应和香菜暂时保持距离。

(4)香菜具有温热、发疮的作用,故狐臭、口臭、胃溃疡、脚气、疮疡患者均不宜食用香菜,否则会加重病情。

小贴士

香菜虽味美,但不宜多食或经常食用。虽然香菜辛温香窜,内通心脾,外达四肢,具有避一切不正之气、温中健胃的作用,但因香菜味辛能散,多食或久食会耗气、损精神,进而引发或加重气虚。对于那些平素自汗、乏力、倦怠及易患感冒的气虚患者,更应少食香菜。

（1）感冒：香菜根、葱根各 20 克，水煎后加适量冰糖代茶饮。

（2）产后乳汁不足：用干香菜煎汤饮服。

（3）小便不通：用香菜 100 克，葵根 1 把，加水 1000 毫升煎成 500 毫升，再加滑石末 15 克，分 3 次服。

（4）痔疮肿痛：①将香菜籽炒为末，每次服 6 克，空腹服，温酒送下。②香菜 200 克，煮汤熏洗患处。

（5）牙痛：用香菜籽 5 克，加水 5 升煮取 500 毫升，含漱。

（6）肠道蛔虫：香菜籽 30 克，捣碎，加水 300 毫升，浓煎取汁，1 次服。

（7）虚寒胃痛：可用葡萄酒浸泡香菜饮服。

莲　藕

　　莲藕简称莲，别名莲菜，起源于我国，种植历史有三千多年，是一种用途十分广泛的水生经济作物，它不仅可供食用、药用，而且其花还是中国十大名花之一，深受人们喜爱。莲藕可生食也可做菜，而且药用价值相当高，是老幼妇孺、体弱多病者的上好食品和滋补佳珍，尤其是莲藕还可以消暑清热，是夏季良好的祛暑食物。

　　（1）莲藕中一般含淀粉 10%～20%、蛋白质 1%～2%，还含有多种维生素，是优良的水生蔬菜和副食佳品，可供生食、熟食、加工罐藏、制作蜜饯和藕粉等。在根茎类食物中，莲藕含铁量较高，故对缺铁性贫血患者颇为适宜。

　　（2）莲藕的含糖量不算很高，但含有大量的维生素 C 和食物纤维，对肝病、便秘、糖尿病等一切有虚弱之证的人都十分有益。

　　（3）藕中还含有丰富的单宁酸，具有收缩血管和止血的作用。瘀血、吐血、衄血、尿血、便血的人以及孕妇、白血病患者食用极为适合。

食物养生宜忌与祛病偏方

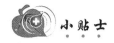
小贴士

藕节、莲根、莲心、花瓣、雄蕊、荷叶等都可入药。中医认为,生藕能消瘀清热,除烦解渴,止血健胃;熟藕补心生血,健脾开胃,滋养强壮。煮汤饮能利小便,清热润肺,并且在治疗血证方面有"活血而不破血,止血而不滞血"的特点。

(1)煮藕时忌用铁器,以免引起食物发黑。

(2)藕性偏凉,故产妇不宜过早食用,一般产后1~2周后再吃藕可以逐瘀。

(3)莲藕最好做熟后食用,生吃不利于人体健康。

(4)莲藕应尽可能选择阴凉的地方存放,避免阳光直射。莲藕的最佳贮藏温度为5℃,湿度为85%。

(5)最好不要放在冰箱里,因为在5℃以下长时间贮藏,会使莲藕组织发生软化,直至形成海绵状而无法食用。

(6)莲藕忌用酸性药液浸泡。市场上有一种过白的莲藕,它们看上去白白胖胖的,让人产生强烈的食欲,但凑近一闻,却有一股若隐若现的酸味。这是有人用盐酸、硫酸等工业用酸对莲藕进行浸泡处理的结果。用酸处理过的莲藕看起来很白,闻着有酸味,买回家经水冲洗后颜色就会变褐,而且比普通的藕更容易腐烂,食用后还影响人体健康。

小偏方

(1)鼻出血:鲜藕捣汁,频饮。

(2)中暑:鲜藕500克捣汁,灌服,治中暑腹痛。

(3)胃出血:鲜藕500克,侧柏叶100克捣汁,凉开水冲服。

(4)糖尿病:生藕捣绞取汁50毫升,蜂蜜5克,搅拌均匀,分2次服。

(5)红白痢:藕500克,捣汁,和蜜糖,隔水炖成膏服。

(6)小便热淋:生藕汁、地黄汁、葡萄汁各等份。每服半盏,入蜜温服。

(7)中医血证:生藕捣取汁,每次饮 100 毫升,每日 2 次,能辅助治疗吐血、鼻出血、血淋、咳血、大便下血等。

蒜　苗

蒜苗是大蒜幼苗发育到一定时期的青苗,它具有蒜的香辣味道,但无蒜的刺激性,常被作为蔬菜烹制,更是川菜制作回锅肉时不可少的配菜。蒜苗的辛辣味比大蒜要轻,加之它所具有的蒜香能增加菜肴的香味,因此更易被人们接受。

(1)蒜苗含有辣素,被称为"天然的青霉素",对病原菌有良好的杀灭作用,可以起到预防流感、防止伤口感染、治疗感染性疾病的功效。

(2)蒜苗具有明显的降血脂、预防冠心病和动脉硬化的作用,并可防止血栓形成。

(3)蒜苗具有保护肝脏,诱导肝细胞脱毒酶的活性,还可以阻断亚硝胺致癌物质的合成,从而预防癌症的发生。

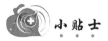

蒜苗＋莴苣　此二物相配益于食疗。莴苣有利五脏、开胸膈、顺气通经脉、健筋骨、洁齿明门、清热解毒等功效,蒜苗有解毒杀菌的作用,两菜配炒可防治高血压病。

(1)蒜苗不宜烹制得过烂,以免辣素被破坏,杀菌作用降低。

(2)消化功能不佳的人宜少吃。

(3)过量食用会影响视力。

(4)有肝病的人过量食用蒜苗,有可能造成肝功能障碍,引起肝病加重。

（1）肿瘤：将蒜苗和肉按 4∶1 比例制成馅，加适当调味品，做包子蒸熟食用。适用于一切恶性肿瘤、白血病等，并可预防肿瘤的复发和转移。

（2）骨结核：蒜苗 30 克，生姜 20 克，葱白 15 克，花椒 6 克。将以上几味共捣如膏状，贴敷患处，每日换药 1 次，能辅助治疗骨结核。

黄 豆 芽

黄豆芽是天然绿色食物之一，是我国的豆芽菜，被称为金灿灿的"如意菜"。明·陈嶷曾有赞美黄豆芽的诗句："有彼物兮，冰肌玉质，子不入污泥，根不资于扶植。"黄豆芽的蛋白质利用率较黄豆要提高 10% 左右。黄豆在发芽过程中，更多的营养元素被释放出来，利于人体吸收，营养更胜一筹。

（1）黄豆芽含较多的不饱和脂肪酸，所以是心血管病患者的良好食物。

（2）黄豆芽含有丰富的钙、铁、磷，可促进骨骼发育，纠正骨质脱钙。

（3）黄豆芽中的卵磷脂对大脑神经系统有营养作用。人体必需的镁、锌、氟、硒等微量元素在黄豆芽中的含量也不低。可以说，黄豆芽一身都是宝。

（4）春天是维生素 B_2 缺乏症的多发季节，多吃些黄豆芽可以有效地预防维生素 B_2 缺乏症。

（5）黄豆芽还能保护皮肤和毛细血管，防止动脉硬化，防治高血压病。

（6）黄豆芽还是美容食品，常吃黄豆芽能营养毛发，使头发保持乌黑光亮，对面部雀斑也有较好的淡化效果。

（7）吃黄豆芽对青少年生长发育、预防贫血大有好处。

（8）黄豆芽还具有利湿清热、降脂破瘀、除胃气积结、防止心脑血管硬化和肝脏病等功效。

（9）黄豆芽能减少体内乳酸堆积，可治疗神经衰弱，消除疲劳。

（1）烹调黄豆芽切不可加碱,要加少量食醋,这样才能保证维生素 B_2 不会减少。

（2）黄豆芽烹调过程要迅速,或用油急速快炒,或用沸水略汆后立刻取出,调味食用。

（3）有的豆芽看起来肥胖鲜嫩,但有一股难闻的化肥味,这种豆芽可能含有激素,不要食用。

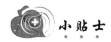 小贴士

发黄豆芽时注意豆芽不要长得过长。营养学家提醒,发豆芽时不要使豆芽长得过长,豆芽不是越长营养越丰富,恰恰相反,豆芽过长会使营养素受损。因为豆芽是黄豆经加工萌发出的一种蔬菜,在萌发过程中,黄豆的蛋白质会转化为天门冬酰胺、维生素 C 等成分。豆芽长得太长,其所含的蛋白质、淀粉及脂类物质就会消耗得过多。据测定,当豆芽长达 10～15 厘米时,黄豆中的营养物质将损失 20％左右。所以发豆芽一般不要超过 6 厘米长,而且应以粗壮为宜,并非越长越好。

 小偏方

（1）便秘:黄豆芽、鲜猪血各 300 克,共煮食。

（2）寻常疣:清水煮熟黄豆芽,连汤服食,每日三餐吃饱,连服 3 日为1 疗程。

（3）孕期高血压:用水煮黄豆芽 20 分钟,连汤淡食。

（4）百日咳:黄豆芽 50 克,生车前草 25 克,陈茶叶 1.5 克。加冰糖 30 克用冷水煎熬,煮三沸,使糖溶化。1 岁左右每次服 6～12 克,每日 3 次;5 岁左右每次服 15 克;6～10 岁每次服 18 克。

绿 豆 芽

食用绿芽菜是近年来的新时尚,芽菜中以绿豆芽最为便宜,而且营养丰富。绿豆芽也是人们推崇的天然食品之一。不少人经常食用绿豆芽,只因它经济实惠,却很少有人知道绿豆芽还具有较高的药用价值。

(1)绿豆芽中含有蛋白质、脂肪、糖类、多种维生素、纤维素、胡萝卜素、烟酸和磷、锌等矿物质,营养丰富。

(2)绿豆芽含多种维生素,经常食用对因维生素C缺乏引起的疾病有辅助治疗作用。这是因为绿豆在发芽过程中,维生素C会增加很多,而且部分蛋白质也会分解为人体所需的氨基酸,可达到绿豆原含量的7倍。据说第二次世界大战中,美国海军因无意中吃了受潮发芽的绿豆,竟治愈了困扰全军多日的坏血病,这是因为豆芽中含有丰富的维生素C的缘故。

(3)绿豆芽中含有核黄素,患有口腔溃疡的人很适合食用。

(4)绿豆芽富含纤维素,是便秘患者的健康蔬菜,有预防消化道癌症(食管癌、胃癌、直肠癌)的功效。

(5)绿豆芽有清除血管壁中胆固醇和脂肪的堆积、防止心血管病变的作用。

(6)减肥者很推崇绿豆芽,认为它是最适合肥胖者进食的蔬菜之一。

(7)中医认为经常食用绿豆芽可清热解毒、利尿除湿、解酒毒热毒。

体质属痰火湿热者,血压偏高或血脂偏高,而且嗜烟酒肥腻者,常吃绿豆芽,可以起到清肠胃、解热毒的作用。绿豆芽还适于湿热淤滞、食少体倦、热病烦渴、大便秘结、小便不利、目赤肿痛、口鼻生疮等患者食用。绿豆芽性寒,烹调时应配上一点姜丝,以中和它的寒性。绿豆芽很适于夏季食用。

（1）绿豆芽烹调时油、盐不宜太多,要尽量保持其清淡的性味和爽口的特点,下锅后要迅速翻炒,适当加些醋,会保存水分及维生素 C,口感也会更好。

（2）绿豆芽纤维较粗,不易消化,且性质偏寒,所以脾胃虚寒之人不宜久食。

（3）绿豆芽烹饪过程中,一不能加碱,因为碱可破坏绿豆芽中的维生素、胡萝卜素等营养成分;二不需要去掉绿豆皮。绿豆皮中医叫绿豆衣,具有比绿豆更强的清热解毒的功效。

（4）忌食用化肥催发的绿豆芽。因为化肥中含有氮类化合物,在细菌的作用下,可转变成亚硝胺而存在于绿豆芽中。亚硝胺可使人易患胃癌、食管癌、肝癌等。另一方面,绿豆芽是寒凉的食物,吃多了容易损伤胃气,且含粗纤维,容易加快肠蠕动而引起腹泻。因此,患有慢性肠炎、慢性胃炎及消化不良的人不能多吃。

小偏方

（1）醒酒:绿豆芽用开水烫过,加酱油、醋凉拌而食。

（2）乳汁不下:绿豆芽同鲫鱼炖服。

（3）预防中暑:适量绿豆芽和冬瓜皮,加醋煮汤饮用。

（4）支气管炎:绿豆芽 100 克,猪心 1 个,陈皮 15 克,盐少许,加水炖熟,食肉饮汤。

（5）尿道感染:绿豆芽捣烂绞汁,加白糖适量,代茶饮服。

（6）胃痛:绿豆芽 100 克,猪肚 1 个,蒲公英 50 克,加水煮熟烂,吃猪肚、绿豆芽,饮汤。

竹 笋

竹笋是植物竹子的嫩茎,又称毛笋、毛竹笋等,主要产于我国长江流域及南方各地,是我国南方一种普通的蔬菜。竹笋的种类很多,可以分为冬季采摘的冬笋,春季采摘的春笋,夏季采摘的鞭笋。其中以冬笋的质量最佳,春笋次之,鞭笋最差。烹调时无论是凉拌、煎炒还是熬汤,均鲜嫩清香,是人们喜欢的佳肴之一。

（1）竹笋具有低脂、低糖、多纤维的特点,本身又可吸附大量的油脂来增加味道。肥胖的人,如果经常吃竹笋,进食的油脂就会被它吸附,可以降低胃肠黏膜对脂肪的吸收和积蓄,从而达到减肥的目的,并能减少与高脂有关的疾病的发生。

（2）由于竹笋富含纤维素,能促进肠道蠕动、帮助消化、消除积食、防止便秘,故有一定的预防消化道肿瘤的功效。

（3）从中医的角度来看,竹笋性味甘寒,具有滋阴凉血、清热化痰、解渴除烦、利尿通便、养肝明目的功效。

（1）竹笋食用前应先用开水焯过,以去除笋中的草酸。

（2）靠近笋尖部的地方宜顺纹路切,这样烹制时不但易熟烂,而且更易入味。鲜笋存放时不要剥壳,否则会失去清香味。

（3）由于竹笋中含有较多的草酸,会影响人体对钙的吸收,所以正处在身体发育阶段的儿童不宜多食竹笋。

（4）有尿路结石者不宜食用竹笋。

（5）对竹笋过敏者忌食用。

 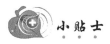

　　竹笋中含有较多的草酸,不宜与海味同食。因草酸会分解、破坏蛋白质,还会使蛋白质发生沉淀,凝固成不易消化的物质。而且草酸还易与海味中的钙结合成一种不溶性的复合物,这种复合物不仅会刺激胃肠黏膜,损害黏膜上皮细胞,影响人体的消化吸收功能,还可能沉积在泌尿道中,形成草酸钙结石。

（1）风疹、水痘：鲜竹笋与鲫鱼烧汤热饮。

（2）发热咳嗽：冬笋 50 克，肉末 50 克，粳米 100 克，加适量食盐、葱末、油煮粥食用。

（3）小便不利：鲜竹笋 50 克，鲫鱼 1 条约 250 克，煮汤食用。

（4）久泻、久痢、脱肛：鲜竹笋 50 克，粳米 100 克，煮粥常食。

（5）产后虚热、心烦、手足心热：鲜竹笋 100 克，水煎喝汤。

（6）便秘：鲜竹笋 100 克，炒菜、煮食均可。

芦　笋

芦笋又名露笋、龙须菜。系百合科天门冬属多年生草本植物，产于欧洲和我国青海、四川等地，嫩茎可做蔬菜食用或制罐头食用。芦笋并非芦苇的嫩芽，而是因其状如春笋而得名。它有鲜美芳香的风味，而且纤维柔软可口，能增进食欲，帮助消化。在西方，芦笋被誉为"十大名菜之一"，是一种高档而名贵的蔬菜，营养学家和素食人士均认为它是健康食品和全面的抗癌食品。

（1）芦笋所含蛋白质、糖类、多种维生素和微量元素的数量和质量均优于普通蔬菜。经常食用对心脏病、高血压病、心动过速、疲劳症、水肿、膀胱炎、肾炎、胆结石、肝功能障碍和肥胖、排尿困难等病症有一定的疗效。

（2）芦笋中含有丰富的叶酸，大约 5 根芦笋就含有 100 多微克叶酸，已达到每日需求量的 1/4。所以多吃芦笋能起到补充叶酸的功效，是孕妇补充叶酸的重要来源。

（3）芦笋性味甘寒，有清热、利小便的功效，在夏季食用尤其有清凉降火的作用，能消暑止渴。

（4）芦笋可以使细胞生长正常化，具有防止癌细胞扩散的功能。国际癌症病友协会研究认为，它对膀胱癌、肺癌、皮肤癌和肾结石等有特殊疗效，并且几

食物养生宜忌与祛病偏方

乎对所有的癌症都有一定的辅助疗效。

(1)芦笋虽好但不宜生吃,也不宜存放1周以上再吃,而且忌高温见光保存。

(2)芦笋中的叶酸很容易被破坏,所以若用来补充叶酸应避免高温烹煮,最佳的食用方法是用微波炉小功率热熟。

(3)患痛风和糖尿病者不宜多食芦笋。

小偏方

(1)癌症:选择新鲜芦笋嫩茎煮熟,捣烂成泥状,每日食用2次,每次食用4汤匙。

(2)乳腺癌:选用新鲜芦笋嫩茎榨取汁液,每次用100毫升加高丽参煎汤冲服。

(3)牙齿出血:选择适量的新鲜芦笋嫩茎煎汤,每日当茶饮。

(4)呕吐:选用新鲜芦笋嫩茎1000克切碎,竹茹30克,加水煮成浓汁,频频饮用。

(5)流感:选用新鲜芦笋嫩茎100克,鲜萝卜120克,葱白1根,青椒10克,煮汤代茶饮。

(6)膀胱炎、肾炎、小便不利:选择新鲜芦笋嫩茎250克,大蒜10克,生姜10克,精盐等调味品适量,加水煎煮后服用,每日食用2次,效果特别显著。小便不利,选择新鲜芦笋嫩茎100克生食或榨汁服用,很快见效。

(7)心血管疾病:选择新鲜芦笋嫩茎250克,麦门冬10克,生姜10克,精盐等调味品适量,加水煎煮后服用,每日2次,长期食用效果显著。

荸 荠

荸荠俗称马蹄,又称地栗,因它形如马蹄,又像栗子而得名。称它马蹄,仅指其外表,说它像栗子,不仅是形状,连性味、成分、功用都与栗子相似,又因它是在泥中结果,所以有地栗之称。荸荠皮色紫黑,肉质洁白,味甜多汁,清脆可口,自古有"地下雪梨"之美誉,北方人视之为"江南人参"。荸荠既可作为水果,又可当做蔬菜,是大众喜爱的时令之品。

(1)荸荠中的含磷量是根茎类蔬菜中最高的,能促进人体生长发育和维持生理功能,对牙齿、骨骼的发育有很大益处,同时可促进体内的糖、脂肪、蛋白质的代谢,调节酸碱平衡。

(2)荸荠的一种抗菌成分——荸荠英对金黄色葡萄球菌、大肠杆菌、阴沟杆菌及绿脓杆菌均有一定的抑制作用,对降低血压也有一定效果。这种物质还对肺部、食管和乳腺的癌肿有防治作用。

(3)荸荠有预防急性传染病的功能,在流行性脑膜炎较易发生的春季,荸荠是很好的防病食品。

(4)荸荠是寒性食物,有清热泻火的良好功效,其既可清热生津,又可补充营养,最宜于发热患者食用。

(5)荸荠具有凉血解毒、利尿通便、化湿祛痰、消食除胀等功效。

(1)荸荠不宜生吃,因为荸荠生长在泥中,外皮和内部都有可能附着着较多的细菌和寄生虫,所以一定要洗净煮透后方可食用,而且煮熟的荸荠更甜。

(2)荸荠属于生冷食物,脾胃虚寒的人忌过量食用。

小偏方

(1)咳嗽痰黄:鲜荸荠100克,海蜇皮30克,开水炖后服用。

(2)急、慢性咽炎:鲜荸荠洗净,去皮、切碎,用洁净纱布绞取汁液,不定量饮用。

(3)痔疮出血:鲜荸荠500克,红糖150克,加适量水煮沸1小时,1次或分次服,连用3日。

(4)大便干燥秘结:荸荠4个,海蜇皮30克,水煎服。

南　瓜

南瓜又称倭瓜、饭瓜,很早就传入我国,被广泛栽种、食用,因此有"中国南瓜"之说。在我国南瓜既当菜又当粮,在农村很有人缘。近年来,人们发现南瓜不但可以充饥,而且还有一定的食疗价值,于是土味十足的南瓜才得以登大雅之堂。

(1)常吃南瓜可以有效地防治高血压病以及肝脏和肾脏的一些病变。也有的报道说,常吃南瓜对胆结石有辅助治疗作用。

(2)南瓜中含有丰富的果胶和微量元素钴。果胶可延缓肠道对糖和脂质的吸收。钴的含量较高,是其他任何蔬菜都无法比拟的,它是胰岛细胞合成胰岛素所必需的微量元素,常吃南瓜有助于防治糖尿病。

(3)南瓜还能消除致癌物质亚硝胺的致突变作用,其中的果胶还可以中和清除体内重金属和部分农药,故有防癌、防中毒的作用,并能帮助肝肾功能减弱患者增强肝肾细胞的再生能力。

(4)南瓜不仅是减肥者宜选用的食物,而且被广大女性称为"最佳美容食品"。其原因在于南瓜中维生素 A 含量胜过其他绿色蔬菜。

(5)中医认为南瓜具有除湿祛虫、退热止痢、止痛安胎的功效,主治下肢溃疡、阴囊湿疹、蛲虫、绦虫、蛔虫、骨蒸潮热、痢疾、胎动、胃痛等。

(1)南瓜不与羊肉同食。李时珍在《本草纲目》中说:"南瓜不可与羊肉同食,令人气壅。"这大概是因为南瓜补中益气,羊肉大热补虚,两补同进令肠胃气壅的缘故。在生活中也有因同食久食,导致胸闷腹胀、壅塞不舒的例子。如果有高热、口干舌燥、牙痛口臭、咽喉肿痛、痰黄稠、便秘尿黄等症者更应少吃或不吃羊肉。

(2)南瓜不要过量食用。一段时间内吃太多的南瓜,摄取了过量的 β-胡萝卜素时,β-胡萝卜素会沉积在表皮的角质层当中,很可能在鼻子、人中、手掌、眼睛周围、指甲旁或身体表皮褶皱较多的地方,皮肤会转变成柠檬黄般的颜色,这种症状被称为胡萝卜素黄皮症。

 小偏方

(1)烧伤:南瓜瓤捣烂敷伤口。

(2)下肢溃疡:南瓜瓤捣烂敷患处,或晒干研粉撒患处。

(3)驱虫:南瓜子研末,开水调服,每次1匙,每日2次,连服5日。

(4)习惯性流产:南瓜蒂放瓦上烧炭存性,研末,每次开水送服1个,自怀孕第2个月起,每月服1次。

(5)哮喘:南瓜1个(500克左右),蜂蜜60克,冰糖30克。先在瓜顶端开口,挖去部分瓜瓤,放入蜂蜜、冰糖,盖好,放在盘子上蒸1个小时即可。每日早晚各服1次,连服7天。

冬 瓜

冬瓜形状如枕,又叫枕瓜,产于夏季。为什么夏季所产的瓜,却取名为冬瓜呢?这是因为瓜熟之际,表面上有一层白粉状的东西,就好像是冬天所结的白霜,所以冬瓜又称白瓜。

宜

(1)冬瓜有良好的清热解暑功效。夏季多吃些冬瓜,不但解渴消暑、利尿,还可使人免生疔疮。因其利尿,且含钠极少,所以是慢性肾炎水肿、营养不良性水肿、孕妇水肿的消肿佳品。冬瓜是清热利尿比较理想的一种日常食物,连皮一起煮汤,效果更明显。

(2)冬瓜性寒,能养胃生津、清降胃火,使人食量减少,促使体内淀粉、糖转化为热能,而不变成脂肪。因此,冬瓜是肥胖者的理想蔬菜。

(3)冬瓜有抗衰老的作用,久食可保持皮肤洁白如玉、润泽光滑,并可保持形体健美。

(4)中医认为冬瓜瓤、瓜皮、种子均可入药,临床上常用于对尿少、水肿、肺

食物养生宜忌与祛病偏方

热咳嗽、阑尾炎等疾病的治疗。现代医学还证实,常食冬瓜可解狂躁症状。

(1)冬瓜性寒,故久病的人与阴虚火旺者应少食。

(2)冬瓜是一种清热利尿比较理想的日常食物。其性寒凉,而煮汤服食更甚。如要达到解暑清热、止渴利尿的目的,就需要煮汤(连皮更好)服食,但体弱肾虚者食之会引起腰酸痛。

(3)中医认为冬瓜属损精伤阳、不利于性功能的食物,强调男性不宜过量食用。《本草经疏》中说:"冬瓜内禀阴土气,外受霜露之侵,故其味甘,气微寒而性冷利。"由此看来性功能较差的男性应慎食冬瓜。

小偏方

(1)慢性肾炎:冬瓜 500 克,煮汤,每日 3 次。

(2)妊娠小便不通:冬瓜汁 1 杯,调蜜 1 杯服食。

(3)咳嗽:经霜冬瓜皮 15 克,蜂蜜少许,水煎服。

(4)水肿:冬瓜皮、西瓜皮、赤小豆各 50 克,一起水煎服,能辅助治疗心脏、肾脏疾病引起的水肿。

(5)乳汁不通:冬瓜皮 30 克,鲢鱼 1 条,共煮食。

(6)气管炎:冬瓜 300 克,去皮、子、瓤,切成薄片,加冰糖 50 克,炖熟食之,晚上临睡时食之为佳。

(7)糖尿病:冬瓜皮、西瓜皮各适量,加天花粉 12 克,水煎服。

(8)哮喘:小冬瓜(未脱蒂者)剖开,将冰糖填入放笼内蒸,取水。饮冬瓜水,多至 3～4 个即愈。

(9)妊娠浮肿:冬瓜煎汤,随意饮。

洋　葱

洋葱是日常生活中的一种主要蔬菜,很难说出还有哪个国家的人尚未品尝过它那特有的辛辣味。公元前 3000 年埃及陵墓上的蚀刻画把洋葱奉为神圣的物品。古代埃及人把右手放在洋葱上起誓,相信它是一种永恒的象征,因为洋葱是由一层层组成的圆形体,有一种洋葱甚至还被当做神来崇拜。建造金字塔的埃及奴隶食用大量洋葱和蒜头是为了摄取食物中的能量。在罗马,尼禄皇帝赞扬洋葱滋润了他的嗓子。在中世纪的欧洲,洋葱被认为是价值昂贵之物,常被用来充当货币和结婚礼物。洋葱可以放在汤、沙拉、面包、蛋奶酥、蛋糕等食品中,还可以用于烤、炸、熏、蒸或生吃。

(1)洋葱性温,味甘辛,营养价值极高,含有蛋白质、糖类、维生素 C、钙、铁、磷等多种营养成分。其总糖量占其比重的 $50\% \sim 78\%$,含氮物质占 $3.8\% \sim 6.3\%$,有 18 种氨基酸。因此洋葱宜于大多数人食用。

(2)洋葱有平肝、润肠之功效,可增进食欲,能治疗多种疾病。

(3)洋葱是一种防癌抗癌的佳品,其所含的"栎皮黄素"能阻止癌细胞的生长,是目前所知的最有效的抗癌物质之一,其富含的膳食纤维,也能降低胃癌发生的几率。

(4)洋葱含有大蒜素等含硫化合物及含硒抗氧化物质,此物质有杀菌、增强免疫力、降血脂及促进胃蠕动的功效,有助于控制血糖和调节肠道的菌群平衡。

(5)多吃洋葱可以减少血液中胆固醇的含量,能有效地调节血压、舒张血管、减少血管的阻塞,维护心血管的健康。

洋葱不宜与海味食物同食。海味食物含有丰富的蛋白质和钙,而洋葱、菠菜、竹笋等蔬菜含有较多的草酸。食物中的草酸会分解、破坏蛋白质,还会使蛋白质发生沉淀,凝固成不易消化的物质。海味中的钙还会与蔬菜中的草酸结合成一种不溶性的复合物,这种复合物不仅会刺激胃肠黏膜,损害黏膜上皮细胞,影响人体的消化吸收功能,还可能沉积在泌尿道中,形成草酸钙结石。

食物养生宜忌与祛病偏方

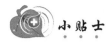

小贴士

如果在烧菜前先把富含草酸的洋葱、菠菜、竹笋焯烫一下,草酸就会减少一大部分,这时再来烧菜就无妨了。

(1)眼病:洋葱外皮煎水喝,或多吃炒洋葱,可减轻眼睛的玻璃体浑浊,改善视力。

(2)糖尿病:洗净一个洋葱,剥去外皮切成薄片,放到微波炉里加热大约2～3分钟,再将洋葱放到容器里,加入5大汤匙食用醋,然后放在冰箱里。第二天早晨即可食用。每天早餐用这种洋葱佐餐,可有效降低血糖,并使体重减轻。

(3)便秘:把洋葱洗净切薄片,再加几片莴苣叶子,然后倒入苹果醋,淹过洋葱即可。这种吃法可以治疗便秘,稳定血压,还能有效改善睡眠。

(4)高胆固醇血症:男性食用油煎洋葱,能抑制高脂肪饮食引起的血浆胆固醇升高,故用于动脉硬化症,实践证明洋葱不论生、熟、煎、煮,都有同样的抗动脉粥样硬化的作用。

大　葱

葱是我国最古老的蔬菜之一,它和姜、蒜、辣椒、胡椒合称"五辣"。它既是蔬菜,又是很好的调味品,兼可养生,荤、素菜都少不了它,民间有"无葱不炒菜"、"无葱不成席"之说。它可去腥除膻,增加香味。葱主要以叶鞘组成的假茎(俗称葱白)和嫩叶供食用,葱根须供药用。葱一般分为大葱和小葱,大葱主要产于淮河、秦岭以北和黄河流域中下游。

(1)葱既是人们四季常食的调味品,又是营养丰富的应时蔬菜。据分析,葱含有丰富的蛋白质、脂肪、糖类、维生素 A,还有维生素 B_1、维生素 C 以及钙、磷、铁、镁等元素,宜于大多数人食用。

(2)葱含有刺激性气味的挥发油,能去除腥膻等油腻味厚的菜肴中的异味,产生特殊香气,还可以刺激消化液的分泌,增进食欲。

(3)葱含有前列腺素 A,有舒张小血管、促进血液循环的功效,有助于防止血压升高所致的头晕和预防老年痴呆的作用。

(4)葱含有微量元素硒,并可降低胃液内的亚硝酸盐含量,对预防胃癌及多种癌症有一定作用。

(5)葱中的挥发性辣素有较强的杀菌作用。它通过汗腺、呼吸道、泌尿系统能轻微刺激相关腺体的分泌,而起到发汗、祛痰、利尿作用。

(6)近年医学研究报道,经体外实验证明,葱白对癌症有明显的抑制性。

(7)葱所含有的挥发性成分具抑菌作用,临床用于治感冒、蛔虫性急腹痛、小儿消化不良等均有一定疗效。中医认为其味辛性温,有发表、通阳、解毒等功效,能发表和里、通阳活血、发散风邪、安胎止血,对感冒风寒头痛等均有较好的治疗作用。

(1)中医认为葱和蜂蜜不能同食,此种说法广泛流传于民间。许多生活类书籍也有葱与蜂蜜不可同服的记载,媒体也曾多次报道蜂蜜与葱同食后会出现恶心、呕吐、腹痛、腹泻等急性胃肠炎症状的案例,所以日常生活中应多加注意。

(2)葱与枣不可同食。《大明本草》中说:"枣与葱同食令人五脏不合。"这是因为枣的药性甘辛而热,古人称"多食令人热渴膨胀,动脏腑,损脾元,助湿热",而葱性辛热助火,所以中医认为两者不宜同食。

食物学专家表示,从生物学的角度来说,大葱自身不可能存在什么病毒,但不排除后期污染,尤其是甲型肝炎。所以营养师告诉大家,甲肝的传播与我们卫生习惯较差、吃了蔬果上残留病原菌有关。建议生活中要尽量熟食大葱,如果煮汤撒葱花,可以在快要关火、水还在滚时撒入葱花,经过适当加热,细菌、病毒的致病力会有所下降。

（1）溃疡：鲜洋葱捣取汁，涂患处。

（2）糖尿病、高血压病、冠心病：葱炒菜或生食均可，常食有效。

（3）前列腺增生：葱白300克，切碎后加白酒略炒，装入纱布袋，热熨小腹部，反复多次，以小便渐通为度。每日1次，每次15～20分钟，7日为1疗程。

（4）风寒感冒：连根葱白10根和大米50克煮粥，入醋10毫升，热食取汗，每日3次。

（5）风寒咳嗽：葱白连须5根，生梨1个，白糖30克。水煎后，吃葱、梨，喝汤，每日3次。

（6）伤风鼻塞、妊娠胎动、产后血晕：大葱连根须10根，糯米100克，煮粥食用，每日2次。

（7）神经衰弱、病后体虚：连根葱白6根，红枣20枚，洗净，加水同煮，吃枣喝汤，每日2次。

（8）水肿：葱50克，猪脚4只。猪脚洗净切开，与葱段一起加入食盐少量、水适量，用武火烧沸后，改文火炖至熟烂即可，分次吃猪脚喝汤，每日2次。

（9）小儿吐乳：葱白两根加乳汁1杯，放饭锅上蒸熟灌服，每日2次。

（10）小儿感冒：葱白适量，切碎，用开水冲泡，趁热熏口鼻。

红　薯

红薯又称白薯、番薯、山芋、红苕等，在植物学上的正式名字叫甘薯。红薯味道甜美，营养丰富，又易于消化，可供给大量热量，所以有的地区把它作为主食。红薯原产美洲，欧洲第一批红薯是由哥伦布于1492年带回去的，然后经葡萄牙人传入非洲，并由太平洋群岛传入亚洲。红薯最初引入我国是在明朝万历年间，经推广在全国普遍栽种。

（1）红薯的蛋白质含量高，可弥补大米、白面中的营养缺失，经常食用可提高人体对主食中营养的利用率，使人身体健康，延年益寿。

（2）红薯中含的纤维素比较多，对促进胃肠蠕动和防止便秘非常有益，可用来治疗痔疮和肛裂等。对预防直肠癌和结肠癌也有一定作用。

（3）脱氢表雄甾酮是红薯所独有的成分，这种物质既防癌又益寿，是一种与肾上腺所分泌的激素相似的类固醇，国外学者称之为"冒牌荷尔蒙"。它能有效抑制乳腺癌和结肠癌的发生。

（4）红薯对人体器官黏膜有特殊的保护作用，可抑制胆固醇的沉积，保持血管弹性，防止肝肾中的结缔组织萎缩，防止胶原病的发生。

（5）红薯是一种理想的减肥食品，它的热量只有大米的1/3，而且因为其富含纤维素和果胶，所以具有阻止糖分转化为脂肪的特殊功能。

（6）红薯含胡萝卜素较丰富，目前临床上经常用以治疗夜盲症。民间常用的鲜嫩红薯叶炒猪肝，就是一道很好的治疗菜肴。

（1）红薯不能过量食用。红薯含有气化酶，吃后有时会产生胃灼热、吐酸水、肚胀排气等现象。只要不过量食用，而且和米面搭配着吃，并配以咸菜或喝点菜汤即可避免。

（2）红薯制品也不宜过量食用。红薯等根茎类蔬菜含有大量淀粉，可以加工成粉条食用，但制作过程中往往会加入明矾，若过多食用会导致铝在体内蓄积，不利于健康。

（3）红薯变色后不宜食用。红薯保存不当，变色不仅会使营养成分大量损失，还会产生毒素，危害人体健康。另外红薯表皮呈现褐色、黑色斑点或腐烂、薯心变硬发苦，说明红薯受到了黑斑病的侵袭，不但营养损失殆尽，而且食后对人的肝脏有毒害作用，甚至可能引起食物中毒。

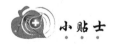 小贴士

胃病患者忌食红薯。红薯含糖量高，吃多了可产生大量胃酸，使人感到"烧心"。胃由于受到酸液的刺激而加强收缩，此时胃与食管连接处的贲门肌肉放松，胃里的酸液即倒流进食管，所以胃溃疡及胃酸过多的患者不宜食用。

（1）便秘：红薯200克，黑芝麻30克（炒熟研碎），玉米面50克，同煮粥食。早晚各1次。

（2）遗精：红薯粉适量，开水调服，早晚各1次，连服5天。

（3）夜盲症：红薯叶100克，猪肝200克，水煎，饮汤食肝，每日1剂，连服3日。

（4）急性肠胃炎：干红薯藤30克，干桃花15克，水煎取汁温服。每日3次。

（5）胃溃疡：红薯250克，党参15克，白茯苓10克，生姜3克，粳米100克，先将党参、姜切薄片，把茯苓捣碎，共浸泡30分钟，以砂锅煎取2次汁，合并后分早晚2次与红薯、粳米煮粥食用。

（6）糖尿病：鲜红薯叶50克，冬瓜100克，切碎，加水炖熟食用。每日2次，疗程不限。

（7）动脉粥样硬化：红薯250克，蜂蜜30克，先将红薯洗净切片，入锅加水1000毫升，煮约30分钟，再加入蜂蜜。当早餐或点心吃。每日服2次。

（8）咯血、便血：干红薯藤30克，仙鹤草15克，水煎，取汁代茶饮，可很快止血。

山　药

山药原名薯蓣，因其营养丰富，自古以来就被视为物美价廉的补虚佳品，既可做主粮，又可做蔬菜，还可以制成糖葫芦之类的小吃。山药的食用价值，一方面在于它的营养，另一方面在于它的药用。由于干山药补而不滞、不热不燥，所以是中医的常用药物和滋补佳品。山药自古以来也得到人们的喜爱，陆游在《服山药甜羹》诗中称："老住湖边一把茅，时沽村酒具山药。从此八珍俱避舍，天苏陀味属甜羹。"山药这种美食佳肴的食用方法也很多，可以炒食、蒸食、拔丝，也可以与大米、小米、大枣一起煮粥食用。

（1）山药富含果胶,食用后能减少肠道内致癌物对肠道的刺激,对预防消化道肿瘤有利。近年来又发现山药是人体干扰素的诱生剂,能增加 T 淋巴细胞的活性,提高网状内皮系统的吞噬能力,促进细胞免疫功能。临床实践已证实山药可以扶正祛邪、防癌、抗癌,特别对预防消化道肿瘤和手术切除癌肿后预防复发有益。

（2）山药中含有黏蛋白、淀粉酶、皂苷、游离氨基酸、多酚氧化酶等物质,且含量较为丰富,具有滋补作用,为病后康复食补之佳品。

（3）山药含脂肪较少,几乎为零,而且所含的黏蛋白能预防心血管系统的脂肪沉积,防止动脉过早发生硬化。山药还有很好的减肥健美作用。

（4）山药中的黏液质多糖与无机盐类相结合,可以形成骨质,使软骨具有一定弹性。

（5）中医认为山药具有健脾止泻、补肺益气、止咳化痰、固肾益精、助消化、敛虚汗的功效,适于糖尿病、尿频、白带、泄泻、久痢、咳嗽、遗精、盗汗、气管炎、肠炎、肾炎、遗尿、乳腺增生症、冻疮等症患者食疗使用。

（1）食用山药一般无明显禁忌证,但因其有收敛作用,所以患感冒、大便燥结及肠胃积滞者忌用。

（2）凡有湿热、实邪者忌用山药。湿热、实邪的症状为舌苔白腻或黄燥、头重、腹胀、红白痢疾等。

 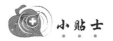 小贴士

山药宜去皮食用,以免产生麻、刺等异常口感。另外加工山药时最好戴上手套,因为山药皮可引起皮肤轻微过敏。如果加工时出现手发痒,只要把双手放进撒了盐或醋的温水中,一会儿就好了,或者直接把醋倒在过敏的地方也可以祛痒。

小偏方

（1）小儿肠胃机能紊乱：淮山药 100 克，莲肉 50 克，麦芽 30 克，茯苓 20 克，大米 500 克，共磨细粉，每次用 30 克，以白糖煮成糊状食，日服 3 次。

（2）糖尿病：生山药 200 克，以水煎汁服。

（3）乳腺增生症：鲜山药 100 克，川芎 10 克，白糖 20 克，同捣烂，加适量汁调为糊状，敷患处，每日换药 1 次。涂后有痒感，2～3 小时后痒便自消。

（4）慢性腹泻：以生山药煮粥食，每日 3 次。

（5）小儿腹泻：将山药研细磨粉与米粉按 1：2 的比例混合服用，每天喂食 2～3 次，一般 1 周为 1 疗程。本法只适用于小儿单纯性腹泻、消化不良腹泻等。

魔　芋

　　魔芋又称做麻芋、鬼芋。魔芋是许多人喜欢食用的食物，魔芋块茎加工制成的魔芋豆腐、黑豆腐等多种菜肴别有风味，在我国南方几乎家喻户晓。魔芋具有奇特的保健作用和医疗效果，被人们誉为"魔力食品"，有"不想胖，吃魔芋；要想瘦，吃魔芋；要想肠胃好，还是吃魔芋"的说法。魔芋的吃法较多，烧、焖、炒、蒸是常用的烹调方法。魔芋还可以和瘦猪肉、鸭肉、海蜇皮、海参、蔬菜等搭配食用。

宜

　　（1）魔芋所含的黏液蛋白能减少体内胆固醇的积累，预防动脉硬化，防治心脑血管疾病。吃魔芋能提高机体免疫力，所含的甘露糖苷对癌细胞代谢有干扰作用。

　　（2）魔芋所含的优良膳食纤维能刺激机体产生一种杀灭癌细胞的物质，能够防治癌症。此外，魔芋对淋巴结核、痈疗和毒蛇咬伤，无论内服、外敷，都有较好效果。纤维素能促进胃肠蠕动、润肠通便，防止便秘和减少肠对脂肪的吸收，有利于肠道病症的治疗。

　　（3）魔芋是低热食品，其葡萄甘露聚糖吸水膨胀，可增大至原体积的

第三章　蔬菜篇

73

30～100倍,因而食后有饱腹感,是理想的减肥食品。

(4)魔芋能延缓葡萄糖的吸收,有效地降低餐后血糖,从而减轻胰脏的负担,使糖尿病患者的糖代谢处于良性循环,不会像某些降糖药物那样使血糖骤然下降而出现低血糖现象,因而魔芋精粉及其制品都是糖尿病患者降糖的理想食品。

(5)魔芋为理想的保健佳品。据报道,有关专家利用食用魔芋,对成都地区两所老年大学183名高脂血症患者进行试用治疗,发现服食者的血清甘油三酯、血清总胆固醇、低密度脂蛋白胆固醇均明显下降。

(1)魔芋忌生食。"魔芋有小毒",就魔芋全株而言,以根头毒性最大,须经化学方法加工或用石灰水漂煮后,再烹调菜肴或制成食物,一般情况下,不宜多食,在食前必须经过去毒。

(2)魔芋去毒后可供烹饪做菜,也可晒干成魔芋片,或磨成魔芋干粉。市场上已有加工好的魔芋粉,购买时注意质量鉴定。若为药用,有学者提醒,切勿误服药渣,以免中毒。

(3)若因不慎或误食魔芋引起中毒,其症状为喉舌灼热、痒痛、肿大。此时须立即采取解毒法,饮服稀醋、浓茶、蛋清等解毒急救,或用食醋30～60克,加生姜汁少许,内服或含漱。

小偏方

(1)颈淋巴结核:魔芋30克,煮2小时以上,取汁饮,连服15日,每日1剂。

(2)跌打扭伤肿痛:鲜魔芋适量,韭菜、葱白、黄酒同捣烂,敷患处。

(3)脑瘤:魔芋30克,每日用水煎服,20日为1疗程。

马铃薯

马铃薯又叫土豆,被称为世界五大作物之一。马铃薯可以做成各种各样的食物,日常生活中有"地下苹果"之称。目前,欧洲、美洲的一些家庭都还将马铃

食物养生宜忌与祛病偏方

薯作为一种主食,马铃薯同时也是我国城镇居民的主要食品之一。

(1)马铃薯富含糖类,含有较多的蛋白质和少量脂肪,还含有粗纤维、钙、铁、磷、维生素 C、维生素 B_1、维生素 B_2 以及可转化为维生素 A 的胡萝卜素。

(2)中医认为马铃薯具有补气健脾、调中和胃、消炎通便、强身益肾等作用,能辅助治疗神疲乏力、筋骨损伤、心脏病、关节肿痛、胃及十二指肠溃疡、便秘、热性胃痛、腮腺炎、烫伤、湿疹、急慢性皮肤溃疡等。另外,马铃薯不仅能防止衰老,预防动脉硬化,还能有效地预防肿瘤的发生。

 小贴士

马铃薯所含的热量低于谷类粮食,食用马铃薯不必担心脂肪过剩,因为它含有的脂肪极低,这是所有充饥食物都望尘莫及的。每天多吃马铃薯可以减少脂肪的摄入,使多余脂肪渐渐代谢掉,能够消除"心腹之患",还不必担心肚皮产生难熬的饥饿感。因为马铃薯在补足人体需要的几乎全部营养素的同时,丰富的纤维素可以使胃有饱腹感。由此可见,马铃薯确实是理想的减肥食品。

马铃薯含有一种少量的龙葵素,而适量的龙葵素有缓解痉挛的作用,能减少胃液分泌,对胃疼有效,但大量的龙葵素会对人体有害,可引起恶心、呕吐、头晕、腹泻等中毒现象,严重的还会造成死亡。马铃薯经阳光暴晒后龙葵素的含量会增加。一般在马铃薯发芽,皮色变绿、变紫的情况下,龙葵素增多,不能食用。

 小偏方

(1)腮腺炎:马铃薯1个,以醋磨汁,搽患处,干了再搽,不间断。

(2)烫伤:马铃薯,磨汁涂伤处。

(3)便秘、胃及十二指肠溃疡、慢性胆囊炎：马铃薯洗净捣取汁，每天早晚空腹各服半玻璃杯，连服 10 日。

(4)头癣：马铃薯切片搽患处，连搽 4～5 日。

(5)脓痂性湿疹：马铃薯削皮，捣烂敷患处，每日 3 次换药。

(6)胃及十二指肠溃疡：未发芽的新鲜马铃薯，洗净切碎后，加开水捣烂，用纱布包绞汁，每天早晨空腹服下 50 匙，酌加蜂蜜同服，连续 15～20 日。服药期间忌食刺激性食物，辅助治疗胃及十二指肠溃疡疼痛，疼痛治愈后还须继续服用 1 个月。

(7)皮肤湿疹：马铃薯洗净，切碎捣烂，敷患处，用纱布包扎，每昼夜换药 4～6 次，3 日后可见效。

佛手瓜

佛手瓜又名隼人瓜、安南瓜、寿瓜等，属葫芦科特有蔬菜品种。佛手瓜起源于墨西哥、中美洲及西印度群岛。18 世纪传入美国，再传到欧洲，随后传到非洲，又传到东南亚各国。大约在 19 世纪初传入我国。佛手瓜清脆多汁、味美可口，营养价值较高，既可做菜，又可当水果生吃。加上瓜形如两掌合十，有佛教祝福之意，深受人们喜爱。

(1)佛手瓜是一味良药。现代医学研究表明，佛手瓜的花粉中含有一种芸香糖苷，对肝、胃疾病有一定的治疗作用，其种子有清热、解毒、抗炎的作用。

(2)佛手瓜的花也有一定的医药价值。佛手瓜营养丰富，常食可增强人体抵抗力。经常吃佛手瓜，还可利尿排钠，有扩张血管、降压之功能。

(3)据医学研究报道，锌对儿童智力发育影响较大，缺锌儿童智力低下，儿童常食含锌较多的佛手瓜，可以提高智力。

(4)佛手瓜对男女因营养不良引起的不育症，尤其对男士性功能衰退有益。

(1)选购时若瓜皮上留有少量已发硬的刺，佛手处已有种子突出表面，表示

食物养生宜忌与祛病偏方

老熟,食用时须去皮。表面光滑、茸毛软的为嫩瓜,可带皮切片。

(2)阴虚有火者慎服。

(1)咳嗽:①佛手 15 克,加生姜 6 克,水煎去渣,加白砂糖温服。②佛手、半夏各 6 克,将佛手切碎,半夏(制)微杵后,放入保温杯中,再加白砂糖少许,用沸水冲泡,盖焖 15 分钟后,代茶饮,1 日内饮完。

(2)胃痛:佛手瓜切片用白酒浸泡,适量饮服,能辅助治疗脾胃虚寒、胃脘疼痛等。

百　　合

百合是常用的保健食品和中药,因其鳞茎瓣片紧抱,"数十片相摞",状如白莲药,故名"百合"。人们常将百合看做团结友好、和睦合作的象征。民间每逢喜庆节日,有互赠百合的习俗,或将百合做成糕点之类食品款待客人。百合为药食兼优的滋补佳品,四季皆可,但更宜于秋季食用。百合分为细叶百合和麝香百合。

宜

(1)百合有良好的营养滋补之功,特别是对病后体弱、神经衰弱等症大有裨益。

(2)秋天因燥咳的人食用百合有助于改善病情,因百合富含水分,有解渴润燥的功能。

(3)百合还可显著抑制黄曲霉素的致突变作用,临床上常用于白血病、肺癌、鼻咽癌等疾病的辅助治疗,能抑制肿瘤细胞的生长,缓解放疗反应。

(4)中医认为常食百合有润肺、清心、调中之效,可止咳、止血、开胃、安神,有助于增强体质。临床观察发现,百合有治疗郁热型胃痛的功效。《本草纲目》记载:百合"治百合病"(古时候将神经类病叫做百合病),温肺止咳。甜百合味甘性平,能补中益气、平性降气,多液以助其汁,调气以助其化,总之以扶正为主。

(1)百合性偏凉,虚寒出血、脾虚便溏者不宜食用。

(2)百合不可过多食用。

(3)百合虽对肺有补益,但多食则伤肺气,尤其是脾虚中寒者要慎用百合。

(4)寒凉咳嗽忌吃百合。很多人都知道百合能治咳嗽,却不知秋燥引起的咳嗽有凉与温之别。如果是温燥引发的咳嗽,症状为干咳无痰、咽喉发痒、口鼻干燥,此时服用具有化痰止咳作用的百合便可见效。但若是凉燥导致的咳嗽,症状为咳嗽频频、痰液清稀、后背发冷,此时就不能服用百合类清凉的药物,而是应服杏仁、甘草、生姜、大枣等具有温肺润燥、祛痰止咳的中药。

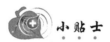

百合有洁白与灰白之分,其作用相同。但洁白者质量尤佳,味甘,性平和。而灰白者质量不及洁白者,其味苦,性微寒。日常生活中百合多与薏米、淮山、芡实等配合煮汤加糖作为消暑饮料。

(1)慢性支气管炎:①鲜百合2个,取汁用温开水冲服,早晚各1次,能辅助治疗伴有肺气肿的慢性支气管炎。②百合50克,瘦猪肉(亦可用鸡肉、羊肉)500克,共炖熟佐餐食用。适于身体虚弱者及慢性支气管炎、浮肿患者作调补之用。

(2)咳嗽:百合25克,冬花15克,水煎服,能辅助治疗肺热咳嗽、咽干口渴。

(3)神经衰弱:百合50克,蜂蜜50克,拌匀蒸熟,于睡前食用。适用于神经衰弱、睡眠欠佳、久咳、口干等症。

(4)肝炎、胃病、贫血:鲜百合洗净,蒸熟食用,可连续服用。

(5)肺结核:百合50克,白糖适量,煮汤食用。适用于肺结核和热性病后期患者以及失眠、心悸等症。

（6）失眠：百合 15 克，酸枣仁 30 克，远志 10 克，水煎服。对神经衰弱、心烦失眠有辅助治疗作用。

（7）耳聋耳痛：干百合为末，温水服 6 克，每日 2 次。

（8）哮喘：百合不拘多少，水煮，吃百合，连吃 3 个月。

豆　薯

豆薯又称地瓜、凉薯等，原产热带，由菲律宾传入我国。其呈扁纺形或长纺锤行，表面有纵沟，淡黄色或白色，皮薄光滑，可以撕开，肉质鲜嫩、多汁、甘甜、洁白。豆薯的肉质块根富含淀粉、糖分和蛋白质，脆嫩多汁，皮薄而坚韧，容易剥除，可供生食、炒食或做饲料。

（1）豆薯是一种碱性食品，脂肪含量较低，还含有蛋白质、糖类、纤维素、钙、钠、磷、铁、胡萝卜素、人体必需氨基酸、亚麻油酸、维生素 B_1、维生素 B_2、维生素 C 等多种营养素。其纤维素除可以促进肠蠕动、减少毒素对肠道的刺激外，还可减轻人体内累积过多的肉类、蛋类以及疲劳所引起的酸化现象。

（2）豆薯含有大量胶原及黏多糖类物质，为一种多糖蛋白质的混合物，能够保持动脉血管的弹性，可减少胆固醇的沉积，预防动脉血管粥样硬化。豆薯含有丰富的微量元素硒，更被视为能提升人体免疫力的要诀。豆薯可以说是排毒、防癌、预防心血管病变不可或缺的保健食品。

豆薯忌过食或生食。因为豆薯含有一种"气化酶"的物质，会在肠道内产生二氧化碳气体。而生豆薯中淀粉的细胞壁没有经高温破坏，难以消化，食后容易产生腹胀、打嗝、胃灼热等不适感。在制作豆薯时不妨适当延长蒸煮豆薯的时间，或与米、面搭配食用，让"气化酶"被完全破坏，食后就不会出现不适感，又能发挥蛋白质的互补作用。

小偏方

(1)慢性酒精中毒:豆薯拌白糖食。

(2)高血压病:豆薯去皮捣烂绞汁,凉开水和服,每次服 100～200 毫升,每日 2 次。

(3)感冒发热、头痛、烦渴:豆薯水煎服,每日 10～15 克(鲜品 60～120 克)。

(4)流行性感冒:鲜豆薯 100 克,葛根(干品)50 克,将豆薯洗净切片和葛根一起,加水适量水煎,去渣。每日 1 次,1 次服完。

荠　菜

荠菜又名护生草、菱角菜,以嫩叶供食。原产我国,目前遍布世界,早在公元前 300 年我国就有关于野生荠菜食用的记载。荠菜可炒食、凉拌、做菜馅、菜羹,食用方法多样,风味特殊。南宋大诗人陆游特别爱吃荠菜,曾写诗赞道:"采烹墙阴荠,美若乳下豚。"古有谚语云:"三月三(农历),荠菜当灵丹。"可见荠菜身价之高。

 宜

(1)荠菜的营养价值很高,荠菜中含有丰富的蛋白质、脂肪、糖类、钙、磷、铁、核黄素、维生素等。

(2)荠菜的药用价值也很高,可全株入药,具有明目、清热、利尿、治痢等药效。其花与籽可以止血,治疗血尿、肾炎、高血压病、咯血、痢疾、麻疹、眼底出血、肾结核、吐血、便血、子宫出血、乳糜尿、淋病、目赤肿痛、视物昏花、水肿、头昏等症。

 忌

(1)有的人食用荠菜有一定的过敏反应,所以过敏体质者不宜过多食用,尤其是平常服止痛药、磺胺药者,更应慎食。

(2)不要把荠菜和豆腐放在一起做菜。荠菜和豆腐都含有丰富的维生素和蛋白质，是深受人们欢迎的两种蔬菜，但由于荠菜含有草酸，故不宜和豆腐放在一起做菜。如果确实需要食用，专家建议，在食用荠菜前最好用热水焯一下，以去除野菜中过多的草酸。

小偏方

（1）痢疾：荠菜 100 克，水煎服。

（2）阳证水肿：荠菜根 30 克，车钱草 30 克，水煎服。

（3）内伤吐血：荠菜 50 克，蜜枣 25 克，水煎服。

（4）崩漏及月经过多：荠菜 50 克，水煎服。

（5）预防麻疹：荠菜 1000 克，加水 1000 毫升，煎成 500 毫升。每周1次，每次服 100 毫升。

（6）高血压病、眼底出血：荠菜花 15 克，墨旱莲 12 克，水煎服。

（7）吐血、咯血、鼻出血、齿龈出血：荠菜花、侧柏叶、藕节各 12 克，水煎服。

（8）肾结核、血尿、泌尿系统结石、乳糜尿症：荠菜花 30 克，车前子 20 克，水煎服。

第三章 蔬菜篇

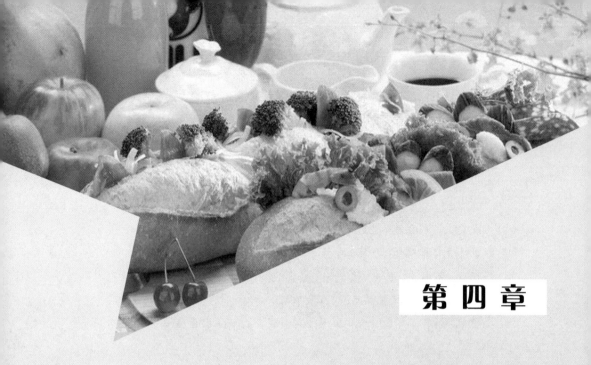

第四章

果实篇

　　果实类产品主要以水果为主。我国大约有一万余个水果品种，可称世界之最。水果可以说老少皆宜，吃在口中是令人回味无穷的人间美食，不同的水果具有不同的滋味，又含有丰富的维生素、微量元素及多种营养物质，同时可以调剂不同口味，还可以在治疗疾病中充当不同角色。老年人常吃水果，有滋补强身、延年益寿的功效。水果以柑橘类的营养价值较高。此外，水果还含有各种有机酸、芳香物质、色素等成分，这些物质虽非营养素，但对增进食欲、帮助消化、丰富膳食具有重要意义。

苹　果

苹果是老幼皆宜的水果之一。西方有句谚语："一天一苹果，医生远离我。"也从一个侧面反映出苹果的营养价值和医疗价值，所以，苹果被越来越多的人称为"大夫第一药"。

（1）苹果味甘、酸，性平，有健脾益胃、止渴生津之功效，可调治中气不足、口干咽燥、咳嗽、盗汗、腹泻等症。

（2）苹果含有充足的纤维素，可用以补充肠道容量，降低致癌物质浓度，促进其排泄。另外，苹果含有大量果胶。医学报道，接受放射性气体的动物在食用果胶之后，果胶与气体中的放射性元素结合，促使结合物无害地由体内排出，对其他致癌物可能有同样的作用。

（3）苹果是高血压病和肾炎水肿患者的"健康之友"。锌是与记忆力息息相关的必不可少的元素，而苹果含锌最多，对增强记忆力有特殊作用，故苹果有"记忆果"之称。同时，锌元素又是性成熟的重要因素，因此吃苹果对维持中老年性功能有益。

（4）妊娠反应期多吃苹果可补充维生素等营养物质，调节水盐及电解质平衡，防止因频繁呕吐导致的酸中毒症状出现。

（5）苹果所含的有机酸具有促进消化和调理胃肠的功用，对下痢和便秘亦有疗效。它所含的果胶能防止胆固醇增高，减少血糖含量，对治疗糖尿病有益。近年来还发现，吃苹果能增加血色素，对贫血患者有一定的疗效。

（6）苹果中富含多糖果酸及类黄酮、钾及维生素 E、维生素 C 等营养成分，可使积于体内的脂肪分解，避免身体过于发胖。

（7）苹果能提高肝脏的解毒能力，降低血胆固醇和血脂含量，减缓老人动脉硬化过程，有效地预防冠心病。有些人由于平时摄入的钠过量而导致高血压病的发生，而苹果由于富含钾、纤维素和果酸，有利于体内钠排泄，也就能有效地防治高血压病。

苹果＋茶叶＋洋葱　苹果、茶叶、洋葱配食具有保护心脏的功效,吃后可减少心脏病的发病率,因为这些食物中含有大量的黄酮类天然化学抗氧化剂。饮食中的黄酮类食物主要来源于苹果、洋葱和茶叶。

(1)忌用菜刀削苹果。因菜刀常接触肉、鱼、蔬菜,会把寄生虫或寄生虫卵带到苹果上,使人感染寄生虫病。尤其是菜刀上的锈和苹果所含的鞣酸会起化学反应,使苹果的色、香、味变差。

(2)忌饭后立即吃苹果。饭后立即吃苹果,不但不会助消化,反而会造成胀气和便秘。因此,苹果宜在饭后2小时或饭前1小时吃。

(3)苹果性味甘、凉,脾胃虚寒者不宜多食。

(4)吃苹果忌不漱口。有些苹果含有多种发酵糖类物质,对牙齿有较强的腐蚀性,食用后若不漱口,口腔中的苹果残渣易造成龋齿。

(5)一次忌食过多苹果。过量食用苹果,会使人体缺铜,从而导致血液中胆固醇增高,引起冠心病,因此不宜在短时间内进食过多苹果。

(6)吃苹果忌不卫生食用。食用开始腐烂的苹果,以及无防尘、防蝇设备又无彻底清洗、消毒的果品,如草莓、桑葚、切片的西瓜等,容易发生痢疾、伤寒、急性胃肠炎等消化道传染病。

(7)苹果忌用酒精消毒。酒精虽能杀死苹果表面细菌,但会引起苹果色、香、味的改变,酒精和苹果中的酸作用会降低苹果的营养价值。

(8)吃苹果忌不削皮。据研究果皮中维生素含量比果肉高,因而食用苹果时要连皮一起吃,殊不知,苹果发生病虫害时,往往用农药喷杀,农药会渗透并残留在果皮蜡质中,因而果皮中的农药残留量比果肉中高得多。

小偏方

(1)慢性腹泻:苹果干粉20克,空腹时温开水调服,每日3次。

食物养生宜忌与祛病偏方

（2）小儿消化不良：苹果半个至1个，捣为软泥，酌情喂之。

（3）小儿腹泻：食用饴糖、蜂蜜煮苹果。

（4）感冒：每次取苹果2个切片，加红糖20克，煎汤趁热服，汗出则愈。

（5）便秘：苹果2个生食，每日吃2次。

（6）抑郁症：把两个成熟的苹果放在玻璃瓶中密闭备用，每次在瓶口嗅苹果气15分钟，每日3～5次。

（7）慢性胃炎：饭后食苹果1个，每日2次。

（8）呕吐：苹果皮30～60克，水煎服。

（9）心脾气虚：苹果250克，去皮、核后，把苹果切碎，加红枣15枚，糯米100克，共煮后加红糖20克，每日分2次温服。可健脾开胃，养心健脑，适用于心脾气虚所致的心悸不宁、病后虚弱、不思饮食等。

梨

梨又叫快果，一向被认为是"百果之宗"。其中常见的有京白梨、大鸭梨、雪花梨、苹果梨等。目前在全国各地都有栽种，品种繁多，共同的特点是汁鲜味美、皮薄肉细、香脆适口、肉酥质丰、风味独特。梨既可生食，也可熟食，捣烂饮汁或切片煮粥、煎汤服均可，还可以制成罐头、果酒等各类加工品。

（1）梨的营养十分丰富。据测定，梨含有大量的水分，丰富的果糖、葡萄糖、蔗糖，还含有丰富的钙、磷、铁、维生素 C 等。此外，梨还含有一定量的蛋白质、脂肪、胡萝卜素、维生素 B_1、维生素 B_2 及苹果酸等。

（2）梨是一味良药，《本草纲目》说梨能"润肺凉心、消痰降火、解疮毒酒毒"。民间也常用梨治疗支气管炎、百日咳、肺结核等病引起的咳嗽。梨性味甘寒，有润肺止咳的作用，故最适合于肺燥及阴虚所致的干咳无痰或痰少不易咳出的患者食用。而且，对热病烦渴、咳嗽、声嘶失音、便秘有调治效果。肝阳上亢或肝火上炎型高血压患者，经常食之，可滋阴清热，使血压下降、头昏目眩减轻、耳鸣心悸好转。

（1）梨的性味寒凉,不适合于脾胃虚寒的人食用,如果食用过多,不但对身体无益,还会使病情加重。

（2）梨对于患有便溏泄泻、脘腹冷痛之人更不宜食用。

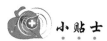 小贴士

梨不可与开水同用,因为梨性甘寒冷利,吃梨喝开水,必致腹泻,这是因为一冷一热刺激肠道的缘故。《本草纲目》有"梨甘寒,多食成冷痢"的记载,所以生活中吃梨还是要尽量避免同时喝开水。

 小偏方

（1）咳嗽气短:大梨、白藕、白萝卜籽各250克,共熬膏,入蜜500克,胡桃仁100克调匀,临卧时,吃1～2茶匙。

（2）糖尿病:用梨汁以蜜汤熬成,用热水调服,日服3次。

（3）急性气管炎:雪梨1个,切碎,麻黄5克,冰糖30克,共炖,吃梨喝汤。

（4）慢性咽炎:雪梨1个,冰糖20克,冰糖炖梨,可润肺、疗哮喘、润咽喉。

（5）肺热久咳:"梨膏糖"就是用梨加蜂蜜熬制成的,对患有肺热久咳症的患者有明显的疗效。

（6）百日咳:取大梨1个,挖洞取核,加入蜂蜜50克,放入碗内蒸熟食用。

（7）哮喘:治疗咳嗽兼有哮喘时,可将1个大梨挖洞取核,加入麻黄3克,放入碗中蒸熟后除去麻黄,吃梨饮汁,分2次服完。梨皮的润肺止咳作用最好。

西 瓜

明代李时珍在《本草纲目》中指出西瓜又名寒瓜。西瓜为清热、止渴、解暑的良品,中医誉西瓜为"天然白虎汤"。西瓜原产于非洲,埃及栽培西瓜已有五

六千年的历史。汉朝时期西瓜从西域东传入中国,因为来自西方,所以中国人给它取名"西瓜",并在元明时期成为盛行中国的夏令水果。由于西瓜味甜多汁、凉爽可口,成为备受人们青睐的消暑佳品,古人甚至以"香浮笑话牙生水,凉入衣襟骨有风"来赞美它。中国民间有"夏吃三块西瓜,药物不要抓"的说法,说明西瓜有防病和治病功能。

(1)西瓜味甘、性寒,能清热解毒、除烦止渴,对中暑烦渴、热病津伤、咽喉肿痛、口疮、小便不利、高血压病、黄疸、酒精中毒等均有治疗作用。

(2)近代医学研究证明,西瓜汁具有降低血压的作用。

(3)西瓜皮(又叫西瓜翠衣)味甘、性凉,有促进人体新陈代谢、减少胆固醇沉积、软化及扩张血管的功能。

(1)西瓜不能一次吃得过多。西瓜是生冷之物,一次吃多了易伤脾胃。脾胃虚寒、消化不良、大便溏泄者尤应少吃,否则会导致腹胀腹泻、食欲下降、积寒助湿。西瓜所含的大量水分还会冲淡胃液,引起消化不良和胃肠道抵抗力下降。

(2)不能吃过凉的西瓜。吃冷藏时间较长的西瓜更容易伤脾胃。因为突然遇到过凉的食物,胃平滑肌和黏膜的血管会出现收缩,甚至痉挛,引起胃痛或加重胃病。另外,还可能引起咽喉炎或加重咽部炎症。

(3)不能吃打开时间过久的西瓜。夏季气温高,适宜细菌繁殖,如果吃打开时间过久、已被病菌污染的西瓜,就会导致胃肠道传染病。

 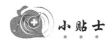 小贴士

　　感冒初期不能吃西瓜。中医认为,无论是风寒感冒还是风热感冒,在感冒初期吃西瓜,相当于服用清内热的药物,这样会引邪入内,使感冒加重或延长病程。但是当感冒加重,出现高热、口渴、咽痛、尿黄赤等内热症,在正常用药的同时,适当吃些西瓜有助于患者痊愈。

(1)高血压病：用西瓜皮(西瓜翠衣)及草决明各8克,水煎当茶饮。

(2)闪挫腰痛：西瓜皮切片,阴干研为细末,以盐、酒调,空腹服。

(3)急、慢性肾炎：捣西瓜汁饮之,每次服250毫升,或西瓜皮500克水煎服。

(4)糖尿病：西瓜皮、冬瓜皮各50克,天花粉10克,水煎服。

(5)口唇生疮：把西瓜皮烘干,研末外用。

(6)水肿：鲜西瓜汁600毫升,或用鲜西瓜皮200克,加水煎服,用于中暑、烦闷口渴。当茶饮,对膀胱炎、肝腹水及胃炎患者也有效。

(7)咽痛：西瓜皮50克,加水3碗,煎成一半,分3次服完。连服3日,对咽喉干燥或唇裂、口舌生疮、咽痛者有效。

(8)吐血、便血：西瓜籽50克,加水煎后去渣加冰糖服用,每日2次。

甜　瓜

甜瓜又名金瓜、香瓜、甘瓜、果瓜,味极甜,品种繁多(如山东益州银瓜、新疆哈密瓜、甘肃甜瓜)。甜瓜入药部分主要为瓜蒂,中药名"苦丁香",一般认为以青皮瓜之蒂入药为佳。民间传说北宋时期,江西九江有一章姓瓜农,在野外看瓜,因天气太热而中暑,脓血痢疾多日,疼痛难忍,多方医治无效。回到瓜棚,因饥饿吃下一枚甜瓜,不久,腹痛减轻,复吃几枚,痢疾停止,腹痛消失。自此甜瓜的食疗药效得到人们的广泛关注。

(1)甜瓜蒂能明显增加实验性肝糖原蓄积,减轻慢性肝损伤,从而阻止肝细胞脂肪变性及抑制纤维增生。

(2)甜瓜蒂含有苦毒素、葫芦素等结晶性苦味物质,能刺激胃黏膜,内服适量,可致呕吐,但不为身体吸收,而无虚脱及中毒等弊端。

(3)甜瓜籽有驱杀蛔虫、丝虫等作用,可广泛用于治疗虫积病症。

(4)熟甜瓜含有蛋白质、脂肪、糖类、无机盐等,可补充人体所需要的能量及营养素,帮助机体恢复健康。

(1)甜瓜甘寒,有吐血、咯血病以及胃溃疡患者及心脏病患者均应慎用。

(2)女性若见晕眩、月经及白带量多者不宜食用。

(3)体质虚寒者及哮喘病患者亦不宜多吃。体质虚寒的人,若吃甜瓜,则是寒上加寒,可能令症状加剧,故此,应少吃为妙。

(4)甜瓜瓜蒂味苦,为催吐药,可催吐胸膈痰涎宿食及有毒食物,故内服适量能起急救食物中毒之功效。

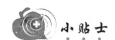

据现代医学研究表明,瓜蒂之催吐作用,主要是因甜瓜苦毒素刺激胃黏膜所致。故内服适量,可致呕吐,但并不为身体吸收,故无虚脱及中毒弊病,但狗和兔等动物试验则表明,甜瓜苦毒素可引起动物中毒死亡,所以临床用瓜蒂催吐时须做到心中有数。

(1)骨折:甜瓜籽 50 克,螃蟹 1 个,共研为末,每次服 10 克,黄酒、温水各半冲服,日服 2 次。

(2)腰腿疼痛:甜瓜籽 50 克,浸酒 10 日,研为末。每次服 10 克,每日 3 次。

(3)高血压病:甜瓜藤、黄瓜藤、西瓜藤各 15 克(干品),水煎服,每日 1 剂,连服 30 日。

(4)黄疸:甜瓜蒂研末吹鼻,可促使鼻黏膜分泌黄水而起保肝退黄之效。

(5)肺痈、肠痈:新鲜甜瓜籽 20 克,冰糖 20 克,先将甜瓜籽捣烂,加水 200 毫升,大火煮沸,加入冰糖,改小火续煎 10 分钟,待温饮用,每日 2 次。本食品具有清热排脓、杀虫的功效。

(6)催吐:甜瓜蒂干品 0.6 克,干绿豆 3 克,将两味共同研为细末,用温开水送服,必要时可连续用数次,直至呕吐。本方功能催吐,适宜于风热痰涎宿食停滞于胃之病症以及急救时用做催吐秽物。

桃

桃原产于我国,栽培起源很早,我国古籍《诗经》《尔雅》等书中已有桃的记载,所以至少有 3000 年栽培史。著名品种有河北深州水蜜桃、山东肥城桃、上海水蜜桃及日本、美国品种大久保、白凤等。桃为著名水果,可生食或制罐头、桃脯。民间有"王母甘桃,食之解劳"的谚语。

(1)桃味甘、性酸,果味甘美,色佳汁多,含有丰富的营养。据测定,桃肉中含有丰富的糖类,而且都是易于人体消化吸收的蔗糖、葡萄糖、果糖等,含蛋白质、脂肪,还含有多种维生素和果酸,以及钙、磷、铁等矿物质,尤其是铁含量较多。

(2)桃有补气生津、利水解毒之功,还能活血消积,对年老体虚、津伤肠燥、便秘有治疗作用,瘀血肿块、肝脾肿大者可经常食用。

(3)桃仁有祛瘀血、润燥滑肠、镇咳之功,能辅助治疗瘀血、闭经腹痛、高血压病和便秘等症。

桃虽然好吃,但是鲜桃却不可多吃。因为桃味辛、酸、甘,性温,多吃会令人生热上火,尤其是未成熟的桃,更不能多吃,否则会腹中膨胀、生疖痈,有害无益。但是若将鲜桃加工成果脯,适量常食,不仅无害,反而可以补身体、益五脏。

小偏方

(1)虚汗、盗汗:桃干 20 个,煎取汁,每晚 1 剂,连服 3 剂。

(2)食欲不振、口干津少:鲜桃常食有效。

(3)神经性头痛:桃花十余朵,水煨服。

(4)淋巴结炎:桃叶1把捣烂,炒后拌黄酒敷患处,涂数次可愈。

(5)女性闭经:桃叶15克,研碎,水煎服。

猕 猴 桃

猕猴桃被称为"世界水果之王",有极高的营养价值,尤其是对中老年人有极为重要的保健功效。猕猴桃是老人、体弱多病者的良好滋补果品,其果汁是运动员选用的优良饮料,因为它具有非常高的营养和医疗价值,所以又有"水果金矿"之美称。

(1)猕猴桃味酸、甘,性寒,无毒,有清热、利尿、散瘀、活血、催乳、消炎等功能。

(2)猕猴桃富含维生素 C,是目前所有水果中维生素 C 含量最高的,可达 94%。

(3)近年来,药学专家将猕猴桃根制成抗癌新药,用于治疗多种癌症,以胃肠道及子宫颈癌为主。同时药理研究表明,猕猴桃鲜果及其果汁制品不但能补充人体营养,而且可防止致癌物质亚硝胺在人体内生成。

(4)猕猴桃可降低血胆固醇及甘油三酯水平,对高血压病、心血管疾病有明显的疗效。

(5)猕猴桃对治疗坏血病、过敏性紫癜、感冒及脾脏肿大、骨节风痛、热毒、咽喉痛等有很好的作用。

(6)猕猴桃含有微量脂肪、较高的膳食纤维和多种维生素,属营养和膳食纤维丰富的低脂肪食品,对便秘、减肥和美容有一定功效。

(1)猕猴桃性寒凉,脾胃功能较弱的人不宜食用过多,过量食用会导致腹痛腹泻,所以每次应少食。

(2)猕猴桃中维生素 C 含量较高,易与乳制品中的蛋白质凝结成块,不但影响消化吸收,还会使人出现腹胀、腹痛、腹泻。故食用猕猴桃后不要马上喝牛奶或吃乳制品。

(1)消化不良:猕猴桃干果 150 克,水煎服,每日 2 次。

(2)口干:鲜猕猴桃 2 个,洗净,生食,每日 2 次。

(3)食管癌、胃癌、肝癌、肠癌:猕猴桃根 30 克,半边莲 30 克,半枝莲 30 克,生苡仁 30 克,生姜 4 克,煎汤代茶常饮。

(4)乳腺癌:猕猴桃根 100 克,用 500 毫升水小火煎 2 小时以上,1 日分多次服下。10～15 日为 1 个疗程,此方需要在医生指导下使用。

芒　果

芒果又名"望果",即取意"希望之果"。果实椭圆滑润,果皮呈柠檬黄色,味道甘醇,形色美艳,给人一种温馨亲切之感,充满诗情画意。随着饮食形式的多样化,越来越多的芒果被酿成果汁直接饮用。

(1)芒果未成熟的果实、树皮及茎能抑制化脓球菌、大肠杆菌等,芒果叶的提取物也同样有抑制化脓球菌、大肠杆菌的作用,能辅助治疗人体皮肤、消化道感染疾病。

(2)芒果果实含芒果酮酸、异芒果醇酸等三醋酸和多酚类化合物,具有抗癌的药理作用。芒果汁还能增加胃肠蠕动,使粪便在结肠内停留时间缩短,因此食芒果对防治结肠癌大有裨益。

(3)芒果中所含的芒果苷有祛痰止咳的功效,对咳嗽、痰多、气喘等症有辅助治疗作用。

(4)芒果含维生素 C 的量高于一般水果,芒果叶中也有很高的维生素 C 含量,且具有加热加工处理后其含量也不会消失的特点。常食芒果可以补充体内维生素 C 的消耗,降低胆固醇、甘油三酯,有利于防治心血管疾病。

(5)芒果中的糖类及维生素含量非常丰富,尤其维生素 A 原含量占水果之首位,具有明目的作用。

(1)芒果是少数富含蛋白质的水果,多吃易饱。

(2)过敏体质者要慎吃芒果,吃完后要及时清洗掉残留在口唇周围皮肤上的芒果汁肉,以免发生过敏反应。最好将芒果果肉切成小块,直接送入口中。吃完芒果后,及时漱口、洗嘴,以避免果汁残留。

(3)不宜大量进食芒果,否则皮肤会发黄,并对肾脏造成损害。

(4)食用芒果时应避免同时食用大蒜等辛辣食物,避免皮肤发黄。

(5)芒果带湿毒,若自身患有皮肤病或肿瘤的人,应谨记避免进食。

小偏方

(1)慢性咽炎:鲜芒果 1 个生食,或芒果 2 个切片水煎服,每日 2 次。

(2)烦热口渴:鲜芒果 1～2 个生食;或芒果片 30 克,芦根 30 克,天花粉 30 克,知母 15 克,水煎服,每日 2 次。

(3)疝气痛:芒果核 50 克,柴胡 9 克,川楝子 6 克,白芍 20 克,枳实 10 克,荔枝核 20 克,水煎服,每日 2 剂。

(4)闭经:芒果 1 个生食;或芒果片 15 克,桃仁 6 克,红花 6 克,当归 9 克,赤芍 9 克,熟地 20 克,水煎服,每日 1 剂。

(5)湿疹瘙痒:鲜芒果叶水煎洗患处。

(6)睾丸肿大:芒果核、黄皮核适量,水煎服。

(7)消化不良:芒果生食,止渴生津,开胃消食。

(8)晕船呕吐:芒果生食或水煎饮,治慢性咽炎、声嘶、晕船呕吐。

(9)多发性疣:芒果生食,并取果皮擦患处。

香　蕉

香蕉被尊称为"智慧之果"。它原产于印度,香味清幽,甜蜜爽口,是人们喜爱的佳果。有种说法,佛教始祖释迦牟尼由于吃下香蕉后获得了智慧,因此把它称为"智慧之果"。另一说法是印度学者在香蕉树下讨论各种哲学问题,而且也将香蕉作为他们唯一的食物,所以人们就尊称香蕉为"智慧之果",说香蕉是智慧的源泉。香蕉除了当水果吃外,还有多种多样的吃法,如切片油炸当菜,做点心酥皮饼馅,也可以做羹烧粥,腌、煮、煎、熏当做主食,还可当做酿制啤酒和烧酒的原料。

（1）香蕉味甘、性寒,有清热润肠、解毒、通利血脉之功。常吃香蕉能辅助治疗便秘、痔疮出血,对高血压病、动脉硬化有益。

（2）香蕉有很高的医疗价值,在古代老百姓就用香蕉来辅助治疗黄疸病、头痛。

（3）香蕉对治疗脂肪痢和中毒性消化道疾病尤其适合。

（4）临床发现,糖尿病患者摄入香蕉中的糖类后,可使尿糖相对降低。

（5）由于香蕉含矿物质较多,对水盐代谢症的恢复也很有帮助,常吃香蕉对治疗高血压病、动脉硬化、冠心病很有益。

（6）有资料报道,香蕉还能治愈腹泻以及某些肠胃病,并能辅助治疗一般消化性溃疡病。

（7）临床证明,香蕉还对预防脑中风有明显作用,常吃香蕉还可通肠清便,能辅助治疗中老年性便秘。由于便秘,在解大便时用力憋气是导致脑中风发生的一个诱因,所以常吃香蕉对预防脑中风有积极的意义。

（1）香蕉营养价值高,但是并非人人都适宜吃。香蕉含钾高,患有肾炎、肾功能不全者,均不适合多吃,建议这些患者如果每天吃香蕉的话,以半根为限。

（2）香蕉糖分高,一根香蕉约含 504 焦耳（120 卡）热量（相当于半碗白饭）,糖尿病患者也必须多注意。

（3）鉴于香蕉性寒,凡脾胃虚寒、胃痛、腹泻者应少吃为宜,胃酸过多者忌食。

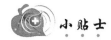 **小贴士**

香蕉忌空腹食用,这是因为香蕉中有较多的镁元素,镁是影响心脏功能的敏感元素,能对心血管产生抑制作用。空腹吃香蕉会使人体中的镁骤然升高而破坏人体血液中的镁钙平衡,抑制心血管,会出现明显的麻木、肌肉麻痹、嗜睡乏力的现象,不利于身体健康。在这种情况下如果是特殊职业的人譬如司机,就易发生交通事故。所以香蕉忌空腹食用,尤其从事危险性作业的人在工作前也应避免多吃香蕉。

小偏方

(1)痔及痔出血:香蕉2根,不去皮,炖熟,连皮食之。

(2)高血压病:每日吃香蕉5根,常食,或香蕉皮50克,水煎服。

(3)慢性咳嗽:香蕉1～2根,冰糖炖服,每日2次,连服数日。

(4)小儿腹泻:将香蕉放火炉上,利用火炉余热将香蕉烘热烘软,趁热让小儿吃下,每次吃1～2根,每日3次,连吃3日。

(5)手足皲裂:用香蕉皮内面,按皲裂处摩擦几次,此法可使手足皲裂治愈。

(6)哮喘:香蕉把子500克,洗净去皮切成小指般厚的丁,五花肉50克切成丁,白糖50克放在瓷火锅内加水没过,中火炖开,文火再炖30分钟(水少再续),即可服用。每日早晚空腹各服1次,1次量可服3日,渣亦吃勿剩。连服15日,哮喘可能不药而愈。

樱 桃

春末夏初,颜色红润的樱桃开始大量上市。樱桃不仅可以鲜食,还可以加工成各种各样的食品,如樱桃酒、樱桃酱、罐头、蜜饯等。用酸樱桃制作的樱桃汁,更是风味浓郁,不用添加任何色素,就自带一种酒红色。用樱桃做装点的食品更是不胜枚举,如蛋糕、冰淇淋、面包、馅饼等。

（1）樱桃性温、味甘，含有维生素 A、维生素 B_1、维生素 B_2、维生素 C 以及糖类、蛋白质、胡萝卜素、铁、钾、钙、磷、膳食纤维等。尤其是铁含量居水果之冠，可预防、改善缺铁性贫血，帮助身体排出毒素，对肾脏的排毒颇具功效。樱桃所含的红色素比维生素 E 更具抗氧化作用。

（2）樱桃自古就被叫做"美容果"，中医古籍里称它能"滋润皮肤"，"令人好颜色，美态"，常吃能够让皮肤更加光滑润泽。这主要是因为樱桃中的铁含量极其丰富的原因，而铁是合成人体血红蛋白的原料，尤其对于女性美容来说，有着极为重要的意义。

（3）中医认为樱桃具有重要的药用价值。它全身皆可入药，鲜果具有发汗、益气、祛风、透疹的功效，适用于四肢麻木和风湿性腰腿病的食疗。樱桃的果肉能促进血液循环，缓解痛风、关节炎引起的不适。体虚的人多吃樱桃能大补元气、预防感冒，痛风患者多吃樱桃可以降低尿酸。此外，樱桃能生津止渴、益脾实胃、调中益气，对脾胃虚弱导致的食少腹泻、肝肾不足而致的腰膝酸软、遗精和血虚心悸等一切虚证均有功效。

（1）樱桃虽好，但食用也有禁忌。需要注意的是，樱桃属火，身体阴虚火旺、鼻出血等症及热病患者、虚热咳嗽者要忌食或少食。

（2）樱桃除了含铁丰富以外，还含有一定量的氰苷，若食用过多会引起铁中毒或氰化物中毒。

（3）一旦吃多了樱桃发生不适，可用甘蔗汁清热解毒。

 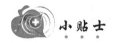

买樱桃时应选择连有果蒂、色泽光艳、表皮饱满的，如果当天吃不完，最好在 $-1℃$ 的冷藏条件下保存。

食物养生宜忌与祛病偏方

小偏方

(1)烧伤:樱桃压取汁涂患处,每日 3 次。

(2)美容:樱桃可用做食疗,先将冰糖适量溶化,加入银耳 50 克煮 10 分钟左右,然后加入樱桃 30 克,桂花适量煮沸后即可,该汤水有补气、养血、嫩白皮肤的功效。

(3)风湿腰痛:樱桃 1000 克,水煎后加白糖 500 克,装入容器内放置 7 天,每天取 3 小勺兑开水顿服,也可分早晚 2 次服用。

(4)气血虚弱、心悸气短:樱桃 100 克,水煎后加红糖 30 克,搅拌待糖溶化后温服,每日 1 次。

(5)阴道滴虫:樱桃叶 500 克,加水煎汤坐浴,每日 1 次,每次 20～30 分钟,连用数天。

(6)疝气:樱桃核 60 克(醋炒),研末,每次服 15 克,每天服用 1～2 次,用温开水送服。

(7)女性痛经:将樱桃枝烧灰为末,每次 5 克,黄酒送服,每日早晚各服 1 次。

(8)女性闭经:樱桃 60 克,加水煎汤服,每日 2 次。

杨　梅

杨梅是一种我国原产的亚热带水果,又名龙睛、朱红,因其形似水杨子,味道似梅子,而取名杨梅,素有"初疑一颗值千金"之美誉。在吴越一带,又有"杨梅赛荔枝"之说。杨梅果实除鲜食外,还可加工成酱、汁、酒、干(蜜饯)等。

(1)杨梅性温,味甘、酸。杨梅具有很好的药理作用,它能帮助消化、利尿益肾、祛暑解闷。杨梅还具有养胃健脾、排毒养颜之功效,并能理气活血抗衰老,提高机体免疫力。李时珍在《本草纲目》中记载杨梅"可止渴,和五脏,能涤肠胃,除烦愦恶气"。

（2）杨梅常用于积食不化或胃肠炎引起的吐泻或痢疾等症，十分有效。经加工而成的腌杨梅是夏季祛暑之良品。

（3）食用时蘸少许食盐会使味道更加鲜美可口。

小贴士

民间还习惯挑选上等的杨梅浸于白酒之中，这就是通常所称的"烧酒杨梅"。在赤日炎炎的盛夏，吃上几颗烧酒杨梅，能消暑开胃，令人神清气爽。

（1）食用杨梅后应及时漱口或刷牙，以免损坏牙齿。

（2）杨梅对胃黏膜有一定的刺激作用，故溃疡患者要慎食。

（3）杨梅性温热，牙痛、胃酸过多、上火的人不要多食。糖尿病患者忌食杨梅，以免使血糖过高。

（4）虽然杨梅可以开胃，但是患胃溃疡、胃酸过多、血热火旺的人不宜多吃。

（5）杨梅不宜与葱一起食用。

小偏方

（1）瘰疬：杨梅树皮 20 克，水煎服。

（2）痢疾：杨梅用陈酒（酒越陈越好）浸泡，每次食 2 枚，每日 3 次。

（3）预防中暑、治疗腹泻：鲜杨梅 500 克洗净，加白糖 50 克，共捣烂放入瓷罐中，自然发酵 1 周成酒。用纱布滤汁，即为杨梅甜酒。密闭保存，陈久为良。夏季佐餐随量饮用。

（4）腹泻：杨梅树皮 6 克，水煎服。

（5）急性胃肠炎：杨梅树皮研末，每次 3 克，开水冲服，治急性胃肠炎。若每次服 10 克，早晚各 1 次，用开水或烧酒送服，对腰骨挫伤疼痛有辅助治疗作用。

柠　檬

柠檬原产于东南亚,由阿拉伯人带往欧洲,古代希腊、罗马的文献中均有记载,15世纪时才在意大利热纳亚开始种植,1494年在亚速尔群岛出现。柠檬汁是调制鸡尾酒和制造饮料的重要原料,西方人吃鱼时常会滴入柠檬汁以去除腥味。

（1）柠檬属碱性食物,被认为是治疗疾病的良药,能止咳化痰、生津健脾。且对于人体的血液循环以及钙质的吸收有相当大的裨益,其丰富的维生素C,不但能够预防癌症、降低胆固醇、减轻食物中毒、消除疲劳、增强免疫力、延缓老化,并且对糖尿病、贫血、感冒、骨质疏松症等有好的食疗作用。

（2）柠檬性平味酸,含有蛋白质、柠檬酸和矿物质等。柠檬含有丰富的芦丁,可减少血中胆固醇的含量,预防动脉硬化。柠檬中的柠檬酸与钙离子结合会成一种可溶性的物质,可防止血小板的凝集,预防高血压病和心肌梗死。

（3）柠檬是女性的最佳食物之一,柠檬酸可防止和消除皮肤色素的沉着。柠檬能洁肤美容、祛斑,还能安胎,故又称"宜母子"。更有研究指出,柠檬有改善子宫前倾、子宫韧带松垂甚至闭经的功效。感冒初起时,用柠檬加蜜糖冲水饮,可以舒缓喉痛、减少喉咙的干燥不适。

柠檬皮含有丰富的钙质,所以为了达到理想的效果,最好还是连皮榨汁食用,这样更有营养。柠檬与醋同样具有减肥效果,柠檬醋能养颜美容,也可以说是一种健康食品,饭后喝一小杯,就能让自己元气大增、精神焕发,也更美丽窈窕。但是柠檬与醋的酸度都很高,空腹喝太多会伤胃,这一点也要引起注意。

小偏方

（1）食欲不振:柠檬,生食或绞汁服,每次20克。

(2)咳嗽气喘:柠檬叶 10 克,水煎服。

(3)胃痛:柠檬花 5 克,开水泡服。

(4)清热:在红茶内浸 3 片,则成"柠檬红茶",其色、香、味更佳,并具有开胃、清热和提神的功效。

(5)高血压病:鲜柠檬 1 个切开,荸荠 10 个,水煎服。平肝利水,适宜于高血压病、浮肿。

(6)解渴、安胎止呕:鲜柠檬 1 个,去皮绞汁,加入适量白糖,用凉开水调和。每天分 2～3 次饮服。

(7)鼻窦炎:每天往鼻子里滴几滴柠檬汁。

(8)冻疮:用柠檬摩擦手脚能辅助治疗冻疮。

(9)蚊虫叮咬、神经痛:柠檬还可治蚊虫叮咬,驱赶蝇虫。将柠檬敷在痛处并按摩可以减轻神经痛。

(10)手脚皲裂:用橄榄油和柠檬汁的混合液涂抹手脚能治皲裂。

山　楂

山楂是食物也是药,除了可以鲜食外,还可切片晒干、榨汁、造酒,或加工成糖葫芦、山楂糕等。山楂是中国的原产植物,已有三千多年的悠久历史,开花结果时景色美丽,是观花观果的良好树种。其药材有北山楂、南山楂之分,北山楂主产于山东、河南、河北,为植物山楂的果实;南山楂主产于浙江、江苏,为野山楂的果实,生长于山坡杂林中。

(1)山楂味酸、甘,性平、微温,果实含山楂酸、鞣质、皂苷、果糖、维生素 C、蛋白质、黄酮苷等。由于维生素 C 有抗癌作用,且山楂种仁中苦杏仁苷也有抗癌效果,故山楂在抗癌膳食中居重要地位。

(2)现代药理学研究表明,山楂还有加强和调节心肌、增加冠心血流量、防止电解质不均衡而引起心肌紊乱、降低血清胆固醇、降低血压、利尿、镇静等作用。

（3）焦山楂煎剂对痢疾杆菌有强烈的抗菌作用,可用于痢疾腹泻。

（4）山楂还可用于治疗疝气、腹痛、绦虫病等疾患。

（5）现代药理学认为,山楂能使胃中酶类的分泌增加,促进消化,其所含独特的解脂酶以消化肉食脂肪类食物见长,如伤食而引起腹痛泄泻,可将焦山楂研末,用开水冲服。

（6）山楂又能起收缩子宫的作用,对于产后瘀血阻滞而致腹痛者,可用生山楂 50 克,煎成浓汁,调入红糖空腹饮用。

（1）山楂虽为佳果良药,但也不可多食,这是因为山楂助消化只是促进消化液的分泌,并不是通过健脾胃的功能来消化食物的,而是通过"破气"以消除积滞之物,如果食之过多,就会伤人中气。因此,脾胃虚弱之人不宜食用山楂,健康人食之也应有所节制。

（2）孕妇吃些酸味食品,可以为自身和胎儿提供较多的维生素 C,既能改善女性怀孕后胃肠道不适的症状,减少恶心、呕吐,也能增进食欲,增加营养。但要注意的是,同样是酸性食物,山楂则不适宜于孕妇,因为现代临床医学证实,山楂对女性子宫有收缩作用,如果孕妇大量食用山楂,就会刺激子宫收缩,甚至导致流产。因此,孕妇忌大量食用山楂。

（3）山楂与猪肝不宜同食,这是因为山楂含维生素 C 丰富,猪肝含有较多的铜、铁、锌等金属微量元素。维生素 C 遇到金属离子,则加速氧化,会使维生素 C 和金属都遭到破坏,从而降低营养价值,故猪肝与山楂不能合用,吃完猪肝后,也不宜吃山楂。

（4）儿童正处于牙齿更替时期,贪食山楂或山楂片、山楂糕,对于牙齿生长不利。所有人食用山楂都不可贪多,而且食用后还要注意及时漱口,以防伤害牙齿。

小偏方

（1）食积腹痛:山楂煎汤饮。

（2）腰腿痛:山楂、鹿茸各等份,研为末,制成蜜丸大小,每日 2 次。

（3）急性菌痢：山楂 100 克，捣碎，水煎服，每日 1 剂，连服 3 日。

（4）肠炎：山楂 120 克，炒焦后水煎服，每日 1 剂。

（5）痛经：向日葵 15 克，干山楂 30 克，烤焦后研末，加红糖 30 克冲服或煎服，分 2 次服，1 日服完，于经前 1～2 日开始服，每次月经周期服 2 剂，连服 2 个月经周期。

（6）食肉成积的胃痛：生山楂 120 克，水煎服。

（7）泄泻：山楂炒焦，研为末，白糖冲服，成人每次服 10 克，每日 3 次。

（8）高血压病、冠心病：山楂 115 克，或山楂花 3～10 克，水煎服。

（9）女性闭经：生山楂 100 克，生姜 10 克，小茴香 6 克，红糖 30 克，水煎服。

橘　子

橘子颜色鲜艳，酸甜可口，是日常生活中最常见的水果之一，也是男女老幼皆可食用的上乘果品，尤其对老年人更为有益。它可以说全身是宝，除果肉和果汁富含营养可以食用外，橘皮可以入药。

（1）橘子味辛、甘，性温，有行气解郁、化痰醒酒之效。对郁结胸闷、咳嗽气喘、食积、口渴、伤津有辅助调治功效，人们常将其称为补阳益气的良果。

（2）橘子营养丰富，是水果中的佼佼者，因为它甜酸相当、软硬适度，是男女老少都喜欢吃的果品。同时说它营养丰富，是因为橘子中含有多种营养成分，除少量的蛋白质、脂肪外，果肉和果汁中都含有极丰富的葡萄糖、果糖、蔗糖、苹果酸、柠檬酸以及一定量的胡萝卜素，特别是维生素 C 和维生素 P，含量十分丰富。

（3）食用橘子可以降低沉积在动脉血管中的胆固醇，有助于使动脉粥样硬化发生逆转。吃橘子的人患冠心病、高血压病、糖尿病、痛风的几率比较低。

（4）橘子富含维生素 C 与柠檬酸，前者具有美容作用，后者则具有消除疲劳的作用。如果把橘子内侧的薄皮一起吃下去，除补充维生素 C 以外，还可摄取膳食纤维——果胶，它可以促进排便，并且可以降低胆固醇。

（5）在鲜橘汁中有一种抗癌活性很强的物质"诺米灵"，它能使致癌物质分解，抵制和阻断癌细胞的生长，并能使人体内除毒酶的活性成倍提高，阻止致癌物质对细胞核的损伤，保护基因的完好。

（1）橘子虽富有营养，但性温热，一次不可吃得太多，特别是在口舌生疮、食欲不振、大便硬结等已有火症的情况下，千万不可再多吃。

（2）饭前或空腹时不宜食用。吃橘子前后1小时内不要喝牛奶，因为牛奶中的蛋白质遇到果酸会凝固，影响消化吸收。

（3）吃完橘子应及时刷牙漱口，以免对口腔牙齿有害。肠胃功能欠佳者，吃太多橘子，容易发生胃石的困扰。食用过多柑橘类水果会引起"橘子病"，出现皮肤变黄等症状。

小偏方

（1）食欲不振、胃酸缺乏：每天饭前吃1个橘子。

（2）晕车：上车前1小时，用鲜橘皮向内折成双层，对准鼻孔挤压，皮中就会喷出细小的油雾，用力挤压数次。上车后可隔30分钟挤压吸入1次。

（3）疝气：橘子叶10克，荔枝核5个，水煎服。

（4）蛔虫、蛲虫：鲜橘叶120克，熬水服。

（5）胃寒呕吐：橘皮10克，生姜、花椒各6克，水煎服。

（6）眩晕：橘皮9克，薏米30克，红糖适量，将3味装入布包入锅，加适量水煎，去渣。每日1剂，连服数日。

（7）感冒：鲜橘皮30克，姜3片，白糖适量，将两味洗净，然后放入锅内，加适量水煎后白糖调匀，即成。趁热喝，每次1剂，每日3次。

杏

"满园春色关不住，一枝红杏出墙来。"杏是入夏后第一个上市的鲜果，在我国有悠久的种植历史。杏果色鲜艳亮丽，香味四溢，果肉鲜甜绵软，又有"甜梅"

的美誉。杏仁也可水浸后煮食或炒食，或榨油供食用、做糕点等。杏的食用方法还有很多，除鲜食外，还可制成蜜饯、杏脯、果酱、果酒、果醋等。

（1）杏含有多种营养物质与维生素，对人体健康极其有益。杏有许多医疗方面的功效，可以润肠止喘、祛痰利气。现代医学研究证实，杏有通便、止咳的功效。

（2）杏的药用价值主要体现在杏仁上，医学研究表明，杏仁中含蛋白质27％、脂肪53％、糖类11％，每100克杏仁中还含有丰富的钙、磷、铁、胡萝卜素、抗坏血酸以及苦杏仁苷等。杏仁分甜、苦两种。甜杏仁有润肺、止咳、滑肠之功效，适合干咳无痰、肺虚久咳及便秘等症。苦杏仁对因伤风感冒引起的多痰、咳嗽气喘、大便燥结等症状疗效显著。

 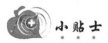 小贴士

吃杏还可以防癌。有资料显示，南太平洋上的岛国斐济，那里的人从不患癌，是迄今发现的世界上唯一的无癌国。分析其原因，发现他们吃杏就像饭一般。无独有偶，在喜马拉雅山麓也有一个遍布杏林的地区，当地人长年靠杏和杏仁充饥，同样普遍长寿且不患癌。

（1）杏性温，一次不可食用过多，否则会上火发炎，容易诱发疖肿或腹泻，并对牙齿不利，故有"杏伤人"之说。

（2）苦杏仁含有的苦杏仁苷可以分解出很强的毒性物质，如果食入较多，可使组织失去输氧能力，甚至抑制呼吸中枢，严重者会危及生命。所以食用苦杏仁，必须先在水中浸泡多次，并经加热煮沸，使有害物质蒸发掉，然后再食用。

小偏方

（1）食欲不振：每次饭前吃杏2个，或吃杏脯50～100克。

（2）慢性气管炎：①杏 150 克，杏仁 10 克，白萝卜 100 克，水煎服。②将杏仁 9 克捣烂放入挖洞的梨内封口，待煮熟后吃梨喝汤。③将苦杏仁带皮研碎，与等量的冰糖混合制成杏仁糖，早晚服用，每次 9 克，连续服用 10 日。

（3）气喘咳嗽：杏仁 6 克，去皮，生姜 6 克，蜂蜜 10 克，共捣泥备用，每次服 6 克，每日服 2 次。

（4）哮喘：杏仁 10 克，麻黄 10 克，豆腐 150 克，共煮 30 分钟，去药渣，吃豆腐喝汤，早晚各服 1 剂。

白　果

白果即银杏。白果树亦称公孙树，是世界上最古老的树种之一，素有"活化石"之称。白果不仅是上好的食用佳品，还具有极佳的保健功能。银杏树叶可提取黄酮素，制成各种保健食品，也是医药工业的重要原料，是治疗心血管疾病和保健的良药。

白果性平，味甘、微苦，有小毒，归肺经。有敛肺定喘、止带缩尿及化痰的功能，外用则能"消毒杀虫"。白果种仁含较多的糖类，其次为蛋白质、脂肪以及维生素 E、钙、磷、钾、硒等，故有较高的营养价值。但与药效有关的成分还不清楚。药理研究发现其有一定的祛痰作用，对结核杆菌、致病性皮肤真菌等有抑制作用。所含银杏酸、银杏酚等有一定的毒性。

白果有小毒，不宜生食，尤其不可多食。白果中毒潜伏期 1～12 小时，可见呕吐、腹泻、头痛、恐惧、惊叫、抽搐、昏迷等，甚至可以致死。在金元时期就有白果中毒和致死的记载。白果因有收敛药性，故喘咳痰稠、不易咳出者慎用。

小偏方

（1）梦遗：白果 3 粒，酒煮食，连食 4～5 日。

(2)慢性淋浊:白果炒热去壳,与淮山药等份,焙干研细末,混合,每日40克,分3次,米汤调服。

(3)小便频数:白果50克,炖猪膀胱,分数次食之。

(4)眩晕:①白果3个,生捣烂,开水冲服,连服5次。②白果仁3个,龙眼肉7个,一起炖服,每天早上空腹服1次。

(5)头面癣疮:生白果仁切开,频擦患处取效。

(6)咳嗽喘促:白果10枚,麻黄6克,杏仁10克,水煎服,每日2次。

(7)白带过多:白果仁10个,冬瓜籽20克,水煎温服。

(8)咳嗽痰喘:白果仁6克,麻黄、甘草各5克,水煎服。

(9)面部癣症:生白果仁切开,擦患处。

(10)鸡眼:生白果捣烂敷患处,须先将鸡眼挑出血后再敷。

(11)小儿遗尿:干白果仁2枚(研末)备用,将鸡蛋一端打一小孔塞入白果粉,用纸封口朝上,蒸熟食用,有补虚收敛作用。

栗 子

栗子又名板栗,是干果之中的佼佼者,有"干果之王"的美称,在国外被誉为"人参果",古时还用来代替饭食。春秋战国时期,栽种栗子已很盛行。栗子有多种吃法,栗子泥制成蛋糕,是对人体有益的甜点。将栗子风干,味更鲜美,比沙炒或蒸熟更妙。古人诗云:"老去自添腰脚病,山翁服栗旧传方,客来为说晨与晚,三咽徐收白玉浆。"说明栗子可治老年肾亏、腰脚无力。

(1)栗子性味甘温,入脾、胃、肾三经,有养胃、健脾、补肾、壮腰、强筋、活血、止血、消肿等功效。适用于肾虚所致的腰膝酸软、腰脚不遂、小便多和脾胃虚寒引起的慢性腹泻及外伤骨折、瘀血肿痛、皮肤生疮、筋骨痛等症。

(2)栗子的营养十分丰富,据介绍栗肉含有蛋白质10%、淀粉70%左右,还含丰富的微量元素及矿物质,这些都是人体必需的营养物质,能增强免疫力,维护身体健康。

食物养生宜忌与祛病偏方

（1）栗子生食难消化，熟食又易滞气，故一次不宜吃得太多，特别是小儿，熟食也要适量，否则会致病。

（2）凡有脾虚消化不良、湿热者均不宜食用。

（3）用栗子治病，需要生吃，忌熟吃。李时珍《本草纲目》中介绍的方法是："以袋盛生栗，悬挂风干，每晨吃十余颗，随后吃猪肾粥助之，久必强健。"吃时要细细嚼碎，口感无渣，成为浆液，一点一点咽下去，才能起到作用。

小偏方

（1）肿痛：板栗仁捣烂敷患处。

（2）气管炎：栗子300克，与瘦肉煮食。

（3）脾虚泄泻：栗子仁30枚，煨熟食。

（4）肾虚：栗子能补肾，以风干栗子加杜仲12克煲汤，先饮汤后食栗。

（6）溏泄：凡大便溏泄对食物营养不易吸收的人，宜用栗子与扁豆同煮成糊状，加糖少许。

（7）尿频：栗子200克于火炉热灰中煨熟或用水煮熟，剥皮食用，能辅助治疗因肾虚引起的久婚不育、腰腿无力、尿频等症。

（8）病后虚弱、手足酸软麻木：板栗配用适量红糖，加水煮熟进食，若不嗜甜食，可配猪瘦肉，红枣4～5枚同煮，连服1周，多可见效。

（9）消化不良、腹泻、尿频：用栗子、粳米煮粥，佐以生姜、红糖、红枣食用。

（10）咳嗽、哮喘：用栗子60克，五花肉适量，生姜3片。

（11）吐血、衄血、便血：栗子生食有止血功效。

（12）瘰疬肿毒：生栗子研末涂敷。

（13）糖尿病、便血、鼻衄：栗子皮能辅助治疗反胃、糖尿病、便血及鼻衄不止等症。

第四章 果实篇

大　枣

俗话说"五谷加红枣,胜似灵芝草","一日食三枣,百岁不显老。"中医许多抗衰老方剂中也常用到大枣,由此可见大枣的作用是显而易见的,它对养生保健的作用不可低估,尤其是患有慢性疾病的中老年人,更不可忽视大枣的保健作用。常用的医疗处方中,除了大枣外,还有养血的酸枣以及具有润肺和养胃功能的鲜蜜枣、金丝蜜枣。

(1)大枣营养丰富,含有较多的维生素,有"天然维生素"之称,还含有蛋白质、脂肪、糖类、矿物质等营养。另外,鲜枣含维生素 P 也很多,柠檬是公认的含维生素 P 丰富的食品,但它与鲜枣比起来要逊色很多。每百克鲜枣中所含的蛋白质也几乎是鲜果类之冠。此外,它还含有铁、单宁、酒石酸等成分。

(2)大枣是中药里经常用到的,有增强肌力体质的作用,补血堪称第一。中医认为大枣可以"补中气、滋脾土、润心肺、调营卫、缓阴血、生津液、悦颜色、通九窍、助十二经,为合百药。"

(3)大枣适宜于食少、便溏、气血亏损、津液不足、心悸怔忡、黄疸、咳嗽、维生素 C 缺乏症、高血压病、血小板减少、过敏性紫癜、肝炎、水肿、自汗、肝硬化、失眠等患者食用。

(1)大枣味甘而能助湿,食用不当或一次食用过多,可致脘腹痞闷、食欲不振。故有湿盛苔腻、脘腹胀满的人须忌用。

(2)女性月经期间,会出现眼肿或脚肿的现象,其实这就是中医所说的湿重的表现,这些人就不适合服食大枣,因为大枣味甜,多吃容易生痰生湿,水湿积于体内,水肿的情况就更严重。如果非经期有腹胀的女性,也不适合喝大枣水,以免生湿积滞,越喝肚子的胀风情况越无法改善。体质燥热者,也不适合在月经期间喝大枣水,这可能会造成经血过多。

食物养生宜忌与祛病偏方

（1）过敏性紫癜：大枣 10 枚，煎汤服，每日 3 次。

（2）急慢性肝炎、肝硬化：红枣、花生、冰糖各 25 克，煎服，每日 1 剂，30 天为 1 疗程。

（3）虚烦不眠：大枣 10 枚，葱白 7 根，水 3 升煮成 1 升，顿服。

（4）血小板减少：红枣 50 克，茅根 30 克，水煎服，每日 1 剂，连服 10 日。

（5）冠心病：乌梅 1 个，红枣 3 个，杏仁 7 个，一起捣烂，男用酒、女用醋送服。

（6）支气管炎：大枣 10 个，韭菜根 2 把，水煎，食枣饮汤。

（7）哮喘：削皮鲜南瓜 500 克，去核红枣 10 枚，红糖适量，加水煮汤食用。

（8）胃痛：大枣 7 枚，胡椒 50 粒，每个枣内装入胡椒 7 粒，捣烂为丸，如黄豆大，男用酒送服，女用醋送服。

（9）肺结核：鲜枣肉 1000 克或干枣肉 200 克，加水煮烂，熬成膏状，加白糖 500 克拌匀，制成大枣膏，每天早晚各服 1 匙。

石　榴

石榴别名安石榴。石榴原产于伊朗和阿富汗等中亚地区，于汉晋时传入我国，现在在我国广为栽培。火红的石榴花不仅是美丽的观赏花卉，石榴还是极好的观赏果树，其果实还是著名的水果，果皮可做染料，根可供药用。

（1）石榴果实中所含的有机酸、维生素 C 和 B 族维生素均较丰富，此外尚有蛋白质、脂肪以及钙、磷、钾等矿物质。

（2）石榴的果实、果皮、根及花均可做药。果实药用多用味酸者，有涩肠止血之功。果皮含鞣质、生物碱及熊果酸等，有明显的收敛和抑菌作用，为强力的治痢疾药。

（3）石榴根皮含石榴皮碱，为驱虫药，用于治疗肾结石、糖尿病，乳糜尿也有效。

（4）石榴花可止血及赤白带下，还可用以泡水洗眼，有明目功效。

（1）石榴中有机盐的含量颇多，多食能腐蚀牙齿的珐琅质，其汁液色素能使牙质染黑，并易生痰，甚则成热痢，故不宜过食。

（2）患有痰湿咳嗽、慢性气管炎和肺气肿等病以及有实邪、新痢初起者应忌食石榴。

（3）用石榴及其根驱虫时，只能用硫酸镁等盐类泻剂，切记不要用蓖麻油作为泻剂，以免产生中毒症状。

小偏方

（1）咳嗽：酸石榴绞取汁10克，怀山药50克，甘蔗汁30克，生鸡蛋黄2个，煎服。

（2）泄泻：酸石榴连皮捣烂，煎汤服。

（3）小儿痢疾：酸石榴捣烂拧出汁，熬膏贴脐上。

（4）口腔发炎：石榴籽榨汁，加白糖或冰糖，制成糖浆，用以含漱或内服。

（5）尿血、鼻衄：酸石榴皮水煎，加红糖适量服用。

（6）蛔虫病、绦虫病：用石榴皮15克，槟榔9克同煎服。

（7）驱虫：将石榴皮50克用一大碗温水泡12小时，过滤后煎成小半碗，早晨先空腹服一半，隔30分钟再服另一半，再隔30分钟后冲服10克玄明粉，对驱除绦虫有一定效果。

（8）痔疮便血：将石榴煅炭存性，研成细末，加适量白糖拌匀，每日用开水送服6克，每日2次。

（9）口舌生疮、口腔溃疡：将酸石榴连籽捣碎，用开水浸泡过滤放凉，每日多次含漱，对于口臭及咽喉疼痛也有辅助治疗作用。

荔　枝

荔枝别名福果、丹荔,是著名的岭南佳果,属亚热带珍贵水果,岭南四大名果之一。它原产于我国南部,有两千多年的栽培历史。其中"一骑红尘妃子笑"的果王荔枝,特别是俗称"糯米糍"的品种,核尖小,肉芳洌清甜,完全可以想象苏东坡"日啖荔枝三百颗,不辞长做岭南人"真情流露的满足样子。荔枝因果实成熟时枝弱而蒂固,不可摘取,只能用刀连枝剪下,故名荔枝。荔枝因形色美艳、质娇味珍、超凡出众而被古人宠爱,称誉为人间仙果、佛果。

(1)荔枝全身皆有效用,有益气、通神、益智、止渴、滋润之功效。

(2)荔枝果肉为很好的滋养强壮方,有生津止渴、治头重等功效。

(3)荔枝的天然葡萄糖成分特别多,对于补血健肺有特殊的功效,对血液循环也有促进作用,心脏病或者贫血患者不妨多吃。

(4)中医还认为,荔枝核入肝、肾二经,为散寒祛湿之品,是疏肝理气的良药,可祛寒散滞、行血气,还能辅助治疗因寒而致的胃痛和因肝气不疏引起的疝痛。

(1)荔枝性温燥,阴虚火旺的人最好少吃。

(2)如果正在长青春痘、生疮、伤风感冒或有急性炎症时,不宜吃荔枝,否则会加重病症。

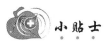

　　在荔枝飘香季节,如果连续多日大量地食用鲜荔枝,往往会产生头晕、心慌、脸色苍白、易饥饿、出冷汗等症状,严重者还会抽搐、呼吸不规则、脉搏细弱,甚至突然昏迷等类似低血糖的病理表现,这就是荔枝急性中毒,也叫荔枝病。

（1）呃逆：荔枝8个，连皮、核烧存性，研末，凉开水调下。

（2）五更泄：荔枝干，每次5粒，粳米1把，合煮粥食，连服3日。

（3）糖尿病：荔枝核烘干研末，每次服10克，每日服3次，饭前30分钟开水送服。

（4）荨麻疹：荔枝干9粒，红糖30克，荔枝干煮汤一碗，加红糖冲服，连服3~4次。

（5）小儿遗尿：每日食荔枝干10粒，连食数日。

（6）腹泻：荔枝干8粒，大枣5枚，加水适量煎30分钟，每日1剂，分2次饮服。

（7）刀伤：荔枝核，焙干研细末，撒敷患处。

（8）睾丸肿痛：新鲜荔枝核20粒，捣烂加水煎服。

（9）产后出血：荔枝干8粒，连核带壳捣碎，水煎服。

（10）鼻渊：荔枝壳，焙干研细末，吹入鼻中，每日2次。

葡　萄

葡萄是物美价廉的普通水果，市场供应很丰富。葡萄汁被科学家们誉为"植物奶"。世界上最早栽培葡萄的地区是亚细亚及黑海地区。七千年前中亚波斯地区就开始了葡萄栽培，并在野生葡萄驯化后，传入埃及和希腊。在漫长的葡萄栽培、演化和引进过程中，葡萄主要在我国北方地区出现，作为一种重要的水果广泛种植。

（1）葡萄含丰富的营养成分，主要含糖类、蛋白质、脂肪、维生素A、维生素B_1、维生素B_2、维生素B_{12}、维生素C、维生素E、胡萝卜素、硫胺素、核黄素、膳食纤维、卵磷脂、烟碱酸、苹果酸、柠檬酸、烟酸等有机成分，还含钙、磷、铁、钾、钠、镁、锰等无机成分，所以葡萄宜于大多数人食用。

食物养生宜忌与祛病偏方

（2）现代医学证明，葡萄中所含的多酚类物质是天然的自由基清除剂，具有很强的抗氧化活性，可以有效地调整肝脏细胞的功能，抵御或减少自由基对它们的伤害。

（3）葡萄还具有抗炎作用，能与细菌、病毒中的蛋白质结合，使它们失去致病能力。国外的研究证明，新鲜的葡萄、葡萄叶、葡萄干都具有抵抗病毒的能力。葡萄对于心性、肾性、营养不良性水肿及胃炎、肠炎、痢疾、慢性病毒性肝炎、疱疹、痘疮有辅助治疗功效。

（4）中医认为葡萄能补诸虚，有健胃、益气功能，适于体质虚弱者食用，能开胃增进食欲，并有补虚、止呕、镇痛功效，可补血气、壮筋骨、利小便。适于治疗气血虚弱、心悸盗汗、肺虚咳嗽、风湿痹痛、小便不利、水肿、淋证患者食用。

（5）中医认为葡萄根及藤叶有祛风湿、利小便、镇静止痛之功效。常用于治疗风湿痹痛、腰脚疼痛、关节痛、小便不利、水肿、肝炎、黄疸等症，叶外用治无名肿毒。葡萄藤还有抗癌作用，常用于食道癌、肝癌、淋巴肿瘤、乳腺癌、肺癌等疾病的辅助治疗。

（1）葡萄不宜一次过量食用，多食令人泄泻。葡萄是营养价值很高的果品，特别是含糖量很高，因此容易产生内热，所以阴虚内热、津液亏损、便秘者不宜食用。也就是说葡萄虽好不宜多食，多食会产生内热、便秘或腹泻、烦闷不安等副作用。

（2）海鲜中的鱼、虾、海藻类含有丰富的蛋白质和钙，如果与含有高量鞣酸的葡萄同食，不仅会降低其营养价值，也易使钙质与鞣酸结合成一种鞣酸钙，令人肚子痛、呕吐、恶心及腹泻，因此以间隔 4 小时以后再吃为宜。如果同食，有人饭后会出现轻微的腹泻或腹痛。

小偏方

（1）呃逆：葡萄 200 克，绞汁饮用。

（2）细菌性痢疾：绿茶 8 克，沸水冲泡后去渣，兑入鲜葡萄、生姜汁各50毫升，蜂蜜适量，趁热服。

（3）食欲不振、胃酸缺乏：每次吃葡萄干 10 克，每日 3 次，饭前 30 分钟食。

（4）病后体弱：葡萄干 30 克，早晚嚼食，或饮葡萄酒 30 毫升，能辅助治疗病后体弱、疲乏无力、头晕心悸，连服有效。

（5）胎动不安：葡萄干 30 克，大枣 15 克，水煎服。

（6）水肿：葡萄干 30 克，生姜皮 8 克，水煎服，能辅助治疗营养不良性水肿。

（7）除烦止渴：鲜葡萄 500 克绞汁用小火熬至膏状，加入适量蜂蜜，每次服 1 汤匙，可除烦止渴。适用于咽干津少、热病烦渴、食欲不振等症。

（8）小便短赤、尿中带血：鲜葡萄 200 克，鲜藕 200 克，共捣烂绞汁，加蜂蜜适量，用温开水送服。

（9）高血压病：葡萄汁、芹菜汁各 20 毫升，用温开水送服，早晚各 1 次。

莲　子

莲子又名莲心，是采自荷花的莲蓬里面的坚果。莲子是一种珍贵的纯天然高级营养保健食品，历来为宫中御膳房必备之物。莲子既可做成莲子汤、莲子羹、莲心粥、八宝粥、糖水莲子等食品，又可炖鸡、炖鸭，制作美味佳肴，是强身健体、美颜驻容、延年益寿、馈赠亲友的滋补佳品。

（1）莲子在医疗上被认为是收敛强壮的药品，能补中、安心、止泻。李时珍的《本草纲目》中记载："莲子可以厚肠胃，治白带。"中医认为莲子能养心、安神、益智、益肾、固精、补脾、止泻、抗癌，主要适用于夜寐多梦、遗精淋浊、久痢、虚泄、崩漏带下、心悸失眠、血尿等症。

（2）莲子善于补五脏之不足，通利十二经脉气血，使气血畅而不腐，还对鼻咽癌有抑制作用。

（3）莲子有降血压作用，它所含的生物碱具有显著的强心作用。莲心碱则有抗心律不齐作用，宜于高血压病患者常服。

（4）莲子具有清心火、滋养补虚、止遗涩精的作用，对于青年人梦多、遗精频繁或滑精者，服食莲子有良好的止遗涩精之作用。

食物养生宜忌与祛病偏方

（5）莲子是久病、产后或年老体虚者的常用营养佳品。另外,莲子味甘涩,有收敛之性,对脾虚便溏、腹泻者较适宜。

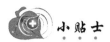 小贴士

莲子＋猪肚　此二物相合有益于人体健康。猪肚含有蛋白质、脂肪、碳水化合物、维生素及钙、磷、铁等营养物质,能补虚损,健脾胃;莲子能补脾,止泻,益肾固精,两者相配,适于气血虚弱者食用。

忌

（1）肠燥便秘之人,吃莲子反而会加重便秘,故《本草备要》特别提出"大便燥者勿服"。

（2）吃莲子时应将莲子芯去掉,它不宜与莲子同用,因莲子多治疗脾虚导致的诸症,而莲子芯有苦寒之性,恐有伤脾之虞。

 小偏方

（1）久痢不止:老莲子30克(去芯)研为末,每次服3克,陈米汤调下。

（2）梦遗泄精:莲肉、益智仁、龙骨各等份,研为细末,每次服6克,空腹用清米汤调下。

（3）失眠:莲子芯30个,水煎,加盐少许,睡前服。

（4）高血压病:莲子芯15克,水煎当茶饮。

（5）月经过多:莲子50克,冰糖25克,炖熟食之,并喝汤。

李 子

李子原产于我国,品种繁多,花色各异。夏、秋果实成熟时,饱满圆润,玲珑剔透,形态美艳,口味甘甜,是人们喜食的传统果品之一,它既可鲜食,又可以制作成罐头、果脯,是夏季的主要水果之一。

（1）李子对肝病有较好的保养作用。唐代名医孙思邈评价李子时曾说："肝病宜食之。"这是因为李子味甘酸、性凉，具有清肝涤热、生津液、利小便之功效。特别适合于治疗肝病及胃阴不足引起的口渴咽干、大腹水肿、小便不利等症状。

（2）李子的美容功效十分奇特，经常食用鲜李子，能使颜面光洁如玉，实为现代美容美颜不可多得的天然精华。李子酒还有"驻色酒"之称，这是因为李子仁含果酸和维生素 E，有祛斑和养颜的作用，李子中所含的果酸有显著的祛斑效果。现在的一些美容店推崇的李子仁敷面美容法就是缘于李子的特殊功效。

（1）未熟透的李子不要吃。

（2）李子不宜多食。李子含大量的果酸，过量食用易引起胃痛。俗话说："桃养人，杏伤人，李子树下抬死人。"多食李子会使人生痰、助湿，甚至令人发虚热、头脑发胀，故脾胃虚弱者宜少吃。从李子的性味来看，李子性寒，食用过量会引起轻微的腹泻。

小偏方

（1）肝硬化、腹水：李子洗净鲜吃，每次 2 个，每日 2 次。

（2）口渴咽干：李子洗净鲜吃，或做果脯含咽。

（3）咳嗽无痰：李子生食，或加蜂蜜煎膏服，每次 15 毫升，每日 2 次。

（4）虚劳骨蒸、糖尿病：鲜李子（去核）适量，洗净捣烂绞汁冷服，每次20毫升，每日 3 次。

（5）糖尿病、腹水：李子洗净鲜吃，每次食量不宜过多。

（6）痢疾：李树皮 1 把，水煎服。

（7）扁桃腺炎：李子 5 个，每个切成片，放入碗中掺蜂蜜 8 克，10 分钟后可服用。

梅 子

梅子是我国特有的水果。未成熟果实称为"青梅",初熟时称为"黄梅",经草烟熏至黑色时,称为"乌梅",盐或糖渍的称为"白梅"。

(1)当身体觉得疲惫、精神不继时,酸梅入口,可以在很短的时间内补充身体所需要的能量,消除疲劳。

(2)梅子可解三毒,即食物的毒、水的毒及血的毒。现代人食用过多的防腐剂、农药、抗生素,加上水、空气污染等,都会使肝脏解毒及肾脏排毒的负担增加。梅因富含可促进新陈代谢的多种维生素、矿物质,因此有强肝解毒、增强体力的功效。

(3)梅虽味酸,其实是不折不扣的碱性食品,富含碱性矿物质如钠、钾、钙等,因此又有中和酸性、改善体质的作用。

中医认为多吃梅子危害人体健康,但梅子亦含有大量的营养成分,对人体有非常好的保健作用,只不过是不宜多食罢了。

小偏方

(1)便痢脓血:乌梅25克,去核,烧炭为末,每次服6克,用米汤饮服。

(2)小便尿血:乌梅烧存性,研末,醋糊丸,梧子大,每次服40丸,用酒调服。

(3)鸡眼:乌梅肉不拘量,加盐水调匀,贴之即消。

(4)小儿蛔虫:鲜青梅,去核捣烂,绞去汁,将其残渣晒干研末。8岁以下小儿,每次服5克,早晚各服1次。

(5)乳痛:乌梅捣烂贴之。

(6)胃痛:乌梅2枚,砂仁3克同焙,研末,一起服用。

(7)慢性肾炎:乌梅炭 15 克,水煎服,连服 2～3 月。

(8)痢疾腹泻:乌梅 20 克,压碎,加香附 10 克,水煎服,早晚各服 1 次。

(9)钩虫病:乌梅 20 克,水煎,分 3 次服,每日 1 剂,10 日为 1 疗程。

(10)急、慢性咽炎:乌梅 1 个,洗净,含服,将津液慢慢下咽,每日 2 次。

(11)胆囊炎、胆结石:乌梅 10 个,金钱草 30 克,煎汤服,每日 1 剂。

(12)胆管蛔虫腹痛:乌梅 10 个,川椒 5 克,生姜 2 片,黄连 5 克,水煎,分 3 次服。

 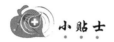 小贴士

乌梅是药食同源的制品,是青梅经过加工后的中药材之一。五月中旬,当梅果约八成熟时(果色由青绿转青黄色)即可采摘,将采摘的青梅按大小分开,均匀地分别放入备好的焙炕中,用木炭做燃料,先以 60℃ 左右的温度烘烤 1 小时,再以 50℃ 左右的微火烘烤 24 小时,然后取出并小心翻动,以不翻破果皮为妥。放置一天后再置于炕中仍以 50℃ 左右的微火烘烤 24 小时,直至梅果肉起皱缩,呈棕褐色为止。要使乌梅成品乌黑,可将已烘干的乌梅堆放 3～5 天,颜色就会逐渐转黑,也可在炭火中加入少量油松柴,使烘烤产生的黑烟起到熏黑作用。值得注意的是,当用炉火焙烤时,不宜用煤做燃料,以免煤在燃烧过程中产生的有害气体污染产品。

枸 杞 子

枸杞子全身都是宝,根、叶、花、茎都有保健价值。正如人们所说:"根茎与花实,收拾无弃物。"唐代著名诗人刘禹锡赋诗赞美说:"上品功能甘露味,还知一勺可延年。"在枸杞种植园,每当夏季来临,叶腋中生出淡紫色的小花,艳丽多姿。深秋时节,枝绿茂密,蔓条上缀满光闪闪、红彤彤、玲珑剔透、貌若樱桃、状似耳坠的果实,灿烂夺目,令人流连忘返。

 宜

(1)据测定,枸杞子中含有丰富的蛋白质、脂肪、糖类、胡萝卜素、维生素 C、

维生素 B₁、维生素 B₂、钙、磷、铁,长期服用能抗癌保肝、生精益气、治虚安神、补肾养血、明目祛风、益寿延年,既是中药里的珍品,又是益身健体的食品。在民间常用其煮粥、熬膏、泡酒或同其他药物、食物一起食用。

（2）枸杞对延缓衰老的作用十分明显,长期食用可增加人体白细胞数量,保护视力、肝脏及肾脏,改善心肌缺血状态和动脉硬化程度,使高血压和高血糖降低。

（3）枸杞还是一种较好的治疗肿瘤的食疗辅助品。

（4）中医常用枸杞治疗因肝肾阴虚或精血不足而引起的头晕目眩、腰膝酸软、阳痿早泄、遗精、白带过多及糖尿病等症。

（1）枸杞子虽然具有很好的滋补和治疗作用,但也不是所有的人都适合服用的。由于它性温热,正处于感冒发热、身体有炎症、腹泻的人最好别吃。

（2）绿茶和枸杞都可以用开水冲泡饮用,对人体很有益处,有不少人干脆就把它们放在一起冲泡。但是,绿茶里所含的大量鞣酸具有收敛吸附作用,会吸附枸杞中的微量元素,生成人体难以吸收的物质。餐馆里流行的八宝茶既有绿茶又有枸杞,虽然绿茶的量比较少,但也不宜多喝。

小贴士

　　枸杞子最适合体质虚弱、抵抗力差的人食用,而且一定要长期坚持,每天吃一点才能见效。任何滋补品都不要过量食用,枸杞子也不例外。一般来说,健康的成年人每天吃 20 克左右的枸杞子比较合适,如果要起到治疗的效果,每天最好吃 30 克左右。

小偏方

（1）肥胖:枸杞子 30 克,每日 1 剂,当茶冲饮,频服,或早晚各 1 次。

（2）慢性萎缩性胃炎:枸杞子洗净,烘干打碎分装,每日 20 克,分 2 次于空腹时嚼服,2 个月为 1 个疗程。

（3）男性不育：枸杞子每晚 15 克，嚼碎咽下，连服 1 个月为 1 个疗程。一般服至精液常规转正常后再服 1 个疗程。

（4）妊娠呕吐：枸杞子、黄芩各 50 克，置带盖瓷缸内，以沸水冲浸，待温时频频饮服，喝完后可再用沸水冲泡，以愈为度。

（5）口干：每晚睡前取枸杞子 30 克，用开水洗净后徐徐嚼服。坚持服用 10 日后可见效。

（6）糖尿病：枸杞子 30 克，加水适量，文火炖熟后加盐调味，取汤饮用。

（7）烫伤：枸杞子 40 克，烘脆研细末，麻油 120 克加热至沸，离火倒入枸杞子粉搅匀，以消毒药棉浸药油涂于患处，局部包扎，每 6 小时涂药 1 次，至痊愈为止。

（8）疗疮痈疖：枸杞子 15 克，烘脆研末，加凡士林 50 克制成软膏，外涂患处，每日 1 次。

腰　果

腰果是腰果树的子仁。腰果树是一种油料植物，也是热带海岸的风景树或防风林，种后 3 年才能开花结子。每年在 11 月开黄色和红色的小花，到次年二三月间，树上果实累累，结成果梨，果梨之内有一硬壳的核，核内有子仁两个，即腰果。它的壳比花生壳要厚 2～3 倍，而子仁的味道同花生差不多，可以生吃，香而脆，并且没有花生那么多的油脂，用油炸或炒食，味尤甘酥。

（1）腰果中的脂肪成分主要是不饱和脂肪酸，腰果含有较多的蛋白质，还有很丰富的脂肪和维生素，腰果中的某些维生素和微量元素成分有很好的软化血管的作用，对保护血管、防治心血管疾病大有益处。

（2）腰果含有的丰富油脂，可以润肠通便，润肤美容，延缓衰老。

（3）经常食用腰果可以提高机体抗病能力，增进性欲。

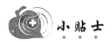

有的人食用腰果会引起严重的过敏反应,在食用腰果5~10分钟后出现口舌痒麻,并有灼热感、水肿、腹痛、恶心、呕吐、腹泻、眼耳鼻痒、打喷嚏、流鼻涕、咳喘、憋气、全身皮疹风团、头晕、心悸等现象。所以食用腰果后一旦出现上述症状,要立即考虑到过敏反应,及时治疗。为了防止产生上述现象,没有吃过腰果的人,不要多吃。可先吃几粒后停十几分钟,如果不出现嘴内刺痒、流口水、打喷嚏时再吃。其次,对其他食物和物品易过敏的人,也容易对腰果过敏,这样的人最好不要食用腰果。

(1)腰果不宜久存。

(2)有"油哈喇"味的腰果不宜食用。

(3)因腰果含油脂丰富,故不适合胆功能严重不良者食用。

(4)腰果热量较高,多吃易致发胖。

小偏方

(1)神经衰弱、失眠:腰果、莲子各1碗,茯苓、薏仁、芡实各1碗,藕粉1碗,糯米1~2碗,糖适量。腰果、莲子加水煮熟,捞起沥干。茯苓、薏仁、芡实加糯米煮水,放入果汁机中打成汁。上述制作好的食物酌量加糖混合,加入藕粉后加适量温水调匀即可。

(2)体虚滋补:将腰果在油中炸熟捞出,与鲜虾仁、黄瓜丁、胡萝卜丁一起炒熟即可。该菜由多种食物搭配而成,色、香、味俱全,营养丰富,尤其适宜于儿童、老年人食用。

开心果

开心果以"开心解郁"的功效而得名,是人们生活中十分常见的休闲干果。

它主要产于叙利亚、伊拉克、伊朗、前苏联西南部和南欧,我国仅在新疆等边远地区有栽培。开心果的口感和营养都是相当不错的。开心果的味道甘淡香脆,有点像炒的花生仁,但是又不像花生那样腻口,吃起来满口生香,十分惬意。其次它的营养丰富,越嚼香味越浓,余味无穷,对身体有很好的滋补作用,古代视其为"仙果",而作为食疗滋补品应用,已有千年以上的历史了。

(1)开心果是一种高营养的食品,果仁含丰富的维生素、叶酸、铁、磷、钾、钠、钙,同时还含有烟酸、泛酸等,其含油率也较高。由于开心果中含有丰富的油脂,因此有润肠通便的作用,有助于机体排毒。开心果油中含油酸、亚油酸、硬脂酸等,是上好的健脑食用油。

(2)中医认为开心果味甘无毒、温肾暖脾、补虚益损、调中顺气,能辅助治疗神经衰弱、浮肿、贫血、营养不良、慢性泻痢等症。此外,开心果尚有开心解郁的作用。

(1)开心果果仁绿颜色的比黄颜色的要新鲜,储藏时间过久的开心果不宜再食用。

(2)开心果有很高的热量,并含有较多的脂肪,凡是怕肥胖的人和血脂高的人应少吃。

(3)真正的开心果应该是呈黄褐色的,所以如果遇到白色的开心果,购买要慎之又慎。因为白色的开心果大都是加工漂白出来的,人食用后会产生不同程度的副作用。白色的开心果看起来洁白干净,里面的果仁也白白胖胖的,使人很有食欲,但食之对人无益。

小偏方

(1)便秘:开心果中含有丰富的油脂,因此每天食用适量开心果有润肠通便的作用,同时有助于机体排毒。

(2)抑郁：开心果能治疗神经衰弱，有"开心解郁"的功效，所以有抑郁症的人不妨每天食用 10 克开心果。

南瓜子

南瓜子为南瓜的种子，又名南瓜仁、白瓜子、金瓜米，民间还有蛮南瓜子的俗称。于夏秋间收集成熟种子，晒干，以干燥、粒饱满、外壳黄白色者为佳。消闲小食南瓜子，不只是吃起来香，其实还有一定的食疗作用。

(1)中医认为南瓜子具有驱虫止咳、和中止渴、产后增乳等功效。适用于驱杀绦虫、蛔虫等病症。药理实验也证明南瓜子提取物能使绦虫虫体中段、后段的孕卵节片麻痹，而槟榔提取物能让虫体头部和未成熟节片瘫痪，故治绦虫病常与槟榔同用，以增强疗效。南瓜子提取物亦能使血吸虫虫体萎缩、生殖器官退化和子宫内虫卵减少，对其幼虫有抑制和杀灭作用。

(2)早在 20 世纪初，西方已用南瓜子治疗前列腺增生及其他泌尿系统疾病。现代研究发现，南瓜子富含脂肪酸及锌等植物性化学物质，其合成物能使前列腺缩小，有助于维持前列腺健康。现在在欧洲，有些男士于年轻时已开始服食南瓜子作为保健食品，以预防前列腺增生，因此市面上有南瓜子油，或南瓜子油胶囊出售，以方便食用。每天坚持吃一把南瓜子能辅助治疗前列腺肥大，使第二期症状恢复到第一期，并可明显改善第三期病情。

(1)胃部有郁热的患者宜少食用，如果食用过多会出现脘腹闷胀，如果是盐炒的南瓜子，高血压病患者更宜少食。

(2)南瓜子忌熟食，无论是青少年还是成年人、老年人，都宜多食用未炒过的生南瓜子。因为生南瓜子里含有维生素 E、维生素 A、维生素 D、维生素 K 等对人体有益的物质和大量微量元素，炒熟后食用则损失掉了大量的维生素。

(1)小儿咽喉痛:南瓜子(不用水洗)晒干,用冰糖煎汤,每天服 10 克。

(2)蛔虫病:南瓜子(去壳留仁)50 克,研碎,加开水、蜜或糖调成糊状,空腹服用。

(3)百日咳:南瓜子,炙焦,研细粉,赤砂糖汤调服少许,每日 3 次。

(4)产后缺乳:生南瓜子仁 20 克,用纱布包裹,捣碎成泥状,加开水适量和服,早晚空腹各服 1 次,连服 3～5 日。

(5)尿频、尿急:南瓜子仁研粉服用,对多种原因引起的尿频、尿急等症状有明显的改善作用。

(6)前列腺肥大:南瓜子仁适量,每日随意食用。

(7)绦虫病:生南瓜子仁 50 克捣烂,加凉开水调成乳剂,空腹时服,可以加白糖及蜂蜜调服,儿童剂量减半。

(8)营养不良:经常以南瓜子和花生仁、胡桃仁同服,不限量。

柿　子

柿子在我国已有几千年的历史,现在广泛存在于许多国家,柿子根据其在树上成熟前能否自然脱落分为涩柿和甜柿两类。其中的涩柿(我国上市的柿子大多数属于此类)必须在采摘后经人工脱涩后方可食用,引起涩柿涩味的物质主要是鞣酸。

(1)柿子中含糖类很多,其中主要是蔗糖、葡萄糖及果糖,这也是柿子带甜味的原因。柿子中的其他营养成分则不多,只含有少量的脂肪、蛋白质、钙、磷、铁和维生素 C 等。另外,柿子富含果胶,它是一种水溶性的膳食纤维,有良好的润肠通便作用,对于纠正便秘,保持肠道正常菌群生长等有很好的作用。

(2)中医认为柿子味甘、涩,性寒,有清热去燥、润肺化痰、软坚、止渴生津、健脾、治痢、止血等功能,可以缓解大便干结、痔疮疼痛或出血、干咳、喉痛、高血压病等症。所以柿子是慢性支气管炎、高血压病、动脉硬化、内外痔疮患者的天然保健食品。

（3）用柿子叶煎服或冲开水当茶饮，也有促进机体新陈代谢、降低血压、增加冠状动脉血流量及镇咳化痰的作用。

（1）空腹不能吃柿子，因柿子含有较多的鞣酸及果胶，空腹食用，它们会在胃酸的作用下形成大小不等的硬块，如果这些硬块不能通过幽门到达小肠，就会滞留在胃中形成胃柿石，小的胃柿石最初如杏子核，但会愈积愈大。如果胃柿石无法自然排出，那么就会造成消化道梗阻，出现上腹部剧烈疼痛、呕吐，甚至呕血等症状。如果胃"有底"的话，就可避免胃柿石的形成。

（2）柿子皮不能吃。有的人感到吃柿子的同时咀嚼柿子皮比单吃柿子更有味道，其实这种吃法是不科学的。因为柿子的鞣酸绝大多数集中在皮中，在柿子脱涩时不可能将其中的鞣酸全部脱尽，如果连皮一起吃更容易形成胃柿石，尤其是脱涩工艺不完善时，其皮中含的鞣酸更多。

（3）柿子不要与含高蛋白的海鲜一起吃。螃蟹与柿子都属寒性食物，故而不能同食。从现代医学的角度来看，含高蛋白的蟹、鱼、虾在鞣酸的作用下，很易凝固成块，形成胃柿石。

（4）糖尿病患者勿食柿子。柿子中因含有较多的糖类，且大多是简单的双糖和单糖（蔗糖、果糖、葡萄糖即属此类），因此吃后很易被吸收，使血糖升高。对于糖尿病患者而言，尤其是血糖控制不佳者更是有害。

（5）吃柿子应适可而止。柿子中的鞣酸能与食物中的钙、锌、镁、铁等矿物质形成不能被人体吸收的化合物，使这些营养素不能被利用，因而多吃柿子容易导致矿物质缺乏。又因为柿子中含糖较多，所以人们吃柿子比吃同样数量的苹果、生梨更有饱腹感，从而会影响食欲，并减少正餐的摄入。一般认为，不在空腹的情况下，每次吃柿子以不超过 200 克为宜。

（6）吃柿子后要漱口。柿子含糖高，且含果胶，吃柿子后总有一部分留在口腔里，特别是在牙缝中，加上弱酸性的鞣酸，很容易对牙齿造成侵蚀形成龋齿，故而在吃柿子后宜喝几口水，或及时漱口。

(1)小便出血:柿子3个,研末,米汤调服。

(2)痢疾:将青柿子切片晒干,炒黄,研为末,每日服3次,每次服3克,开水送下。

(3)反胃:用干柿饼同干饭,日日食之。

(4)子宫出血:柿饼100克,焙干,研细末,黄酒为引冲服。

(6)热咳:柿饼水煎服。

(7)大便出血:柿饼5个,红糖30克,柿饼焙干为末,和红糖空腹服。

(8)顽固性呃逆:柿蒂5个,水煎服。

(9)咽喉疼痛:柿霜,每次服3克,温水化服,每日3次。

(10)血小板减少性紫癜:干柿树叶研末,每次服3克,水送服,每日3次,30日为1疗程。

核　桃

核桃为胡核科植物胡桃的果实,又名胡桃、羌桃、万岁子等。相传为张骞出使西域时带回,与胡茄、胡椒、胡琴等都属于西北民族特产,现产于太行山、新疆、山东等半山区或丘陵地带,能耐干旱。民间称核桃为"长寿食品"。

(1)核桃含营养素全面,首先核桃中脂肪含量丰富,每100克核桃仁含脂肪60～70克,主要成分为亚油酸甘油酯,混有少量的亚麻酸、油酸甘油酯。这些不饱和脂肪酸能提供营养,有助于提高人血白蛋白,同时能降低血清胆固醇,防止血管硬化、高血压病、冠心病的发生。

(2)核桃是最好的健脑食品。除亚油酸甘油酯可提供大脑基质需要外,核桃所含的微量元素锌、锰等都是垂体的重要成分,常食核桃有助于补充脑的营养,起到健脑益智的作用。

(3)核桃中的维生素E及钙、磷、锌、锰、铬等矿物质丰富,蛋白质含量也高,达 15%～20%,另外还含有人体必需的多种氨基酸,这就决定了核桃具有滋补强身、防衰老、延年益寿的作用。

(4)中医认为核桃味甘性温,具有补肾固精、温肺定喘、润肠通便的功能。尤其适用于贫血、神经官能症、阳痿、遗精、动脉硬化症、高血压病、泌尿系统结石、便秘、肾虚喘咳、腰痛、肾虚头晕、小便频数、胃癌、食管癌、胃酸过多、痔疮、白带、白发、头发枯焦不润的人食用。《本草纲目》称核桃:"治虚寒、咳喘、腰腿疼痛。"《医学衷中参西录》称其为"强筋健骨之要药"。《开宝本草》称常食核桃可"令人肥健、润肌、黑须发"。

(1)核桃仁所含的脂肪,虽然有利于清除胆固醇,但脂肪本身具有很高的热量,如果过多食用又不能被充分利用的话,就会被人体储存起来,结果适得其反。同时应该适当减少其他脂肪摄入,以避免热量摄入过高。

(2)核桃含较多油脂,吃多了会令人上火和恶心,正在上火、腹泻的人不宜吃。一般来说,每天服用核桃仁的重量应在 30 克左右,大约相当于 4 个核桃。

小偏方

(1)耳鸣、遗精:核桃仁 3 个,五味子 5 粒,蜂蜜适量,于睡前嚼服。

(2)腹泻:核桃仁 1 把,加适量红糖,炒成炭,再用水煎服。

(3)脏躁症:核桃仁 50 克,捣碎,和糖开水冲服,每日 3 次。

(4)尿路结石:核桃仁 100 克,用食油炸酥,加糖适量混合研磨,使成乳剂,于 1～2 日内分次服完。连续服药至结石排出为止。

(5)痰喘:人参 1 根,核桃肉 1 个,煎汤服。

(6)痰疾:核桃肉 3 个,生姜 3 片,煎服。

(7)百日咳:每日早晚各吃核桃仁 3 个。

(8)腰痛:核桃仁 50 克,切细,注以热烧酒,另加红糖调饮。

(9)呃逆:吃陈核桃仁 5 个,吃 2 次即愈。

(10)老年哮喘:核桃仁 500 克,捣碎,加 500 克蜂蜜调匀,每日早晚各服1汤匙。

(11)习惯性便秘:核桃 5 个,每晚睡前服下,连服 1 个月。

枇 杷

枇杷秋不凋,冬天开花春结子,夏初成熟,因而被人们誉为"果木中独备四时之气者",是江南特有的水果,因其叶似琵琶而得名。枇杷四季常绿,树形美观,秋冬花白,春夏果黄。果熟时节,硕果盈枝,满枝披金。枇杷果除鲜食和加工制成果汁、果酱、果酒、果脯、罐头等食品外,还可入药。

（1）枇杷不仅味道好,营养也相当丰富。据分析,其主要成分有糖类、蛋白质、脂肪、纤维素、果胶、胡萝卜素、鞣质、苹果酸、柠檬酸、钾、磷、铁、钙以及 B 族维生素、维生素 C 等。特别是胡萝卜素的含量丰富,在水果中高居第 3 位。而且其含糖的种类也相当丰富,主要由葡萄糖、果糖和蔗糖组成。另外,枇杷中丰富的 B 族维生素,对保护视力,保持皮肤健康润泽,促进儿童的身体发育都有着十分重要的作用。

（2）中医认为枇杷性凉,味甘、酸,有润肺止咳、止渴和胃的功效。常用于咽干烦渴、咳嗽吐血、呃逆等症。《本草纲目》记载它有"气味甘、酸、平,无毒,具有止咳、止渴、止吐、利肺,主上焦热,调五脏"之功。

（3）不仅枇杷的果肉可入药,其核、叶、根也有药用价值。枇杷叶可清肺和胃、降气化痰,多用于治疗因风热燥火、劳伤虚损而引起的咳嗽、呕恶、饮食不下及夏季消暑。枇杷花能辅助治疗伤风感冒。鲜树根能辅助治疗传染性肝炎和关节疼痛。而用枇杷的果汁和冰糖熬成枇杷膏,更是清肺、宁咳、解燥、健胃的良药,闻名遐迩。

吃枇杷切勿吃核。枇杷核中含有氰苷类物质,若吞吃了枇杷核,咀嚼时氰苷就会被唾液水解,在酶的作用下,可分解释放出氢氰酸而导致氢氰酸中毒。氢氰酸被吸收后与组织细胞含铁呼吸酶结合,导致缺氧,严重者甚至会引发呼吸麻痹而死亡。

食物养生宜忌与祛病偏方

（1）慢性气管炎：枇杷生食，每次 150 克。

（2）声音嘶哑：鲜枇杷叶 20 克，竹叶 15 克，水煎服。

（3）咳嗽咳痰：枇杷叶 20 克，杏仁 9 克，橘皮 9 克，水煎服。

（4）痱子、痤疮：枇杷叶 50 克，水煎洗患处。

（5）肺燥咳嗽：每次吃鲜枇杷果肉 5 枚，每日 2 次。

（6）流感：枇杷叶(刷净毛)50 克，水煎分 2 次服。

（7）糖尿病：枇杷根 50 克，水煎服。

（8）黄疸：枇杷根 100 克，水煎加入红糖适量，温服，每日 1 次，连服 3 日。

（9）口干烦渴：鲜枇杷洗净，生吃。

（10）咽喉红肿：将鲜枇杷 50 克，洗净去皮，加冰糖 5 克，熬 30 分钟后服用，对于扁桃体发炎引起的咽喉红肿疼痛有辅助治疗作用。

无 花 果

无花果因花小，藏于花托内，又名隐花果。无花果原产于地中海和东南亚，唐代前后传入我国，在我国各地都有栽培。花托生食，味美，可制酒或做果干，根、叶能消肿解毒，种子含油 30%。无花果的果实极为鲜嫩，不易保存和运输，故多用以晒制果干。

（1）无花果含有苹果酸、柠檬酸、脂肪酶、蛋白酶、水解酶等，能帮助人体消化，促进食欲，又因其含有多种脂类，故具有润肠通便的功效。

（2）无花果所含的脂肪酶、水解酶等成分有降低血脂和分解血脂的功能，可减少脂肪在血管内的沉积，进而起到降血压、预防冠心病的作用。

（3）无花果有抗炎消肿之功，可利咽消肿。

（4）现代医学研究证明，无花果有抗癌作用。

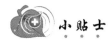 小贴士

在种植和常吃无花果的地区，人们很少患有癌症。研究者认为无花果中含有抗癌物质，能防止早期癌瘤的形成。据报道，南京、上海等6家医院对130余例癌症病例观察发现，无花果对肝癌、肺癌、肉瘤均有一定的抑制作用。美国、日本、法国等国家，已将无花果及其制品（果汁、果酱、罐头等）列为抗癌食品。

忌

(1)脑血管意外、脂肪肝等患者不宜食用无花果。

(2)无花果性寒，凡脾胃虚寒、腹痛便溏之人忌食，糖尿病患者亦忌之。《随息居饮食谱》记载："无花果甘寒清热，中寒者忌食。"

 小偏方

(1)咽喉刺痛：无花果鲜果晒干，研细末，吹喉。

(2)肺热声嘶：无花果20克，水煎调冰糖服。

(3)痔疮、大便秘结：鲜无花果生吃或干果10个，猪大肠一段，水煎服。

(4)久泄不止：无花果5个，水煎，吃无花果，并饮汤。

(5)筋骨疼痛、风湿麻木：无花果根或果，炖猪肉或煮鸡蛋食。

(6)喉痒：无花果根去粗皮，捣碎，开水泡服。

(7)颈淋巴结核：鲜无花果根25克，水煎服。

(8)胃癌、肠癌：每日餐后生食5个无花果或干果20克，水煎服。

(9)赘疣：无花果鲜果白色乳汁，外涂患处。

(10)哮喘：无花果捣汁半杯，用开水冲服，每日1次，以愈为度。

(11)子宫颈炎：无花果叶50克，煎汤坐浴患部，再用消毒棉球浸药汁中，涂患处。

(12)白癜风：无花果叶25克，切碎，在75％酒精（100毫升）中浸10日，涂患处，每日3次。

食物养生宜忌与祛病偏方

（13）小儿蛔虫、钩虫：无花果根或茎叶 50 克，煎浓汤，早晨空腹 1 次服下。

罗 汉 果

罗汉果又名汉果、罗晃子等，被人们誉为"神仙果"，产于我国广西。罗汉果汁还可用于烹调，清香可口。

（1）罗汉果是一种具有止咳定喘、解热抗痨作用的稀有水果，同时也是一种具有特殊甜味物质的甜果，被称为止咳定喘的良药。

（2）罗汉果果实营养价值很高，是一种极好的清凉饮料，既可提神生津，又可预防呼吸道感染，常年服用，能延年益寿。

（3）罗汉果具有清热凉血、化痰止咳、润肺滋肠等作用，是歌唱演员、播音员的最佳保健食品。

（4）罗汉果对伤风感冒、咳嗽多痰、胃热便秘及慢性咽喉炎、慢性支气管炎等症也有辅助疗效。

（5）罗汉果根、叶捣汁，敷疮疗疖有良效。

（6）现代医学研究证明，罗汉果是一种防治高血压病、高脂血症、肥胖症的果品。罗汉果中含有丰富的糖苷，具有降血糖作用，可辅助治疗糖尿病和肥胖症。

（7）中医学认为罗汉果有滑肠排毒的作用，并可驻颜，是减肥果品。

（1）罗汉果属性凉之果，虽能清肺止咳，可治痰火咳嗽，但由于老年慢性支气管炎咳痰色白多沫者均为寒痰，故当忌食。

（2）罗汉果含有较丰富的果糖，糖尿病患者食用后可导致体内的血糖升高，加重病情。所以，糖尿病患者忌食罗汉果。

(1)百日咳:罗汉果1个,柿饼15克,水煎服。

(2)喉痛失音:罗汉果1个,胖大海3个,水煎代茶饮。

(3)保护发音器官:罗汉果1个,胖大海1个,冰糖30克,开水冲泡,代茶常饮。

(4)急慢性支气管炎、扁桃体炎、咽喉炎、便秘:罗汉果15~30克,金银花10克,水煎服。

(5)痰火咳嗽、大便秘结:罗汉果与猪瘦肉煮汤服食。

(6)咽喉炎:把罗汉果切薄片,以开水冲泡代茶饮。

(7)声音嘶哑、咳嗽不爽、咽痛:罗汉果20克,沸水泡焖15分钟后代茶饮。本方有清肺止咳、润肠通便之功效,可保护嗓子,还能辅助治疗风热袭肺引起的声音嘶哑、咳嗽不爽、咽痛等症。

草　莓

草莓又叫洋莓、红莓,原产欧洲,本世纪初传入我国而风靡华夏。草莓外观呈心形,其色鲜艳粉红,果肉多汁,酸甜适口,芳香宜人,营养丰富,故有"水果皇后"之美誉。草莓的食法比较多,常见的是将草莓冲洗干净,直接食用,或将洗净的草莓拌以白糖或甜牛奶食用,风味独特,别具一格。随着食品工业的发展,草莓已制成各种果酱、果冻、果脯、糖水罐头、果汁等食品。

(1)草莓富含氨基酸、果糖、蔗糖、葡萄糖、柠檬酸、苹果酸、果胶、胡萝卜素、维生素 B_1、维生素 B_2、烟酸及矿物质钙、镁、磷、铁等,这些营养素对人体生长发育有很好的促进作用,对老人、儿童大有裨益。

(2)研究发现草莓中的有效成分,可抑制癌肿的生长。草莓中含有的鞣酸,能保护人体组织不受致癌物质的伤害,且有抑制恶性肿瘤细胞生长的作用。

(3)每100克草莓含维生素C 50~100毫克,比苹果、葡萄高10倍以上。科

食物养生宜忌与祛病偏方

学研究已证实,维生素 C 能消除细胞间的松弛与紧张状态,使脑细胞结构坚固,皮肤细腻有弹性,对脑和智力发育有重要影响。

(4)常食草莓除能防治坏血病外,对动脉硬化、冠心病、高血压病等,也有防治效果。

(5)饭后吃一些草莓,可分解食物脂肪,有利于消化。

(6)草莓中含有一种氨类物质,对治疗白血病、再生不良性贫血等血液病,有辅助治疗作用。

(1)草莓性寒,柔嫩多汁,虽有健胃、补虚之功效,但肠胃虚寒、大便滑泄者不宜食用。

(2)草莓是鞣酸含量丰富的植物,草莓中含有的草酸钙较多,尿路结石患者不宜吃得过多。

小偏方

(1)干咳:鲜草莓 100 克,洗净捣烂后用凉开水调和滤汁,再加冰糖 30 克,分 2 次饮服。润肺止咳,适用于干咳无痰、日久不愈。

(2)咽喉灼痛:新鲜草莓 500 克,洗净捣烂榨汁,分 2 次少量缓慢含咽。清热利咽,适用于咽喉灼痛、烦热干渴。

(3)食欲不振:鲜草莓 500 克,分 3 次于饭前服食。生津健胃,适用于食欲不振、餐后腹胀。

(4)小便短涩:新鲜草莓 100 克,洗净捣烂,加凉开水 1 杯,滤汁饮服,每日 3 次。清热利尿,适用于小便短涩、红赤。

桑　葚

桑葚又名桑果,早在 2000 多年前,桑葚已是中国皇宫御用之补品。因桑树特殊的生长环境,使桑果具有天然生长、无任何污染的特点,所以桑葚又被称为"民间圣果",被医学界誉为"21 世纪的最佳保健果品"。

（1）桑葚含有丰富的活性蛋白、维生素、氨基酸、胡萝卜素、矿物质等成分，营养是苹果的5～6倍，是葡萄的4倍，具有多种功效，常吃能显著提高人体免疫力，具有延缓衰老、美容养颜的功效。

（2）桑葚能改善皮肤（包括头皮）血液供应，营养肌肤，使皮肤白嫩还能乌发。桑葚是中老年人健体美颜、抗衰老的佳果与良药。常食桑葚可以明目，缓解眼睛疲劳、干涩的症状。

（3）桑葚对溶血性反应有增强作用，可防止人体动脉硬化和骨骼关节硬化，促进新陈代谢。桑葚可以促进血红细胞的生长，防止白细胞减少，并对治疗糖尿病、贫血、高血压病、高脂血症、冠心病、神经衰弱等病症具有辅助疗效。

（4）桑葚具有生津止渴、促进消化、帮助排便等作用，适量食用能促进胃液分泌，刺激肠蠕动及解除燥热。中医认为桑葚味甘、性寒，还具有补肝益肾、生津润肠等功效。

（1）未成熟的桑葚不能吃。

（2）熬桑葚膏时忌用铁器。因桑葚中含有溶血性过敏物质及透明质酸，过量食用后容易发生溶血性肠炎。

（3）少年儿童不宜多吃桑葚。因为桑葚内含有较多的胰蛋白酶抑制物——鞣酸，会影响人体对铁、钙、锌等物质的吸收。

（4）脾虚便溏者亦不宜吃桑葚。

（5）桑葚含糖量高，糖尿病患者应忌食。

小偏方

（1）失眠、习惯性便秘：鲜桑葚50克，水适量煎服。

（2）贫血、风湿性关节炎：鲜桑葚60克，核桃仁30克，炖食。

（3）贫血：鲜桑葚60克，桂圆肉30克，炖烂食，每日2次。

（4）糖尿病：桑葚10克，加水煎服，或服桑葚膏，每次30克，每日3次。

（5）便秘：桑葚 50 克，肉苁蓉、黑芝麻各 15 克，枳实 10 克，水煎服，每日 1 剂。

（6）肺结核：鲜桑葚 60 克，地骨皮 15 克，冰糖 20 克，水煎服，每日早晚各 1 次。

（7）自汗、盗汗：桑葚 20 克，五味子 10 克，水煎服，每日 2 次。

（8）血虚腹痛：鲜桑葚 60 克，水煎服。或桑葚熬膏，每日 10～15 克，用温开水和少量米酒冲服。

（9）风湿性关节疼痛、麻痹以及各种神经痛：鲜黑桑葚 50 克，水煎服。

（10）贫血、神经衰弱、肢体麻痹、大便干结：桑葚膏，每次服 1 匙，每日 2～3 次，以温水和黄酒少许化服。

（11）闭经：桑葚 15 克，红花 3 克，鸡血藤 15 克，加黄酒和水煎，每日 2 次温服。

菠 萝

菠萝原名凤梨，原产巴西，16 世纪时传入中国，共有 70 多个品种，是岭南四大名果之一，属凤梨科多年生常绿草本植物，每株只在中心结一个果实。其果实呈圆筒形，由许多子房和花轴聚合而长成，是一种聚合果。菠萝果皮有众多的花器（俗称果眼或菠萝鸡），坚硬棘手，食用前必须削皮后挖去。菠萝一年有 3 次结果期，品质以 6—8 月成熟为最佳。鲜食以果色新鲜，果形端正，果身坚实，熟度八成的为好。

（1）中医认为滋味酸甜的菠萝有生津止渴、助消化、止泻、利尿等功效，可帮助减轻烦渴、头晕、倦怠、闷饱难耐、食欲不振等症状。适时地吃一些菠萝对于小便不利、热咳、咽喉肿痛、支气管炎、高血压病、消化不良、酒醉等都有相当好的改善效果。

（2）菠萝富含维生素 B_1，可以消除疲劳，增进食欲。由于菠萝酵素能帮助消化，十分适宜饭后食用。所以在饱餐一顿之后，不妨吃几片菠萝去油腻。

第四章 果实篇

菠萝汁中含有生物碱和菠萝蛋白质酵素,此两种物质对人体不利。生物碱刺激口腔黏膜,食后会感觉口腔瘙痒。菠萝蛋白质酵素对有些人会引起过敏,称菠萝病或菠萝中毒,食后15~60分钟会出现腹痛、呕吐、腹泻等症,同时出现过敏现象如头晕、头痛、皮肤潮红、全身瘙痒、四肢及口舌发麻,所以有过敏史的人忌食。

食物养生宜忌与祛病偏方

 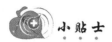小贴士

食盐可破坏菠萝内的生物碱和酵素,故食用新鲜菠萝时,将菠萝肉块用盐浸洗,使味道更甜,还能减少中毒过敏。正确的方法是把菠萝切成片或块放在盐水中浸泡30分钟,然后再洗去咸味,就可以达到消除过敏性物质的目的。饭后30分钟吃这些用盐水浸泡过的菠萝,既美味又营养。

小偏方

(1)支气管炎:菠萝肉150克,蜂蜜25克,水煎后服用,每日2次。

(2)痢疾:菠萝1个,去皮后切成小块食用,每日3次。

(3)消化不良:菠萝1个,橘子2个,将菠萝去皮后切成小块榨取汁液,橘子去皮后榨取汁液,将上述两汁混匀后即可饮用。每次饮用20毫升,每日2次。

(4)肠炎腹泻:菠萝叶50克,水煎后服用,每日2次。

(5)肾炎:菠萝肉100克,鲜茅根30克,水煎后代茶饮用。

(6)糖尿病:将菠萝榨汁后,以凉开水调服,代茶饮。对于糖尿病口渴、尿浑浊有效。

柚　子

在众多的秋令水果中,柚子可算是个头最大的了,一般都在1000克以上。

它在每年的农历八月十五左右成熟,皮厚耐藏,故有"天然水果罐头"之称。柚子的原产地在南洋,后来传入中国。

(1)柚子不但营养价值高,而且还具有健胃、润肺、补血、清肠、利便等功效,可促进伤口愈合,对败血病等有良好的辅助疗效。

(2)柚子含有生理活性物质皮苷,可降低血液的黏滞度,减少血栓的形成,故而对脑血管疾病,如脑血栓、中风等也有较好的预防作用。

(3)鲜柚肉由于含有类似胰岛素的成分,更是糖尿病患者的理想食品。

(4)中医还认为柚子具有理气化痰、润肺清肠、补血健脾等功效,能治食少、口淡、消化不良等症,并能帮助消化、除痰止渴、理气散结。

(1)脾虚泄泻的人忌吃柚子。

(2)柚子不能与某些药品同服。临床观察发现,高脂血症患者用1杯柚子汁吞服1片洛伐他汀(又称美降脂),结果相当于用1杯水吞服12～15片洛伐他汀引起的降血脂作用,因此患者极易发生中毒,出现肌肉痛,甚至肾脏疾病。

小偏方

(1)消化不良:糖渍柚子皮50克,慢慢嚼服。

(2)肝郁气胀:鲜柚皮1个,于炭火上烤至黄棕色,用清水泡1天,切片加水煮熟,加入小葱、盐、油即可食用。

(3)解酒:生食柚子,既能起醒酒作用,又可消除口中异味。

(4)冻疮:将柚子皮用水煮10分钟左右,然后取汁浸泡冻疮处,每次20分钟,连泡15日,可使冻疮治愈。

(5)咳喘:柚子1个,将皮剥下,削去内层白髓,切碎放于盖碗中,加适量蜂蜜,隔水蒸至烂熟,早晚1匙,冲少许黄酒内服。按此方服15日有奇效。

(6)斑秃:柚子核15克,将柚子核用开水浸泡2小时即可。用浸泡液涂患处。

（7）脱发：柚子核 15 克，将柚子核以开水冲泡，备用。涂患处，每日 2 次。

（8）妊娠恶阻：萝卜籽 15 克，鲜姜 5 克，柚子皮 15 克，将上 3 味入锅，加水 1 碗，煮成半碗即成。每日 1 剂，温热服饮。

葵 花 子

葵花子是向日葵的子实，简称葵子，俗称香瓜子。在炒货食品中，它与西瓜子(黑瓜子)、南瓜子(白瓜子)并称"三子"。因葵花子味香，价廉物美，既富有营养又增进食欲，故深受城乡人民的喜爱。葵花子的产地很广，几乎全国各地都有出产。葵花子按壳色分为黑籽、花籽和白籽三种。黑籽品质最好，花籽次之，白籽最差。

（1）葵花子富含不饱和脂肪酸，其中人体必需的亚油酸达到 $50\% \sim 60\%$。亚油酸不仅可以降低人体的血清胆固醇，而且可以抑制血管内胆固醇的沉淀。所以，多食用葵花子，可以预防心脑血管疾病。

（2）葵花子除富含不饱和脂肪酸外，还含有多种维生素、叶酸、铁、钾、锌等人体必需的营养成分。葵花子还含有大量的膳食纤维，每 7 克葵花子中就含有 1 克膳食纤维，比苹果中膳食纤维的含量比例高得多。美国癌症研究所在有关实验中已经证明，膳食纤维可以降低结肠癌的发病率。

（3）葵花子中铁的含量是葡萄干和花生的 2 倍，所以也可以预防贫血的发生。

（4）葵花子还含有精氨酸，精氨酸是制造精液不可缺少的成分。因此，处在生育期的男人，每天食用一些葵花子对身体非常有好处。

（1）葵花子忌存放时间过长。存放时间过长，其中的油脂经氧化后，会影响人体细胞正常的新陈代谢，从而造成衰老、癌变等危害。

（2）散装的葵花子，保质期一般无法确认，所以葵花子最好要购买标明保质

食物养生宜忌与祛病偏方

期的产品,而且最好在保质期内吃完。

(3)葵花子对老年人来说,不宜多吃。葵花子含油量高,而且这些油脂大多属于不饱和脂肪酸,若进食过多,则会消耗体内的胆碱,使体内脂肪代谢失调,脂肪沉积于肝脏,将会影响肝细胞的正常功能。

(4)有些葵花子在炒制时需要一些香料,如桂皮、大茴、花椒等,它们对胃都有一定的刺激作用,尤其是桂皮中含一种黄樟素的物质,动物实验证实其有致癌作用。老年人肝脏解毒功能下降,吃得太多,肝脏负担加重,有可能诱发肝炎而危害人体健康。

(5)葵花子在加工过程中,还需要大量的食盐,水、盐是一对孪生姐妹,盐摄取过多,可使水在血管内潴留,使血管阻力增加、血压升高或使高血压患者症状加剧,严重者还会诱发脑中风或心绞痛。因此,老年人不宜多食葵花子。

 小偏方

(1)血痢:葵花子 50 克,冲开水炖 1 小时,加冰糖服。

(2)蛲虫:葵花子 200 克,生食。

(3)高血压病:生葵花子,每日取 100 克食之。配服芹菜根,捣汁每日服 1 杯。

(4)痛经:葵花子 35 克,山楂 30 克,共炒熟打碎,煎成浓汁,加红糖 30 克,在经前连服 2 次。

(5)血虚头晕:葵花子仁 100 克和母鸡炖汤,吃之,并饮汤。

(6)耳鸣:葵花子壳 15 克,放入锅中,加水 1 杯煎服,每日 2 次。

椰 子

椰子是海南特有的水果之一,椰子形似西瓜,外果皮较薄,呈暗褐绿色,中果皮为厚纤维层,内层果皮呈角质。果内有一贮存椰浆的空腔,成熟时,其内贮有椰汁,清如水,甜如蜜,晶莹透亮,是极好的清凉解渴之品。椰子含有丰富的营养,椰子水可当饮料直饮,清甜可口。新鲜椰子肉质细嫩,椰子水比较多,可以久放,老椰子椰肉清脆可口,椰子核还可用来制成工艺品。

（1）椰汁及椰肉含水量高，还富含蛋白质、果糖、葡萄糖、蔗糖、脂肪、维生素 B₁、维生素 E、维生素 C、钾、钙、镁等。椰肉色白如玉，芳香滑脆，椰汁清凉甘甜，所以是老少皆宜的美味佳果。椰子汁虽含钾量高，但含镁量也高，可增加机体对钾的耐受性。用来治疗胃肠炎、脱水均有效。

（2）椰子汁液多、营养丰富，可解渴祛暑、生津利尿，治疗热病，果肉有益气、驱虫、令人面色润泽的功效。而成熟的椰肉，富含脂肪、蛋白质，可用来制备罐头、椰干、糕饼等食品，用途广泛。

（1）椰子浸在水里可长时间保存，但椰汁倒出后最好尽快饮用，不要长时间保存。

（2）椰子性味寒凉，肠胃不好的人不宜过量饮用。

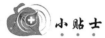 小贴士

椰子上有 3 个眼，即两个假眼、一个真眼，真眼其实就在蒂的地方。这 3 个眼是成三角形排列的，都在椰子顶部。3 个眼上都覆盖了一层白色的肉质的东西，跟硬硬的壳质感不同。一般真眼在最中间的位置。把白色的肉质部分刮掉，用刀尖捅开，有一个小洞露出来，插根吸管就可以直接饮用了。

 小偏方

（1）驱虫：每次取椰子 1 个，先饮椰汁，后吃椰肉，每日早晨空腹 1 次食完，3 小时方可进食，驱姜片虫、绦虫的效果与槟榔相似，且无副作用。

（2）水肿：鲜椰子汁适量饮服，能辅助治疗充血性心力衰竭、周围水肿。

（3）脾胃虚弱：椰子肉（切碎）、糯米、鸡肉各适量，同煮粥，用油、盐调味食用。适用于脾虚倦怠、食欲不振、手足无力、体弱头昏等症。

松　子

松子又名松子仁、海松子、新罗松子,为松科植物红松的种子。从古至今,人们普遍喜食。明代的《本草经疏》中指出:"松子味甘补血。血气充足,则五脏自润,发黑不饥。仙人服食,多饵此物。故能延年,轻身不老。"故被誉为"长生果"。

(1)松子丰富的油脂成分,不但可以帮助排便,还可以滋润皮肤,皮肤干燥、用脑过度的人很适合吃点松子。

(2)松子属于优质的油脂来源,含多不饱和脂肪酸及必需脂肪酸,可以减少哮喘的发作。

(3)松子中的脂肪成分主要为亚油酸、亚麻油酸等不饱和脂肪酸,有软化血管和防治动脉粥样硬化的作用。因此,老年人常食松子,可防止因胆固醇增高而引起的心血管疾病。

(4)松子作为药用在我国已有悠久的历史,松子能润肺,治燥结咳嗽。

(5)松子又常被中医作为滋补强壮药物使用,它对老年慢性支气管炎、支气管哮喘、便秘、风湿性关节炎、神经衰弱和头晕眼花等症均有一定的辅助治疗作用。

(1)中医认为,食用松子过量易引发热毒,所以要求每次食用不宜超过50克。

(2)松子含丰富的油脂,所以胆功能严重不良者应慎食。

(3)每次尽量不要购买太多松子,因为松子存放时间长了会产生异味,不宜再食用。

（1）便秘：①松子仁 15 克，每日早晚各服 1 次，可用于治疗老年人体虚便秘。②将松子仁 50 克洗净晒干，微火炒香，与淘净的粳米 100 克同入砂锅，加水适量，煮沸后改用小火煨煮成稠粥，即成。早晚分食，服食时加适量蜂蜜。可滋阴润肠通便，适用于排便困难。③松子仁 15 克，粳米 30 克，先煮粥，后将松子仁和水做糊状，入粥内，待 2～3 沸，空腹服用。本方适用于气血不足所致的便秘。

（2）风湿性关节炎：松子仁 15 克，当归、桂枝、羌活各 6 克，加黄酒和水等量合煎，每日 1 剂，分 2 次服。

（3）冻疮：松子仁 30 克，捣烂加菜油调成糊状，敷患处，每日换 1 次。

（4）痔疮出血：每日嚼食松子仁 3 次，每次 5 克。

沙 棘 果

沙棘又称醋柳、酸刺，是生长在我国华北、西北和东北地区的一种野生落叶灌木或小乔木，果实为椭圆形、橙黄色。沙棘的根、茎、叶、花、果，特别是沙棘的果实含有丰富的营养物质和生物活性物质，可以广泛应用于食品、医药、轻工、航天等国民经济的许多部门。由于沙棘适应性强，栽培管理技术易掌握，已成为我国黄河中游黄土高原及西部贫困地区脱贫致富的一种重要经济植物资源。

（1）沙棘果中除含有蛋白质、脂肪、糖类外，还含有人体必需的多种维生素和无机盐，其中维生素含量丰富。沙棘果尤以维生素 C 含量为高，几乎居一切果蔬之冠。每 100 克沙棘果汁中含维生素 C 高达 800～850 毫克，最高可达2100 毫克以上，含维生素 E15～22 毫克，维生素 A 的含量则相当于豆油的20～30 倍。故而沙棘果有"维生素宝库"之称。

（2）沙棘果具有很高的食用和药用价值。沙棘果所含脂肪大部分由不饱和脂肪酸所组成，极易被人体吸收利用，并能降低血液中的胆固醇和甘油三酯，可有效地防治高血压病和冠心病。沙棘果也能消喘止咳,可用于治疗慢性气管炎、咳喘等呼吸系统疾病。还能消食健胃,对消化系统疾病有一定疗效,可用以治疗胃及十二指肠溃疡、胃痛及消化不良等症。

(3)沙棘果中及其药品中含有多种化学成分,具有延缓和防治癌变的作用。

 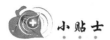 小贴士

　　用沙棘果制成的沙棘饮料,不但味道独特,芳香可口,老少皆宜,而且有消食健胃、清肺止咳、安神降压、舒筋活血、壮身健体、延年益寿的功效。而沙棘油则具有抗辐射、抗疲劳作用,能增强机体活力,对治疗烧伤和十二指肠球部溃疡有特效。

 忌

(1)沙棘果具有活血散瘀的功效,常用于跌打瘀肿、瘀血经闭的治疗,所以气虚所致的月经过多的女性应禁忌食用。

(2)沙棘果不可多食。因为沙棘果能助消化,只是促进消化液的分泌,并不是通过健脾胃的功能来消化食物的,而是通过"破气"以消除积滞之物,如果食之过多,同样能伤人胃气。因此,脾胃虚弱之人不宜食用沙棘果。

小偏方

(1)腹痛腹泻:沙棘果(半熟者)10枚,将沙棘果洗净后切片,放入锅中,加水1000毫升,煮取500毫升。每次服1碗,每日2次,连果带汤,空腹时服下。此汤具有和胃化滞、止泻痢的功效。适用于肠炎或痢疾引起的腹痛、腹泻。

(2)小儿泻痢:沙棘果3枚,将沙棘果洗净后,去核捣烂,绞取其汁。每日2次,每次10毫升。此汁具有化积滞、止泻痢的功效。

(3)遗精:新鲜沙棘果50克,芡实30克,将沙棘果先洗净切开,加入芡实,再加水3碗,共煎煮成汤1碗,分2次1日服完。此汤具有涩精止遗的功效。

（4）小儿淋巴结核：沙棘果 5 枚，白醋 50 克，将沙棘果洗净切片晾晒，烤干后研为细末，加入白醋调匀即成。每次服 1 匙，每日 2 次。此方具有行气止痛、化痰散结的功效，适用于小儿淋巴结核及羸弱等病症。

花　生

花生又名长生果、万寿果、落花生、千岁子。花生因其香脆味美、营养丰富，具有补虚、益寿、抗衰老、美容之功能，因而被人们誉为"长生果"。我国民间结婚常以红枣、花生、栗子相陪而寓早生贵子之意。婚宴席间，主人总是会热情地端出一盘花生、红枣之类的果品来招待客人，以示喜庆吉祥。

（1）花生营养成分丰富而且全面。据科学分析，花生含有脂肪、蛋白质、氨基酸、卵磷脂、嘌呤、花生碱、胆碱、淀粉、纤维素、无机盐和维生素 A、B 族维生素、维生素 C、维生素 K、生物素、生育酚等，还含有钙、钾、磷、铁、镁等多种元素。

（2）花生所含的脂溶性维生素 E 与生育长寿关系密切，所含维生素 K 有保护血管壁和止血等作用。故民间有"常食花生能养身，吃了花生不想荤"的说法。在国外，花生的营养保健价值备受人们的青睐，被誉为"植物肉"、"绿色牛奶"。

（3）花生不但是营养丰富的美食佳品，而且还有很高的医疗药用价值。据《本草纲目》记载："花生悦脾和胃、润肺化痰、滋养补气、清咽止痒。"

（4）花生炒熟食用能养胃醒脾、滑肠润燥。花生适用于治疗营养不良、脾胃失调、各种贫血、咳嗽痰喘、肠燥便秘、乳汁缺乏等症。

（5）花生具有降低血清胆固醇的作用，适宜于动脉硬化、冠心病、高血压等心脑血管患者食用。

（6）花生中的有效成分有延缓人体细胞衰老、加强脑细胞发育、保护血管防止硬化、增强记忆力等作用。

食物养生宜忌与祛病偏方

(7)现代医学研究证实,花生能缓解血友病患者的出血症状,具有抗纤维蛋白溶解、促进骨髓制造血小板、加强毛细血管收缩机能、调整凝血因子缺陷的作用,对各种出血性疾病诸如再生障碍性贫血的出血、肺结核咯血、泌尿道出血、齿龈渗血、外伤性渗血等症有较好的止血作用。

(1)高脂血症患者忌食。花生含有大量脂肪,高脂血症患者食用花生后,会使血液中的脂质水平升高,而血脂升高往往又是动脉硬化、高血压、冠心病等疾病的重要致病原因之一。

(2)胆囊切除者忌食。花生中所含的脂肪需要胆汁来消化,胆囊切除的患者如果食用花生,则没有大量的胆汁来帮助消化,常会引起消化不良。

(3)消化不良者忌食。花生含有大量脂肪,肠炎、痢疾等脾胃功能不良者食用后会加重病情。

(4)跌打瘀肿者不宜食。花生含有一种促凝血因子。跌打损伤、血脉瘀滞者食用花生后,可能会使瘀血不散,加重肿痛症状。另外,便溏者慎用。

 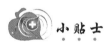

不宜在温度高、湿度大、氧气足的环境中保存花生米,这种环境容易使花生长芽,也有利于真菌生长。食用长芽的花生对身体有害,因为花生长芽后,破坏了外皮,容易产生黄曲霉、寄生曲霉等,这些真菌产生黄曲霉毒素具有强烈的致癌性,属致癌物之一。

(1)乳少:花生米100克,猪蹄1个,共炖服。

(2)久咳、百日咳:花生仁100克,文火煎汤调服。

(3)脚气病:生花生仁100克,赤小豆90克,红枣90克,煮汤,1日饮用数次。

（4）水肿：花生 100 克，蒜头 2 个，煮熟后随意服食，每天 1～2 次。

（5）白带过多：花生米 100 克，冰片 6 克，捣如泥，分 2 次服，每天 1 次，空腹白开水送下。

（6）血友病及各种出血：每日食花生（生、炒食均可）150 克。

（7）鼻窦炎：用花生仁 8 粒，放白铁罐内，上糊纸密闭，纸上开一小孔，将罐放火炉上，待冒烟用烟熏鼻孔，每日 1 次。

（8）高血压：花生全草（干品）50 克，切碎，水煎当茶饮，每天 1 剂，2 周为 1 疗程。血压正常后，可改为不定期服用。

（9）声嘶：花生米（去红衣），水煮饮汤。

柑　子

柑子果实呈圆形，颜色赤黄，口味甘甜，种类繁多，以广东的茶枝柑、新会柑最为著名。柑子与橘子相比，其体积稍大于橘子，果皮较厚，果实成熟时采摘去皮后鲜食，味道甘美，乃果中之佳品。

（1）柑子以含维生素 C 丰富而著称，其所含的维生素 P 能增强维生素 C 的作用，强化末梢血管组织。柑中的陈皮苷等也有降低毛细血管脆性的作用，高血压病与肥胖症患者食之非常有益。

（2）柑果含有大量的维生素、有机酸等。味甘酸而性凉，能够清胃热、利咽喉、止干渴，为胸膈烦热、口干欲饮、咽喉疼痛者的食疗良品。

（3）柑果还有抗炎、抗过敏、降压、降脂的作用。柑果中含有橙皮苷及维生素 P，对血管具有一定的抗炎、抗过敏、降脂及降压的作用。

（4）柑皮与橘皮一样含有橙皮苷、川陈皮素和挥发油等。挥发油的主要成分为柠檬烯、蒎烯等，称为广陈皮，因而功同陈皮，但祛痰平喘作用弱于陈皮，和中消食顺气的作用则强于陈皮。

（5）柑果能利尿、温肾止痛，《开宝本草》记载其有利尿作用。柑核性温，有温肾止痛、行气散结作用。柑果是治疗肾冷腰痛、小肠疝气、睾丸偏坠肿痛的良药。

柑子鲜食口感怡人,令人百吃不厌。然而,柑子性凉,故脾胃虚寒者食用柑子应适可而止,不可贪多,否则会使人肺冷生痰,即所谓美味不可多食也。

小偏方

(1)心烦口渴、饮酒过度:可直接食1～2个柑子。或柑子剥皮绞汁和蜂蜜一起服,每日2次。

(2)小便不利:柑子2个,剥皮后直接食。或绞汁同鲜芦根50克,水煎兑服,每日2次。

(3)支气管哮喘:鲜柑树叶1500克,洗净放砂锅内,加水1500毫升煮沸,加入红糖500克,制成糖浆1000克,每次服20毫升(约20克),每日3次。

榴 莲

榴莲有"热带水果之王"的美称,被称为"滋补果王",它性热、味甘,皮青多钉,肉嫩浅黄,是夏日里人们爱吃的热带水果。马来西亚曾有这样一句民谚:"榴莲出,沙笼脱",意思是姑娘们宁愿脱掉裙子卖掉,也要饱尝一顿榴莲,可见其对榴莲的喜爱程度。虽然有些人不能接受它独特的气味,但只要尝试几口,度过最初的"适应期",便很容易为它着迷。人们给这个水果起名叫"榴莲",意思是它能让人"流连忘返"。

(1)榴莲的营养十分丰富,果肉中含有大量脂肪、糖类和蛋白质,还含有维生素 B_1、维生素 B_2、维生素 C 等多种维生素以及钙、铁、镁、磷、锌等丰富的矿物质,是一种营养密度高且均衡的热带水果。

(2)食用成熟的榴莲可以强健身体、健脾补气、补肾壮阳、温暖身体,属滋补有益的水果,在泰国常用来当做患者和产后女性补养身体的补品。

（3）榴莲性热，可以活血散寒、缓解经痛，特别适合受痛经困扰的女性食用。它还能改善腹部寒凉，促进体温上升，是寒性体质者的理想补品。用榴莲的果壳和骨头一起煮汤一直是民间传统的食疗验方。

（1）榴莲性热滞，未必人人都适合吃。热性体质者、阴虚体质者、糖尿病患者、喉痛咳嗽者、感冒者等都不宜吃榴莲，否则可能令病情恶化。

（2）榴莲不宜与酒一起食用，两者皆是热性之物，同时食用对身体不利。

（3）榴莲虽然好吃，但不可一次吃得太多，不然容易导致身体燥热，其丰富的营养还会因肠胃无法完全吸收而引起"上火"。

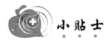

消除榴莲燥热的方法是在吃榴莲的同时喝些淡盐水或吃些水分比较多的水果来平衡，梨、西瓜都是很好的选择。不过，榴莲的最好搭档是被称为"水果皇后"的山竹，只有它才能轻易降伏"水果之王"的火气，保护身体不受损害。

（1）病后体虚：患病期间每天 1 个榴莲有利于病后恢复。榴莲果肉中含淀粉 11％，糖分 13％，蛋白质 3％，还有多种维生素等，营养非常丰富，故可作为患者的滋补佳品。

（2）痛经：由于榴莲具有活血散寒、缓解经痛的功效，所以，患有中医虚寒性痛经的女性在经期前后可每天食用 1 个榴莲。

桂　圆

桂圆亦称龙眼，李时珍说："食品以荔枝为贵，而滋益则龙眼为良。"因而对桂圆倍加推崇。"娇珍可爱,味甜如蜜"的桂圆可与荔枝齐名。桂圆主产地在广西、福建、广东、四川等地。营养成分之高为一般水果望尘莫及。

桂圆性温、味甘,益心脾,补气血,具有良好的滋养补益作用。可用于心脾虚损、气血不足所致的失眠、健忘、惊悸、眩晕等症,还能辅助治疗病后体弱或脑力衰退,对于女性的产后调补也很适宜。据药理研究证实,桂圆含葡萄糖、蔗糖和维生素 A、B 族维生素等多种营养素,其中含有较多的蛋白质、脂肪和多种矿物质,这些营养素对人体都是必需的。

(1)桂圆甘甜滋腻,内有痰火及湿滞停饮者慎用。

(2)中医认为产妇临产前喝上一碗桂圆汤,能起到增加体力、安定情绪的作用,从而有利于胎儿的分娩。然而,对于孕妇来说,却不宜食用桂圆。

 小贴士

　　桂圆性温、味甘,极易助火、动胎动血,而女性在受孕后,阴血聚以养胎,大多数人阴血偏虚,阴虚常常滋生内热,如易出现大便燥结、口苦舌干、心悸燥热,如果再食用桂圆,不仅增添胎热,而且易导致胃气上逆、呕吐,日久则伤阴,出现热象,引起腹痛、出血等症状,甚至造成流产或早产

 小偏方

(1)产后浮肿:桂圆肉、生姜、大枣,煎汤服,每次 200 毫升,每日 2 次。

(2)脾虚泄泻:桂圆肉 15 粒,生姜 3 片,煎汤服,每次 200 毫升,每日 2 次。

(3)温补脾胃:桂圆肉不拘多少,用好酒浸百日,常饮数杯。

(4)贫血、神经衰弱、心悸怔忡、自汗盗汗:桂圆肉 4～6 枚,莲子 10 克,芡实 10 克,加水炖汤,睡前服。

(5)疝气:荔枝核、桂圆眼核、小茴香各等量,每次空腹服 3 克,以升麻 3 克,

水酒煮送下。

（6）烫伤：桂圆核，研细末，以茶子油调涂患处。

（7）失眠：每晚睡前吃桂圆2个，可养心安神，治疗心悸失眠。

（8）产妇调养：桂圆100克，鸡蛋1个，红糖适量。桂圆去壳，加温开水，放适量红糖，然后将鸡蛋打在桂圆上面，置锅内蒸10～20分钟，以鸡蛋熟为宜。将蒸好的鸡蛋、桂圆一起连汤服下，此法适于产前女性食用。

甘　蔗

甘蔗有糖蔗与果蔗两类。糖蔗用于榨糖，果蔗可供人直接鲜食。果蔗中又有黑皮蔗和青皮蔗两个品种。黑皮蔗蔗皮呈紫黑色，蔗肉洁白多汁、甘甜适度、松爽可口，食后口感良好。青皮蔗蔗皮青绿，但比糖蔗粗大，其杆形颀长、头尾一致、节疏皮薄，蔗肉鲜嫩松脆，甘甜且有水果香，食之消烦清神，食后口无酸臭，颇受人们欢迎。

（1）甘蔗的营养价值很高，含水分也比较多。甘蔗含糖量最为丰富，其中的蔗糖、葡萄糖及果糖含量较高。此外，经科学分析甘蔗还含有人体所需的其他物质，如蛋白质、脂肪、钙、磷、铁等。另外，甘蔗还含有天门冬氨酸、谷氨酸、丝氨酸、丙氨酸等多种有利于人体的氨基酸，以及维生素 B_1、维生素 B_2、维生素 B_6 和维生素 C 等。甘蔗的含铁量在各种水果中，雄踞"冠军"宝座。

（2）中医认为甘蔗汁性寒、味甘，有清热、生津、润燥、消痰、止咳等功效。中医临床常把蔗汁作为清凉生津剂，用于口干舌燥、小便不利、大便燥结、高热烦渴等症。古代医学家还将甘蔗列入"补益药"。

（1）甘蔗虽是果中佳品，但亦有不适合它的人群，比如胃寒、呕吐、便泻、咳嗽、痰多等症的患者，应暂时不吃或少吃甘蔗，以免加重病情。

（2）必须注意，甘蔗若保管欠妥易于霉变。那种表面带"死色"的甘蔗，其断面呈黄色或猪肝色,闻之有霉味,咬一口带酸味、酒糟味,误食后容易引起真菌中毒,导致视神经或中枢神经系统受到损害,严重者还会使人双目失明、患全身痉挛性瘫痪等难以治愈的疾病。

小偏方

(1)发热口干:甘蔗,去皮食之,咽汁,或捣取汁服之。

(2)呕吐:甘蔗汁 500 毫升,生姜汁 100 毫升。两味相和,日服 3 次,每次 200 毫升。

(3)虚热咳嗽:甘蔗汁 500 毫升,粳米 500 克,煮粥,日服 2 次。

(4)慢性胃炎:甘蔗汁 20 毫升,梨汁 10 毫升,两汁相混,日服 2 次。

(5)泌尿系感染:甘蔗汁 60 毫升,藕汁 40 毫升,白糖 30 克,合一处,每日 2 次,连服 6 日。

(6)口腔炎:紫皮甘蔗烧存性,研末,撒疮面或用芝麻油调涂患处,每日 2 次。

(7)湿疹:甘蔗皮与甘草煎汤洗患处,可祛风止痒。

(8)慢性支气管炎:新鲜甘蔗绞汁半碗,淮山药 50 克捣烂成粉,混合一起同蒸熟食用。每日 2 次。

(9)高血压病、尿血、衄血:甘蔗 500 克(切片),白茅根 100 克,水煎代茶饮。

(10)妊娠恶阻:甘蔗汁 1 杯,加生姜汁少许,频频缓饮。

(11)肺燥咳嗽、咽干痰稠:甘蔗汁 50 毫升,梨汁 50 毫升,两汁混匀服,每日 2 次。

(12)发热口渴:甘蔗 250 克去皮食之,咽汁吐渣,每日 2～3 次。

芝　麻

芝麻,俗称"脂麻"、"胡麻"、"油麻"。原产于非洲,汉代张骞出使西域,把芝麻带到我国,故称胡麻。因含脂肪较多,又称脂麻。

（1）据测定，芝麻含有多种营养物质，其中含有丰富的蛋白质、脂肪、钙、磷，特别是铁的含量极高。因此，古人说芝麻能"填精"、"益髓"、"补血"，其根据也在于此。此外，芝麻还含有脂溶性维生素 A、维生素 D、维生素 E 等。

（2）芝麻中含有丰富的卵磷脂和亚油酸，不但能辅助治疗动脉粥样硬化、补脑、增强记忆力，而且有防止头发过早变白、脱落及美容润肤、保持和恢复青春活力的作用。

（3）研究发现，芝麻还含有抗氧化元素硒，它有增强细胞抵制有害物质的功能，从而起到延年益寿的作用。

（4）祖国医学认为，芝麻是一种滋养强壮药，有补血、生津、润肠、通乳和养发等功效。适用于身体虚弱、头发早白、贫血、津液不足、大便秘结和头晕耳鸣等症。古籍中对它有很多记载。《神农本草经》说芝麻"主治伤中虚羸，补五脏，益力气，长肌肉，填髓脑。"《明医录》说它具有坚筋骨、明耳目、耐饥渴、延年等功效。晋代的葛洪说芝麻"能使身面光泽，白发还黑。"

 小贴士

芝麻所含的脂肪，大多数为不饱和脂肪酸，对老年人尤为重要，古代人有服食芝麻可除一切痼疾、返老还童、长生不老的说法，是有一定道理的。芝麻的抗衰老作用，还在于它含有丰富的维生素 E。维生素 E 具有抗氧化作用，可以阻止体内产生过氧化脂质，从而维持含不饱和脂肪酸比较集中的细胞膜的完整性和正常功能，并可防止体内其他成分受到脂质过氧化物的伤害。此外，维生素 E 还能减少体内脂褐质的积累。这些都可以起到延缓衰老的作用。

（1）由于黑芝麻适用于肝肾不足引起的肠燥便秘的人食用，所以凡中医诊断为脾虚便溏或遗精滑泄者禁忌食用。

食物养生宜忌与祛病偏方

(2)黑芝麻炒后香气浓,具有补益肝肾、填精补血、润肠通便的功效。但由于生芝麻食用口味不如熟芝麻,所以一般人多食用熟芝麻以滋补。

小偏方

(1)乳少:芝麻炒熟研末,入盐少许食之。

(2)便秘:芝麻、桑叶各等份,研末,蜜丸,每次服9克,每日3次。

(3)痢疾:芝麻50克,泡水调冰糖服。

(4)风寒感冒:芝麻炒焦50克,趁热捣碎,黄酒冲服,盖被微取汗。

(5)干咳:黑芝麻100克,白糖25克,炒熟拌匀研末,食用。

(6)便血:黑芝麻250克,红糖200克,炒焦研末入红糖搅拌均匀,随意吃。

(7)中暑:芝麻叶可以治疗中暑头晕。口渴时,可采鲜芝麻叶一大把,开水冲泡,代茶饮。

薏苡仁

薏苡仁又叫薏米、米仁、苡仁、六谷米,为禾本科一年生草本植物薏苡的成熟种子。薏苡仁大约在汉代时由越南传入我国。薏苡仁是我国古老的药食皆佳的粮种之一。民间对薏苡仁早有认识,做饭食为佳馔,并视其为名贵中药,在药膳中应用很广,被历代列为宫廷膳食之一。

宜

(1)薏苡仁不仅是老幼皆宜的保健食品,而且由于热量较高,有促进新陈代谢和减少胃肠负担的作用,又可作为病中或病后体弱患者的补益食品。

(2)薏苡仁能增强肾功能,并有利尿作用,因此对浮肿患者也有疗效。

(3)将去掉果壳的薏苡仁炒香即可当茶,经常饮用,有益于滋养身体和美容。

(4)中医认为薏苡仁具有健脾除湿的功效,因此,经常服用薏苡仁粥对脾胃虚弱、风湿性关节炎、水肿、皮肤扁平疣等症有治疗作用。健康人经常饮服苡仁粥,则能增强食欲和防病强身。若在冬季,取薏苡仁30克,加红枣、糯米煮粥,粥熟后加适量白糖,即可做成一份软糯清香的冬令上乘滋补佳品。每天食用,定可获益。

(1)由于薏苡仁具有减肥的功效,所以体质偏瘦的人不宜食用。

(2)由于薏苡仁具有健脾利水、利湿除痹的功效,所以一般的便秘者及孕妇不宜食用。

小偏方

(1)糖尿病:薏苡仁、米煮粥食之。

(2)咯血:薏苡仁100克,捣烂,水200毫升,入酒少许,分2次服用。

(3)扁平疣:取薏苡仁60克,与大米混合煮粥食,每日1次,连续服用,以愈为度。据有关资料显示用本方治23例,经服7~16天,11例愈,6例效果不明显,6例无效。

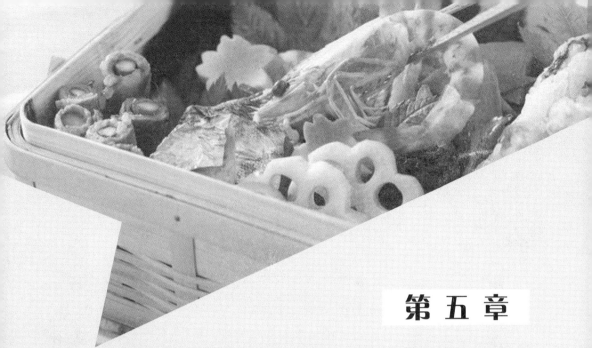

第五章

菌藻篇

　　菌类食物与人的生活息息相关，是重要食物之一，其养生作用非常重要，了解其功效，熟知其性味以及对疾病的治疗作用，对于大多数人来说，至关重要。海洋藻类植物种类繁多，有紫菜、龙须菜、海带等，该类食物含有丰富的优质蛋白、氨基酸、维生素和人体必需的磷、镁、钠、钾、钙、碘、铁、硅、锰、锌等矿物质，其中有些成分是陆生蔬菜所没有的。近几年来，世界上许多国家都开展了对海藻食物的食用研究，发现经常吃海藻食物可使体液保持弱碱性，于健康有利，并对高血压病、糖尿病、癌症等多种疾病有辅助治疗作用。

金 针 菇

金针菇又名金菇、毛柄金钱菌,为古今中外著名的食用菌之一。其菌盖小巧细腻,呈黄褐色或淡黄色,干部形似金针,故名金针菇。还有一种色泽白嫩的,叫银针菇。金针菇不仅味道鲜美,而且营养丰富,是凉拌菜和火锅食品的原料之一。

(1)金针菇的营养极其丰富,据测定,鲜菇中含有丰富的蛋白质、脂肪、糖、粗纤维,还含有多种人体所需的维生素和微量元素。所以经常食用金针菇,具有抵抗疲劳、延年益寿的作用。

(2)金针菇中赖氨酸的含量特别高,含锌量也比较高,有促进儿童智力发育和健脑的作用。在日本等许多国家被誉为"益智菇"和"增智菇"。

(3)金针菇能有效增强机体的生物活性,促进体内新陈代谢,有利于食物中各种营养素的吸收和利用,对儿童的生长发育也大有益处。

(4)经常食用金针菇,可以预防肝病及胃溃疡、肠道溃疡,它也适于高血压病、肥胖患者等食用,这主要是由于它是一种高钾低钠食品。金针菇可抑制血脂升高,降低胆固醇,预防心脑血管疾病。

(1)过于新鲜的金针菇不宜吃。新鲜的金针菇中含有秋水仙碱,人食用后,容易氧化而产生有毒的二秋水仙碱,它对胃肠黏膜和呼吸道黏膜有强烈的刺激作用。一般在食用30分钟至4小时内,会出现咽干、恶心、呕吐、腹痛、腹泻等症状,大量食用后,还可能引起发热、水电解质平衡紊乱、便血、尿血等严重症状。

(2)中医认为金针菇性寒,脾胃虚寒、慢性腹泻的人应少吃,以免加重病情。

(3)关节炎、红斑狼疮患者也要慎食。

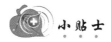

食用金针菇前要注意加工。秋水仙碱易溶于水，充分加热后会被破坏，所以食用鲜金针菇前，应在冷水中浸泡2小时。烹饪时要把金针菇煮软煮熟，使秋水仙碱遇热分解。凉拌时，除了用冷水浸泡外，还要用沸水焯一下，让它熟透。

（1）消化性溃疡：干金针菇20克，泡软，煮食，经常服用。

（2）益智：鲜金针菇35克，煮食，常服。可使儿童的身高增长和体重增加，并有开发智力的作用。

（3）防癌抗癌：金针菇50克，煮食。因金针菇含有的火焰菌素是一种碱性蛋白，常食可防癌，有抗癌作用。

黑木耳

黑木耳生于桑、槐、柳、楠、楮等朽木上，淡褐色，形似人耳，故俗称黑木耳。黑木耳色泽黑褐，质地柔软，味道鲜美，营养丰富，可素可荤，为中国菜肴大添风采。另有白色者，生于桑树上，即白木耳，又叫银耳。

宜

（1）黑木耳含蛋白质、脂肪、糖和钙、磷、铁等矿物质，以及胡萝卜素、硫胺素、核黄素、烟酸等维生素。黑木耳还含磷脂、甾醇等。此外，木耳中还含有对人体有益的植物胶质，这是一种天然的滋补剂。木耳中的胶质可把残留在人体消化系统内的灰尘、杂质吸附集中起来排出体外，从而起到清胃涤肠的作用。

（2）黑木耳性味甘、平，有凉血止血、益气补虚、滋阴润肺、补脑强身、和血养颜的功效。黑木耳为滋补性营养强壮食品，而且能养血驻颜，令人肌肤红润、容光焕发，并可防治缺铁性贫血。对胆结石、肾结石等内源性异物也有比较显著的化解功能。

（3）黑木耳能减少血液凝块，预防血栓等病的发生，有防止动脉粥样硬化及冠心病的作用。

（4）黑木耳含有抗肿瘤活性物质，能增强机体免疫力，经常食用可防癌抗癌。

（5）黑木耳还对月经过多、大便出血、崩中漏下、痔疮出血、高血压病、血管硬化、便秘等有防治效果。

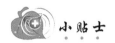小贴士

（1）木耳＋海带　此二物相配有益于食疗。海带含有人体所需的碘，可治疗因碘缺乏而引起的甲状腺肿大，它还有降压、防动脉硬化、通便、促进有害物质排泄、减肥等作用。木耳富含人体多种营养成分，有清热解毒、补中生津的作用。

（2）木耳＋猪腰　此二物相配有益于食疗。猪腰有补肾利尿作用。木耳有益气润肺、养血养容的作用。此食疗方对久病体弱、肾虚腰背痛有很好的辅助治疗作用。

忌

（1）新鲜黑木耳中含有一种叫卟啉的光感物质，食用后若被太阳照射会引起皮肤瘙痒、水肿，严重的可致皮肤坏死。若水肿出现在咽喉黏膜，会出现呼吸困难的症状。所以食用新鲜木耳是有一定禁忌的。而干木耳是经曝晒处理后制成的成品，在曝晒过程中卟啉大部分被分解，在食用前又经水浸泡，其中含有的剩余毒素会溶于水，所以经水发的木耳无毒。

（2）食用木耳并非多多益善。中医认为，由于木耳由朽木所生，阴湿之气重，过量食用有衰精害肾之祸。精为人生之源，精衰则源截；肾为先天之本，肾衰则本断。因此，木耳不可不食，但又不可多食，特别是孕妇、儿童食用时更应控制数量。

小偏方

（1）痔疮出血、高血压病：木耳10克，糖少许，或加柿饼50克，同煮烂食之。

（2）贫血：黑木耳30克，红枣15个，煮熟服食，或加红糖适量调味。

（3）月经过多：黑木耳焙干研细末，每次5克，每日2次，用红糖水送服，辅助治疗女性月经过多、淋漓不止、带下。

（4）泻痢：干木耳30克（炒），鹿角胶2.5克（炒），研末，温酒调下，每次服6克，每日2次。

（5）痔疮：用木耳煮羹食之。

（6）糖尿病：木耳、扁豆各等份，研成面，每次服10克，每日3次。

（7）女性血崩：木耳120克煮熟，加红糖50克拌吃。

（8）经闭：黑木耳100克，胡桃仁80克，红糖200克，将木耳、胡桃研末，加红糖，用开水或黄酒调服。

银　耳

银耳又名白木耳，是经济价值极高、极珍贵的一种食用菌和药用菌。它不仅有山珍美味之称，而且在医药学中也是一味久负盛名的良药。质量上乘者称作雪耳，被人们誉为"菌中之冠"，既是名贵的营养滋补佳品，又是扶正强壮之补药。历代皇家贵族将银耳看做是"延年益寿之品"、"长生不老之良药"。野生银耳主要分布在贵州、四川、福建、湖北、陕西、安徽、浙江等省的山区。

宜

（1）历代的医学家都认为，银耳具有补肾、润肺、生津、止咳之功效。它的滋补作用能与人参、鹿茸、燕窝媲美。主治肺热咳嗽、肺燥干咳、久咳喉痒、咳痰带血或久伤咳络、女性月经不调、肺热胃炎、大便秘结、大便下血等症。

（2）银耳是一种润肤佳品，富有天然植物性胶质，加上它的滋阴作用，长期服用可以滋润皮肤，并有祛除脸部黄褐斑、雀斑的功效。

（3）银耳是含膳食纤维丰富的减肥食品，它的膳食纤维可助胃肠蠕动，减少脂肪吸收。

（4）银耳能提高肝脏解毒能力，保护肝脏。此外，它不但能增强机体抗肿瘤的能力，还能增强肿瘤患者对放疗、化疗的耐受力。

（5）银耳是一味滋补良药，其特点是滋润而不腻滞，尤其对阴虚火旺的患者尤为适合。

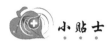

银耳＋木耳　此二物相配有益于食疗。银耳有补肾、润肺、生津、提神及润肤的功效，对治疗慢性支气管炎和肺心病有显著的效果。木耳有益气润肺、养血养容的作用。此食疗方对久病体弱、肾虚腰背痛有很好的辅助治疗作用。

（1）银耳忌用冷水泡发，宜用开水泡发，泡发后应去掉未发开的部分，特别是那些呈淡黄色的部分。

（2）冰糖银耳羹含糖量高，睡前不宜食用，以免血液黏度增高。

（3）银耳有清肺热的作用，外感风寒者忌用。

（4）食用变质银耳会发生中毒反应，严重者会有生命危险。

小偏方

（1）高血压、眼底出血：银耳5克，清水浸泡8小时，放碗中，加白糖或冰糖适量，隔水蒸1小时，早晨空腹食，治肺结核、咳嗽咯血、痰中带血、肺痈肺痿、大便秘结、月经不调等症。若于晚上睡前服，则治血管硬化、高血压病、眼底出血。

（2）病后体虚：银耳与猪瘦肉炖熟食，为滋补益品，加入大枣10枚同炖，治病后体虚。

（3）高血压病、冠心病：银耳15克，用清水浸泡4～6小时，蒸1小时，加冰糖适量，于睡前服下。

（4）肺虚咳嗽：银耳、灵芝各6克，香菇15克，大枣30克，生姜一小块，用水炖服。该方具有润肺生津、益气养血、安神定志的功能，适用于体弱多病、肺虚咳嗽、气阴双亏等病症。健康人服之可增强体质,延年益寿。

(5)老年斑:银耳 30 克,煮熟鹌鹑蛋 3 个,加少量黄酒和适量味精、食盐,以文火煨炖,熟烂后食蛋喝汤。

蘑 菇

蘑菇在生物学中的科学名称叫大型真菌,是因它们的体形较大。蘑菇和人类的关系非常密切,具有重要的经济价值和营养价值。

(1)蘑菇性凉、味甘,是高蛋白、低脂肪、低热量食品。蘑菇营养丰富,有资料报道,成人每天吃 25 克鲜蘑菇就能满足一天所需要的维生素,1 个体重 70 千克的成人每天吃 100～200 克干蘑菇,就能够维持营养的平衡。

(2)蘑菇可降低血压、血脂,含有抗癌物质,能增强人体对癌细胞的抵抗力。

(3)蘑菇含有广谱抗生素,对金黄色葡萄球菌、伤寒杆菌、大肠杆菌有抑制作用。蘑菇具有消炎的作用,还能辅助治疗感冒。

(4)蘑菇可抵抗病毒、保护肝脏,是治疗肝炎的辅助食品。

(5)蘑菇还能辅助治疗白细胞减少症,对促进食欲、恢复大脑的功能、促进乳汁的分泌也有一定的辅助作用。

(6)蘑菇尤其适合肥胖症患者和老年人食用,因为蘑菇具有帮助消化淀粉与蛋白质的功能。所以当蘑菇与饭、肉同吃,可以减少脂肪在体内的吸收率,并可促进消化。

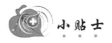小贴士

鲜蘑菇＋豆腐 此二物相配益于食疗。豆腐营养丰富,能清热解毒、补气生津。蘑菇为鲜美的食用真菌,有理气化痰、滋补强壮的作用。两者互相加强,不仅可作为营养丰富的佳肴,而且是抗癌、降血脂、降血压的良药。

大多数蘑菇都是营养丰富、鲜美可口的佳蔬。但也有不少蘑菇品种含不同类型的毒素,误食后可导致中毒。我国约有上百种有毒蘑菇,且与无毒蘑菇无明显区别,所以在采摘蘑菇时一定要认真鉴别,以防误食。一旦食蘑菇中毒,并出现中毒症状,应迅速去医院救治。

小偏方

（1）小儿麻疹：①蘑菇20克,或香蕈15克,水煎去渣服,每日3次,或加鲜鲫鱼1条,放少量盐清炖,喝汤。②鲜蘑菇20克,鲜鲫鱼1条,清炖放少量盐喝汤。

（2）白细胞减少症、肝炎：鲜蘑菇适量煮食或做菜蔬食。

（3）咳嗽、咽干：蘑菇100克,煮汁饮。

灵 芝

灵芝古称瑞草、仙草,其性平、味苦,无毒。灵芝是功效十分显著的药用真菌,自古被誉为"仙草"。《神农本草经》把灵芝列为"上上药",有"益心气"、"安精魂"、"好颜色"、"补肝益气"和"不老延年"等功效。随着科学家对灵芝研究的不断深入,灵芝中的药用成分和药理药效也不断地被发现。

（1）现代研究表明,灵芝对人体免疫、中枢神经、血液循环、呼吸、消化等系统有调节和增加白细胞的功效。

（2）灵芝食疗可辅助治疗糖尿病、慢性支气管炎、哮喘病、冠心病、神经衰弱、高血压病、性功能低下等。尤其对延缓衰老、美容祛斑具有良好的效果。

（3）科学家研究发现,身体肥胖者食用灵芝后,能够将多余的脂肪与蛋白质排出体外,起到瘦身作用。

（4）灵芝中的有机锗含量是人参的6～8倍,其中的锗和微量元素硒能切断肿瘤细胞分裂繁殖的恶性循环,改善各种癌症症状,抑制癌细胞的形成、生长、转移,促使肿瘤缩小;还能减少射线对人体的损害,促进骨髓细胞蛋白质、核糖核酸和脱氧核糖核酸合成,减轻放、化疗引起的毒副反应。

(5)灵芝能提高肝脏的解毒和再生能力,因而可明显改善各类病毒性肝炎、中毒性肝炎、肝硬化、脂肪肝的症状和体征,使肝功能恢复正常,一部分乙肝患者尚可转阴。

(6)灵芝可使失眠、多梦、头痛、头晕、心悸等神经衰弱症状以及过度疲劳得到明显的改善。坚持服用,可使体力充沛、精神饱满。科学家通过进一步研究揭示,灵芝还有良好的镇痛作用,对头痛、腰痛、神经痛、癌症疼痛等都有良好的效果。

 小贴士

灵芝中蕴藏着丰富的生理活性物质,如三萜类、多糖、多肽、糖肽、核苷、酶类、生物碱类有机物、有机锗及多种微量元素,且主要在灵芝的孢子中。灵芝的子实体部分含有的有效成分比孢子少得多,煲水时水溶性物质可以溶于水,而一些脂溶性物质是不溶于水的,所以水煲灵芝使有效成分不能全部溶解和被人体利用,故效果不大。古代人限于当时的科学技术和认识水平,只有煲灵芝水,现代人再用灵芝煲水治疗就没有必要了。

 忌

(1)正常情况下不建议儿童服用灵芝,除非特殊情况,如肿瘤或其他慢性消耗性疾病。

(2)灵芝孢子粉因富含天然有机锗,所以服用时会有瞑眩反应,依据中医食疗法关于"不起瞑眩,症状不愈"的观点,服用灵芝后部分人初期出现头晕、骨骼酸软、皮肤瘙痒、口干、大小便稍频等症状,是灵芝分解、移动及排出疾病于体外所产生的正常反应。此时务请持续服用,无须忧虑。因为这种反应是灵芝孢子粉独特的排毒作用,是"疾病好转反应",在中医上称为"瞑眩反应"。

(1)失眠：灵芝 10 克，蜂蜜 20 克，灵芝加水 400 毫升，煎煮 20 分钟后，加入蜂蜜，温饮代茶，每日 1 剂，长期服用具有补虚强身、安神定志之功效。

(2)神经衰弱：灵芝 6 克，白糖适量，灵芝切成薄片水熬 2 次，取头煎、二煎液合并，加入适量白糖，每日 1 剂，分早晚 2 次服完。

(3)老年斑：灵芝 6 克，茯苓 10 克，茶叶 2 克，将灵芝、茯苓研碎，与茶叶混合，装入纱布小袋，每袋 6 克，用开水冲泡服用。每天冲服 2～3 袋，能祛除老年斑，并预防感冒、降低血脂、通便。

(4)子宫癌：灵芝切成薄片，再磨成细粉。用温开水冲服或嚼服，每日 3～4 克，能辅助治疗宫颈癌、子宫出血等症。或灵芝 50 克，米酒 500 毫升，将灵芝切成薄片，浸于米酒中，7～10 日后即可服用，每日服 2 次，每次服10～15毫升。

(5)血小板减少症：灵芝 15 克，大枣 10 枚，花生仁 10 克，粳米 100 克。灵芝切碎，水煮取汁，放入大枣、花生仁、粳米煨煮成稠粥，加入白糖后一次服完。长期服用，具有补气养血、健脾安神等功效。

(6)肝炎：灵芝 10 克，粳米 100 克，麦芽糖 50 克，灵芝切碎，头煎、二煎液合并，然后倒入粳米，熬煮成粥，服用时加入麦芽糖，分 1～2 次服完。

(7)慢性支气管炎：服用灵芝片，每日 3 次，每次 1 片（含量相当于生药 0.5 克），或用灵芝酊(20％浓度)，每日 3 次，每次 10 毫升(每日量相当于生药 6 克)，一般 15～30 天开始见效。

(8)白细胞减少症：据报道，灵芝曾用于治疗因化学、物理、药物及慢性病等各种因素引起的白细胞减少症 52 例，近期有效率为 84.6％，白细胞总数平均提高至 1028 个/立方毫米。10～20 日为 1 个疗程。

香　菇

香菇又称冬菇，具有高蛋白、低脂肪、多糖、多氨基酸和多维生素的营养特点。由于它味道鲜美、香气怡人、营养丰富，不但位列草菇、平菇之上，而且素有"植物皇后"之誉，为"山珍"之一。由于香菇中富含谷氨酸及一般食品中罕见的伞菌氨酸、口蘑酸及鹅氨酸等,故味道特别鲜美。

(1)食用香菇能起到降低胆固醇、降血压的作用。

(2)香菇含有一种一般蔬菜缺乏的麦角甾醇,它在人体内可转化为维生素 D,促进体内钙的吸收,并可增强人体抵抗疾病的能力。

(3)多吃香菇对于预防感冒等疾病有一定帮助。

(4)正常人多吃香菇能起到防癌作用,癌症患者多吃香菇能抑制肿瘤细胞的生长。

(5)腹壁脂肪较厚的人吃香菇,有一定的减肥效果。

(6)香菇还有补肝肾、健脾胃、益智安神、养容颜之功效。

(1)泡发好的香菇要放在冰箱里冷藏,营养成分才不会损失。

(2)泡发香菇的水不要丢弃,香菇的很多营养物质都溶在水中。

(3)长得特别大的鲜香菇不要吃,因为它们多是用激素催肥的,大量食用会对机体造成不良影响。

小偏方

(1)腹痛:鲜香菇 90 克切片,水煎服,能辅助治疗肠胃不适引起的腹痛。

(2)头痛:鲜香菇用酒煮后食用。

(3)水肿:香菇 20 克,鹿衔草、金樱子各 30 克,水煎服,每日 2 次。

(4)毒蕈中毒:香菇 100 克,水煎熟食用,能治毒蕈中毒。

(5)高血压病:香菇 100 克,水煎服,每次 150 毫升,日服 3 次。

(6)高胆固醇血症:鲜香菇 100 克或干香菇 9 克,水煎,日服 1 剂,连服 1 周,可降低血液中的胆固醇,防止动脉硬化。

(7)胃癌:鲜香菇 50 克煮食,日服 1 次,可辅助治疗胃癌、宫颈癌,也可作为癌症患者手术后的辅助治疗药物。

(8)肝炎:香菇 70%,香菇菌皮 30%,按比例混合,清洗去杂,分别加热水和乙醇 2 次,提取有效成分,将提取液合并,减压浓缩与吸附剂混合,充分搅拌,干燥粉碎过筛,过筛后的粉装入胶囊,制成香菇素胶丸。对慢性肝炎有良好疗效。

(9)肝病、感冒:常吃香菇可预防肝硬化、感冒、毛细血管破裂、牙床出血、人体各种黏膜及皮肤炎症。婴儿常喂食香菇,可预防佝偻病(软骨病)。

紫　菜

紫菜的色泽因环境及时期的不同而有黑紫色、红紫色、绿紫色等,干燥后变成紫色,故名紫菜。采集后的紫菜不宜多晒,以免变红走味。紫菜是一种营养丰富的海菜,含碘质最丰富,因此它不仅是营养丰富的食品,也是一种药物。紫菜在日本被称为神仙菜、长寿菜。

(1)紫菜不仅味道鲜美,而且营养丰富,富含蛋白质、脂肪、糖类、有机酸、挥发油及维生素等人体所必需的多种营养素。

(2)紫菜含碘量之高是其他食物所不能及的,所以在古代就开始用其治疗因缺碘而引起的大脖子病,即现在的甲状腺肿大。

(3)紫菜有软坚散结的功能,因而体内有郁结积块者食用紫菜也有一定疗效。

(4)紫菜中含有丰富的胆碱成分,有增强记忆的作用。

(5)紫菜中含有大量的钙、铁元素,不仅能治疗女性、儿童的贫血,而且可以促进儿童、老人骨骼、牙齿的生长和保健。

(6)紫菜中含有一定量的甘露醇,故它是一种有效的利尿剂,可作为治疗水肿的辅助食品。

(7)经常食用紫菜对延缓衰老、防止贫血、防止皮肤生屑及瘙痒、预防蛀牙、治疗夜盲、降血压、降血脂、降胆固醇都有很好的作用。

(1)在食用紫菜的过程中,为防止紫菜中的毒素对人产生不良的影响,使用前应用清水泡发,并且清洗 2 次以上。

（2）肠胃功能不好的人应少食用,腹痛便溏者不宜食用。

（1）肺脓肿、咳嗽:紫菜适量,放口中干嚼,徐徐咽下。或紫菜研末,每次 3 克,每日 2 次,蜂蜜开水送服,或用蜂蜜炼为丸,每次 7 克。

（2）淋巴结核:紫菜 20 克,水煎,每日分 2 次服用。或用紫菜泡汤,每日当菜佐食,连食 1 个月。

（3）甲状腺肿大:①紫菜 50 克,萝卜 500 克,陈皮 10 克,水煎服。或用紫菜 100 克,黄药子 50 克,高粱酒 500 克浸泡 10 日,每日 2 次,适量饮服。②每天用紫菜泡汤,当菜汤佐食,连吃 1～2 个月。

（4）咳嗽:紫菜研细末,炼蜜为丸,每次服 6 克,每日 3 次,饭后服。

龙 须 菜

龙须菜富含海藻多糖、琼胶及海洋藻类特有的生理活性物质,味道细嫩酥脆、润滑爽口。龙须菜烹调方便,炒、汤、凉拌、煲粥、甜品皆宜,是一种不可多得的海洋珍稀蔬菜。龙须菜干品形似已禁采的"发菜",但其口感和膳效却有过之而无不及,是一种时尚海洋绿色健康食品。

（1）龙须菜富含海藻多糖、碘、钙、铁等多种人体必需的常量、微量元素及维生素 A、维生素 B_1、维生素 C 等。食用龙须菜是日本冲绳岛人平均寿命居世界之最的主要原因之一。所以龙须菜有"长寿菜"之誉。

（2）龙须菜含有人体所需要的多种氨基酸、纤维素、碘、锌、钙、铁等有益元素。明代李时珍的《本草纲目》中记载,龙须菜具有清热、排毒、化痰、润便等功效。

（3）经常食用龙须菜,可以把人体内的有毒物质迅速排出体外,起到净化血液的作用,具有预防癌症的功能。

（4）龙须菜还有清热解毒、助消化、清肺通便、养颜瘦身、降血压、降血脂和调节身体机能等功效,能辅助治疗感冒、便秘等症。

(1)尿频者应尽量少食。

(2)由于龙须菜味甘、性寒,所以脾胃虚寒者、便溏的人不宜食用。

(1)淋巴结核:龙须菜、夏枯草各 10 克,牡蛎 20 克,水煎服。

(2)浮肿:龙须菜、车前草各 10 克,水煎服。

冬虫夏草

冬虫夏草是麦角菌科真菌寄生在蝙蝠蛾科昆虫的幼虫的子座及幼虫尸体的复合体,有时亦被简称为虫草。然而,虫草实际上所指甚广,目前已有报道的虫草种类多达数百种,人们平时所说的名贵药材虫草,其真实含义是指天然野生的冬虫夏草。冬虫夏草作为一种养生保健的中药,受到了许多人的欢迎。

食物养生宜忌与祛病偏方

(1)冬虫夏草具有养肺阴、补肾阳的功效,为平补阴阳之品,用于肺结核咳血、阳痿遗精等症。

(2)病后体虚、自汗畏寒等,可以用冬虫夏草同鸭、鸡、猪肉等炖服,有补虚扶弱之效。常用于治疗老年虚证、痰饮喘嗽、自汗盗汗、阳痿遗精、腰膝酸痛、病后久虚等症。

(3)冬虫夏草具有强身延年、耐缺氧、降血脂、抗菌解毒、镇静安神、调节免疫、平喘祛痰、抗癌等作用,能增强心血管、血液、肝、肾功能。

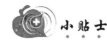

冬虫夏草既能对疾病性疲劳起到预防作用,同时也能对非疾病性的疲劳起到防治作用。这是因为人的身体在经过运动或劳累之后,肌肉组织内会堆积大量的乳酸和代谢产物,而冬虫夏草能调节人体内分泌、血液的流动速度,进一步促使体内的新陈代谢活动趋于正常,并迅速清除乳酸和新陈代谢的产物,使各项血清酶的指标恢复正常,达到迅速恢复机体功能的效果。

忌

冬虫夏草能治百病是片面的说法。有的人认为虫草可以包治百病,从抗癌到壮阳,从美容到治疗艾滋病……几乎无所不能。针对人们对虫草近乎迷信的消费心理,专家提醒,虫草包治百病,那是不科学的。其实虫草的主要功效在于润肺、止咳、化痰和提高人体免疫力方面,对症下药才是科学的方法,禁忌有病乱用冬虫夏草。

 小偏方

(1)老年慢性支气管炎患者咳嗽痰中带血、老年慢性支气管炎患者痰黏不易咳出:可用冬虫夏草30克,川贝15克,百合45克,加水煎服,分3日服完。除煎汁外,还可将百合与冬虫夏草拈出嚼服,连服数次。

(2)贫血、阳痿、遗精:用冬虫夏草10克炖猪瘦肉或鸡、鸭、鸽肉约250克,加水煮汤,配上葱、姜、盐调味,但不可过咸。每周服2～3次。

(3)术后体虚:手术后出现食欲不振、乏力、多汗、消瘦等情况时,可用冬虫夏草15克,人参30克,加水同煮约得汤500毫升,分3日服完(喝煎汁、服药渣)。冬虫夏草(除后面的硬根)和人参皆可嚼服,能增加疗效。

(4)腰膝酸痛:可将冬虫夏草数支浸泡在酒中2～3日,其后可以每天喝少许药酒以防治腰膝酸痛。

（5）肾损伤：冬虫夏草对药物性肾损伤有一定的防护作用。因此,在使用容易损害肾功能的药物时,建议同时口服冬虫夏草。

（6）肾移植：肾移植患者用虫草一般仅用常规用量,需长期使用,用以持续保持身体的免疫功能,减少感染,同时又不对移植器官产生排异(这是西药抗排异所不及的),但要遵医嘱。

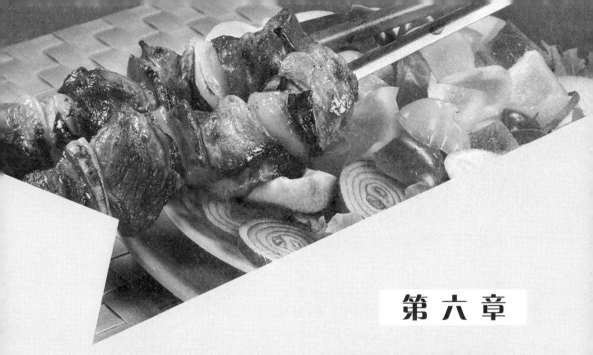

第六章

肉食篇

　　肉类食物含有丰富的蛋白质、少量糖类、脂肪、维生素、矿物质和微量元素。不同的肉类，蛋白质、脂肪含量有所不同，同样的肉类，肥瘦不同，其中的蛋白质、脂肪含量相差很大。所以各种肉类的食疗效用各有所长，如牛肉能安中益气，健脾养胃；羊肉性热，可补血虚；狗肉温暖脾胃，补虚寒，长阳气；猪肉补肾液，养胃汁，滋肝阴，润肌肤，利二便；至于鸡、鸭，更是强体的补益良品。但肉类食品大多滋腻肥燥，所以食用须要适量，还应当配以合适的蔬菜食品，一来可解其腻燥之性，二来也可使饮食的营养成分平衡。所以说合理选用肉类，不仅是养生的重要内容，而且是防病治病的需要。

猪　肉

猪肉为常吃的滋补佳肴,是人们经常食用的食品之一。猪因饲养简易,骨细筋少肉多,所以遍布天下,为最常用的肉类,相对于其他肉类食品,它的食用范围更广,食用人数更多;另外,因为猪肉纤维较为细软,结缔组织较少,肌肉中含有较多的肌间脂肪,因此,经过烹调加工后,猪肉味道特别鲜美。

(1)猪肉各种营养成分较为丰富,每百克猪肉蛋白质含量比牛羊肉低,脂肪含量比牛羊肉高,每百克瘦肉中胆固醇含量比牛羊肉略高。猪肉可为人类提供优质的蛋白质和必需脂肪酸。猪肉还可提供血红素(有机铁)和促进铁吸收的半胱氨酸,能改善缺铁性贫血。

(2)世人皆知,猪肉中的肥肉含有丰富的脂肪,肥肉中的脂肪是人体热量的主要来源,脂肪产热量比糖、蛋白质高1倍多。但肥肉中同样含有人体不可缺少的营养素,肥肉中的脂肪能促使脂溶性维生素 A、维生素 D、维生素 E、维生素 K 及胡萝卜素的吸收和利用。如长期戒食脂肪,容易引起脂溶性维生素缺乏症,造成夜盲症、凝血机制障碍、易出血、佝偻病、软骨病以及早衰、性功能减退等。

(3)猪肉的肥肉中含有一种花生四烯酸,它可降低血脂,并与亚油酸、亚麻酸合成具有多种重要生理功能的"前列腺素",但也不能长期、过量食用,而且要注意烹饪方式。

猪肉如果调煮得宜,它亦可成为"长寿之品"。这是因为猪肉经长时间炖煮后,脂肪会减少 30%～50%,不饱和脂肪酸会增加,而胆固醇含量会大大降低。尤其对中老年人非常有益,能避害趋利。

(1)食用猪肉后不宜大量饮茶。因为茶叶的鞣酸会与蛋白质结合成具有收敛性的鞣酸蛋白质,使肠蠕动减慢,延长粪便在肠道中的滞留时间,不但易造成便秘,而且还会增加有毒物质和致癌物质的吸收,影响健康。

（2）肥胖和血脂较高者不宜多食，烧焦的肉不要吃。

（3）阴虚血虚者多吃猪肉无益，会使血浆中胆固醇增高，从而诱发高血压病、冠心病。

（4）豆类与猪肉不宜搭配。因为豆中植物酸含量很高，而其中大部分磷是以植物酸形式存在的，它常与蛋白质和矿物质元素形成复合物，能影响两者的可利用性，降低利用效率。另外，豆类易与瘦肉、鱼类等荤食中的矿物质如钙、铁、锌等结合，从而干扰和降低人体对这些元素的吸收。

小偏方

（1）呃逆：猪瘦肉与柿蒂按 2：1 的比例水煮服食，每日 3 次。

（2）失眠：黄精 30 克，猪瘦肉 200 克，葱、姜、料酒、食盐、味精各适量。黄精与猪瘦肉隔水炖熟，加入少许味精，早晚各食 1 次。

（3）疮疖脓肿：猪瘦肉 120 克，生地 30 克，土茯苓 30 克，同煮汤服食，治小儿疮疖脓肿、下肢湿毒。

（4）痔疮：猪瘦肉 100 克，槐花 30 克，煮汤服食。

（5）黄疸：猪瘦肉 100 克，鸡骨草 25 克，红枣 5 枚，共煮汤，煮至猪肉烂熟后，食肉喝汤。其有利尿、解毒、除湿之作用，适用于黄疸。

（6）高血压病：夏枯草 30 克，猪瘦肉 100 克，共煮汤，煮熟后加食盐调味，喝汤。

（7）虚烦失眠：猪瘦肉 100 克，蚝豉 50 克，共煮汤食用。其有滋阴、润燥、养血之作用，适用于虚火牙痛、口舌黏膜糜烂、虚烦失眠等症。

（8）咽干咳嗽：猪瘦肉 150 克切片，玉竹 30～60 克洗净切片，共煮汤，加食盐调味食用。其有养阴、润肺、止咳之作用。适用于热病伤阴之咽干咳嗽、心烦口渴、肺结核干咳、秋冬季肺燥干咳、虚咳等症。

（9）气管炎：板栗 250 克（去壳皮），猪瘦肉 500 克切块，加食盐、生姜、豆豉适量，红烧煮熟，分顿佐餐食用。其有润燥、化痰、和胃之作用。适用于肺燥久咳、痰少之气管炎。

（10）甲状腺肿大：猪瘦肉 100 克，紫菜 25 克，共煮汤，加适量食盐、味精调味食用。其有清热、化痰、软坚之作用。适用于甲状腺肿大、颈淋巴结核、脚气病等症。

(11)慢性肝炎:猪瘦肉100克,鲜蘑菇100克,共煮汤,加少许食盐调味食用。其有滋阴润燥、健胃补脾之作用。对白细胞减少症、慢性肝炎等有良好的辅助治疗作用。

(12)小儿疝气:鲜猪肉适量,小茴香15克(研末),合猪肉为肉丸,加水煮熟。

猪　肝

肝脏是动物体内储存养料和解毒的重要器官,猪肝含有丰富的营养物质,具有良好的营养保健功能,是最理想的补血佳品之一。

(1)猪肝是补血食品中最常用的食物,经常食用猪肝可调节和改善贫血患者造血系统的生理功能,预防缺铁性贫血、口角炎等症。

(2)猪肝含有较多的铁质和维生素A。其中维生素A的含量远远超过奶、蛋、肉、鱼等食品,具有维持正常生长和生殖机能的作用,能保护眼睛,保持正常视力,防止眼睛干涩、疲劳。

(3)猪肝能维持健康的肤色,对皮肤的健美具有重要的意义。

(4)经常食用猪肝还能补充维生素B_2,这对补充机体重要的辅酶、完成机体对一些有毒成分的解毒过程有重要作用。

(5)猪肝中还含有一般肉类食品不含的维生素C和微量元素硒,常食能增强人体的免疫反应,可抗氧化、防衰老,并能抑制肿瘤细胞的产生。

(1)食用猪肝不可过量,否则会引起维生素A中毒。食用过多,还会给人体增加过多的胆固醇。所以高胆固醇血症、肝病、高血压和冠心病患者应少食。

(2)猪肝不宜与维生素C、抗凝血药物、左旋多巴、优降灵和苯乙肼等药物同食。

（3）中医认为菠菜与猪肝合用，不利于营养的发挥，因猪肝中含有丰富的铜、铁等金属元素物质，一旦与含维生素C较高的菠菜结合，金属离子很容易使维生素C氧化而失去本身的营养价值。

（4）为了杀死猪肝内的某些病原菌和寄生虫卵，并有效地排出猪肝内的毒素，在烹制猪肝时，不能为了鲜嫩味美而使炒制的时间过短。

 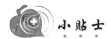 **小贴士**

　　由于肝是动物体内最大的毒物中转站和解毒器官，所以买回的鲜肝不要急于烹调。应把肝放在水龙头下冲洗10分钟，然后放在水中浸泡30分钟。烹调时间不能太短，至少应该在急火中炒5分钟，使肝完全变成灰褐色，看不到血丝才好。

（1）经闭：猪肝200克，切口装入柏子仁10克，蒸熟食用。

（2）肺结核：猪肝切片，晒干研粉，与白及粉调匀，每次服10克，每日3次，开水送服。

（3）乳汁缺少：猪肝500克，黄芪60克，同煮汤，连汤带肉一起服食。

（4）弱视、远视、夜盲：猪肝200克切片，加水适量，用小火煮汤。煮熟后打入鸡蛋2个，加少许豆豉、香葱、食盐调味，经常食用。

（5）迎风流泪：猪肝200克切片，枸杞子30克，共煮汤，煮30分钟后加适量食盐调味食用。

（6）消化不良：夜明砂10克，研细末水煎后去药渣，药液与鲜猪肝200克左右同放碗内，置于锅内隔水蒸熟，隔日食用1次，有清肝明目、消疳积之作用。

（7）浮肿：粳米100克，加水适量煮粥，煮至快熟烂时，加入鲜猪肝100克，猪肝熟后即可食用，不宜加盐。经常食用，能辅助治疗营养性视力减退和浮肿等症。

（8）夜盲：桑叶15克，猪肝100克，切片煮汤，煮熟后加少许食盐调味食用。有疏风清热、养肝明目之作用，适用于夜盲症。

猪　蹄

猪蹄又叫猪脚、猪手。猪蹄是许多人都爱吃的食物。猪蹄有许多养生功效,人们常把猪蹄称为"美容食品"和"类似于熊掌的美味佳肴"。

(1)猪蹄和猪皮中含有大量的胶原蛋白质,其在烹调过程中可转化成明胶。明胶具有网状空间结构,它能结合许多水,增强细胞生理代谢,有效地改善机体的生理功能和皮肤组织细胞的储水功能,使细胞得到滋润,防止皮肤过早褶皱,延缓皮肤衰老。

(2)猪蹄食疗对于四肢疲乏、腿部抽筋、麻木、消化道出血患者有一定的辅助疗效,也适用于大手术后及重病恢复期间的老人食用。

(3)猪蹄有助于青少年生长发育和减缓中老年女性骨质疏松。中医认为,猪蹄有壮腰补膝和通乳之功,可用于肾虚所致的腰膝酸软和产妇产后乳汁缺少之症。

(4)猪蹄还含有一定量的钙、磷、铁、维生素 A、B 族维生素、维生素 C 等营养物质。猪蹄中的蛋白质水解后所产生的天冬氨酸、胱氨酸、精氨酸等 11 种氨基酸的含量及营养价值,能与熊掌媲美。

(5)经常食用猪蹄,可有效地预防和辅助治疗进行性肌营养障碍等疾病,并可改善全身的微循环,从而使冠心病和缺血性脑病得以改善。尤其老年人经常吃猪蹄,能加速新陈代谢,延缓机体衰老。

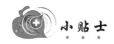

猪蹄＋章鱼　此二物相配有益于健康。猪蹄含大量胶原蛋白质,有润泽肌肤、健美之作用。章鱼与猪蹄同炖可加强益气养血的功能。

(1)猪蹄若作通乳食疗应少放盐,不放味精。

（2）晚餐吃得太晚或临睡前不宜吃猪蹄，以免增加血液黏度。由于猪蹄含脂肪量高，胃肠消化功能减弱的老年人每次不可食之过多。

（3）肝病、动脉硬化及高血压病等患者应少食或不食为好。

小偏方

（1）乳汁不通：①猪蹄 2 只，花生米 200 克，同煮汤，用小火煮至熟烂时，加少量食盐调味食用（最好不加盐）。其有养血益阴、通乳之作用。②猪蹄 2 只，切块，煮熟后放入豆腐约 200 克，葱白数根，适量食盐和酱油，待豆腐熟后即可食用。

（2）疮疡肿痛：猪蹄 4 只，葱段 50 克，食盐适量，同煮汤，分几次食用。其有补血、消肿、托疮之作用，对血虚、浮肿、四肢疼痛、疮疡肿痛有辅助治疗的作用。

（3）血栓闭塞性脉管炎：猪蹄 2 只，毛冬青 100 克，煮汤食用。可连续服用 20 日为 1 疗程，每个疗程间隔 5～7 天。

（4）体虚乳少：①猪脚 2 只，黄豆 150 克，黄花菜 30～50 克，同煮汤食用（以淡食为宜）。可连续服用多次，有滋阴、补虚、通乳的作用。适用于热性病后体弱、产后体虚乳少。②猪脚 2 只，生姜 50 克（去皮切块），醋 1000 毫升，同煮熟，分数日食完。煮好放置 1 个星期后再食，效果更佳。其有健脾胃、补气血、通乳汁、散瘀血的作用，供产妇产后补养身体之用。③猪蹄 1 只，粗切，以水 2000 毫升煮熟，吃蹄饮汤。

猪　心

民间流行的"吃什么，补什么"的说法，不仅有道理，而且还是中医养生学中重要的养生原则。中医早已认识到动物的脏器与人体的脏器在形态、组织、功能上十分相似。在人体内脏功能发生病变时，用相应的动物脏器来治疗，或单独使用，或配伍使用，或作为治病，或作为补益，往往能收到一定的疗效。著名医学家李时珍说过："以胃治胃，以心归心，以血导血，以骨入骨，以髓补髓，以皮治皮。"这里就非常清楚地说明了中医中的"以脏治脏"、"以脏补脏"及"以类补类"的养生原则是被广泛认同的。

（1）据现代营养学分析证明,猪心是一种营养十分丰富的食品,它含有蛋白质、脂肪、钙、磷、铁、维生素 B_1、维生素 B_2、维生素 C 以及烟酸等,这对加强心肌营养、增强心肌收缩力有很大的作用。

（2）猪心常用于心神异常之病变,配合镇心化痰之药,效果明显。临床有关资料证明,许多心脏疾患与心肌的活动力正常与否有着密切的关系。因此,猪心虽不能完全改善心脏器质性病变,但可以增强心肌,营养心肌,有利于功能性或神经性心脏疾病的痊愈。

（3）中医认为猪心尤其适宜于心虚多汗、自汗、惊悸恍惚、怔忡、失眠多梦之人,以及精神分裂症、癫痫、癔症患者食用。

（1）猪心为高胆固醇食物,所以高胆固醇血症者、高血压患者、冠心病患者应尽量忌食。

（2）《本草图经》记载"猪心不宜与吴茱萸合食。"

小贴士

清洗猪心的时候用一些面粉在上面擦一下就可以使其洁净,清除秽气,经过这样处理之后,再进行加工烹调,可以使味道更美味。

小偏方

（1）失眠:①将朱砂 2 克塞入猪心内,煮熟或蒸熟,连汤带肉一起服食,隔日 1 次,连服 7 只,治失眠、血虚心慌。②将猪心用竹刀切开(忌铁器),放入朱砂 3 克,置碗内加入开水,放锅中隔水蒸熟食,治血虚心悸。

（2）癫痫:猪心 1 个,用黄泥裹好焙干,研成细末,另用川贝、朱砂各10 克研末,共拌匀,每次 10 克,开水送服。

（3）心虚、自汗、失眠:①猪心 1 个洗净,破开后不洗,带血加入人参 5 克(或党参 20 克），当归 10 克。合好切口，放入碗内，加入适量开水、食盐，置于锅内隔水蒸熟。食用时取出药渣，喝汤吃猪心。②猪心 1 个，党参 20 克，黄芪 20 克，同放大碗内，加适量开水、食盐，置锅内隔水蒸熟，可吃猪心和党参并喝汤。其有补气、止汗、安神之作用。

(4)心悸：猪心 1 个，洗净放锅内，加入香葱、生姜、豆豉、酱油、面酱、黄酒适量，加水用小火炖熟后捞起切片，拌入锅内酱汁食用。

猪　肺

猪肺是许多人都爱吃的食物。猪肺有许多养生功效，人们常把猪肺当做补益佳品。猪肺是补肺佳品，主要作用是清热润肺。根据中医"以脏补脏"之理，凡肺虚之病，如肺不张、肺结核及肺痿咯血者可食用。李时珍《本草纲目》有关猪肺的药用记载："猪肺味甘，微寒，能补肺，疗肺虚咳嗽，治肺虚咳血。"《本草图经》中记载："猪肺，补肺。"《随息居饮食谱》记载猪肺"甘平，补肺，止虚嗽。治肺痿、咳血、上消诸症。"

肺片是将生肺切成薄片，以盐、料酒、花椒面、姜水、味精、淀粉拌匀，再下入沸腾的汤中。这时火候和时间要掌握好，不够就生，过了则老（吃不动），正好时肺片嫩中带脆，非常可口。

(1)吃猪肺忌清洗不净。洗猪肺时肺要反复地洗揉，直到雪白为止，方法是猪肺买回来后，先用清水对着肺喉冲洗一下，冲至发胀后放出水，如此重复几次。猪肺不要买鲜红色的，充血的猪肺炖出来会发黑，最好选择颜色稍淡的猪肺。

(2)吃猪肺不可过量。猪肺虽好，但平常尽量不要食用过量。根据清代食医王孟英经验，认为常人不可多食。《随息居饮食谱》中记载："猪之脏腑，不过为各病引经之用，平人不必食之。不但肠胃垢秽可憎，而肺多涎沫，心有死血，治净匪易，烹煮亦难。"

（1）肺结核：白及、薏米各20克，共研细末，将猪肺洗净煮熟后，切片蘸药末吃。

（2）久咳不愈：猪肺1个，白萝卜1～2个，杏仁10克，共煮汤食用。

（3）咳嗽气促：薏米100～150克，猪肺1个洗净，共煮汤，煮熟后食用。

（4）肺虚咳嗽：猪肺1个，洗净切片，用麻油炒熟后放入锅内，加入粳米100克共煮粥食用。

（5）支气管炎：①猪肺200克，洗净，鲜鱼腥草60克，共煮汤，煮熟后捞去药渣，加入适量食盐调味食用。其有清热止咳、解毒消炎的作用。适用于风热咳嗽、支气管炎、咽喉炎等症。②猪肺250克，洗净切块，杏仁10克，共煮汤，将熟时冲入生姜汁1～2汤匙，食盐少许调味食用。适用于老年人慢性支气管炎咳嗽、寒痰多（白泡痰）、久咳不愈等症。

猪　　腰

猪腰又名猪肾或猪腰子，为猪科动物猪的肾。猪腰是日常大多数人喜欢食用的肉食之一，可加工成各种菜肴，以供不同人群食用。根据中医"以脏补脏"之理，民间常用猪肾来食疗中医所说的各种肾病。

（1）猪腰有补肾、强身的功效，对肾虚腰痛、水肿、遗精、盗汗、老人耳聋等症有一定的疗效。

（2）猪腰有滋肾利水的作用，适宜孕妇间隔食用，以及有腰酸、腰痛的肾虚者，遗精、盗汗者，老年人肾虚耳聋、耳鸣者食用。

（3）猪腰含有锌、铁、铜、磷、B族维生素、维生素C、蛋白质、脂肪等，是含锌量较高的食品，所以适宜于肾虚热而性欲较差的人食用。《本草纲目》指出："肾有虚热者宜食之。"因肾虚热所致的性欲低下者，常食猪肾有提高性兴奋作用。

(1)腰花不宜久食,因为它的脂肪含量和胆固醇含量极高。

(2)肾阳虚者不宜食用。

(3)《随息居饮食谱》记载:"诸病皆忌,小儿尤不可食。"

(4)烧猪腰忌不放酒、醋。在烧猪腰时加入适量的黄酒,同时再少放一些醋,就可以彻底清除猪腰的腥味,而且味道比不放醋的猪腰好。

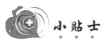

　　在清洗猪的肾脏时,可以看到白色纤维膜内有一个浅褐色腺体,那就是肾上腺。它富含皮质激素和髓质激素。如果孕妇误食了肾上腺,其中的皮质激素可使孕妇体内血钠增高,排水减少而诱发妊娠水肿。髓质激素可促进糖原分解,使心跳加快,诱发妊娠高血压病或高血糖等疾患,同时会出现恶心、呕吐、手足麻木、肌肉无力等中毒症状。因此,吃腰花时,一定要将肾上腺割除干净。

小偏方

(1)肾虚腰痛、遗精、阳痿、盗汗、耳鸣、耳聋、小便频数、腰酸腿困、慢性肾炎:猪腰1对,中间切开,剥去白色筋膜,与杜仲30克,或核桃肉30克,同煮食之。

(2)肾虚腰疼、腰肌劳损、老人虚寒腰痛:猪腰1对,中间切开,剥去中间白色筋膜,将小茴香10克和少量调味食盐纳入猪腰内,然后将猪腰切开处合拢,放碗内加适量水置锅内隔水蒸熟食用。注意:阴虚火旺者慎用。

(3)心悸、气短、腰酸痛、失眠、自汗:猪腰500克左右,中间切开,剥去白色筋膜,与人参5克(或党参30克),当归10克,淮山药15克,同放锅内加适量水煮汤。煮熟后捞出猪腰切片,拌入酱油、醋、姜丝、蒜末、香油调味食用。

(4)小儿脾虚久泻引起的脱肛:猪腰1个,中间切开,剥去白色筋膜,切片,与砂仁末3克拌匀,加入油、盐调味,同放碗中置锅内隔水蒸熟食用。其有益气调中、和肾醒脾之作用。

(5)四肢酸软、遗精、阳痿:猪腰1对,剥去中间白色筋膜,洗净煮汤。煮好汤后,加入大米120克于汤内煮粥食用。其有补益肾气的作用。

猪　肚

猪肚就是猪的胃脏,形状像一个小袋,上下有两个口,上面的口叫贲门,下面的口叫幽门。幽门处,有一尖角,这是猪肚最嫩的部分,俗名肚角,又称肚尖。猪肚属于食饵性药物,根据中医"以脏补脏"之理,猪肚的食疗作用主要与中医所说的脾胃功能有关。

(1)猪肚味甘、性微温,对胃有益。《本草纲目》上也有一段记载,说它能"补虚损,作治胃之用。"从中医的理论来看,猪肚自古以来就是一味补益脾胃的药膳主食。《本草经疏》中说:"猪肚为补脾胃之要品,脾胃得补,则中气益。"因此,不论是传统中医还是民间医疗,都将猪肚视为补益脾胃的佳肴。

(2)在民间也认为猪肚具有补虚损、健脾胃的功效,对脾胃虚弱、食少便溏、疲乏无力、小便频数、气短消瘦、胃下垂及小儿疳积等症有一定疗效。

(1)吃猪肚忌洗涤不干净,洗时必须用盐或干面粉揉搓。
(2)中医上所说的湿热内蕴者应慎用猪肚。

 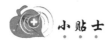 小贴士

在购买猪肚时不要买经双氧水浸泡过的猪肚,现在的市场上经常有商贩将猪肚用双氧水浸泡后出售,须留心鉴别。因为双氧水具有强烈腐

蚀性,轻者造成口腔、食道灼伤,重者造成胃肠穿孔。建议在购买猪肚时最好到信得过的购物点,同时要对颜色过白、有漂白粉气味的猪肚提高警惕。

小偏方

(1)胃虚寒疼痛、胃下垂:猪肚1个,用食盐搓洗干净,内装白胡椒10克,用线缝合猪肚开口处,放入锅内加水煮汤。煮熟后捞起猪肚切片,调味佐膳食用,胡椒取出后晒干研末,每次服用3克。

(2)青光眼:猪肚1个,用食盐搓洗干净,内装薏米30克,枸杞子15克,用线缝合开口处,放入锅内加水煮汤。煮熟后捞起猪肚切片,调味佐膳食用。取出薏米、枸杞子放回汤内煮烂,连汤一起分为几次食用。

(3)白带过多:猪肚1个,用食盐搓洗干净,白果10克(去壳洗净),共煮汤食用(不加盐)。

(4)消化性溃疡:①猪肚1个,洗净,塞入切成片的生姜15克,缝合开口处,放锅内加水煮汤。煮熟后取出生姜。猪肚切片与汤一起食用。②猪肚1个,用食盐搓洗干净,乌龟肉100克,塞于猪肚内,用线缝合开口处,放锅内煮汤,煮熟后吃肉喝汤。其有补中益气、健脾胃、滋阴的作用。

(5)消化不良:猪肚1个,用食盐搓洗干净,煮至七成熟时,捞出切成细丝。猪肚汤适量,加入大米100克,猪肚丝煮粥,加入适量食盐、葱、姜调味食用。

(6)慢性肾炎:①猪肚1个,用食盐搓洗干净,石仙桃30～60克,同放碗内加水置锅内隔水蒸熟,加适量食盐调味食用。②猪肚150克,金橘根20克,用水4碗煮至2碗,加少许食盐调味食用。其有健脾开胃、行气止痛的作用。

牛　肉

牛肉是中国人的第二大肉类食品,仅次于猪肉,其味道鲜美,受人喜爱,享有"肉中骄子"的美称,向来被视为食疗佳品。牛肉不易熟烂,烹饪时放1个山楂、一块橘皮或一点茶叶可以使其易烂。清炖牛肉营养成分保存比较好。

（1）牛肉营养价值很高，含有丰富的蛋白质、脂肪、糖类、钙、B族维生素、烟酸等营养素，同猪肉一样，为完全蛋白质食品。牛肉中的蛋白质、氨基酸组成比猪肉更接近人体需要，常食能提高机体抗病能力，对于生长发育及手术后、病后调养的人在补充失血、修复组织等方面特别适宜。

（2）寒冬食牛肉有暖胃作用，为寒冬补益佳品。凡病后体虚以及身体虚弱者，将牛肉加葱、姜炖烂，吃肉喝汤可补之。中老年人久病体虚、中气下陷、气短、唇白、面色萎黄、大便泄泻、手足不温等，可用牛肉炖汤食用。

（3）牛肉有补中益气、滋养脾胃、强健筋骨、化痰熄风、止渴止涎的功效。适于中气下陷、气短体虚、筋骨酸软、贫血久病及面黄目眩之人食用。

（4）牛肉补脾胃、壮腰膝、止涎唾。李时珍说过，"牛肉补气，与黄芪同功。" "肉者，胃之药也。熟而为液，无形之物也。故能由肠胃而透肌肤、毛窍、爪甲，无所不到。"

（5）慢性腹泻者，将牛肉加少量黄酒，炖成浓汁，经常服用，可有补虚、收敛之效。

（6）脾胃虚弱、食欲欠佳、津液不足者，将牛肉与白萝卜共炖，也可起到治疗之效。

 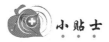

　　牛蹄筋向来为筵席上品，食用历史悠久。它口感淡嫩不腻，质地犹如海参，故有俗语说："牛蹄筋，味道赛过参。"蹄筋中含有丰富的胶原蛋白质，脂肪含量也比肥肉低，并且不含胆固醇，能增强细胞生理代谢，使皮肤更富有弹性和韧性，能延缓皮肤的衰老。它还有强筋壮骨之功效，对腰膝酸软、身体瘦弱者有很好的食疗作用，还有助于青少年生长发育和减缓中老年女性骨质疏松。

（1）牛肉不宜常吃，以1周1次为宜。西方现代医学研究认为，牛肉属于红肉，含有一种恶臭乙醛，过多摄入不利于健康。

（2）牛肉的肌肉纤维较粗糙不易消化，且有很高的胆固醇和脂肪，故老人、幼儿及消化力弱的人不宜多吃，或适当吃些嫩牛肉。

（3）患皮肤病、肝病、肾病的人应慎食牛肉。

（4）有人认为炒牛肉加碱熟得快，但营养学家提醒，炒牛肉切记莫加碱。这是因为牛肉的营养成分蛋白质是由氨基酸组成的高分子化合物，当加入碱时，氨基酸就会与碱发生反应，使蛋白质因沉淀变性而失去营养，而牛肉中的维生素 B_1、维生素 B_2、烟酸及钙、磷等矿物质，也会因碱的作用，使人体对其吸收和利用减少。所以，尽管炒牛肉加碱熟得快，但从营养学角度讲，这种方法是不可取的。

（5）牛蹄筋须用凉水或碱水发制，刚买来发制好的蹄筋要用清水反复清洗。

（6）用火碱等工业碱发制的牛蹄筋不宜吃。

小偏方

（1）气虚自汗：牛肉250克，黄芪、党参、淮山药、浮小麦各30克，白术15克，大枣10枚，生姜10克，同煮汤，煮至牛肉熟后加适量食盐，调味食用。

（2）食欲不振、大便溏稀：牛肉250克，砂仁、桂皮、陈皮、白胡椒各3克，生姜15克，同煮汤，食盐、香葱调味食用。每日1次，连服几次见效。

（3）水肿：牛肉150克切片，蚕豆150克，加水同煮，少量食盐调味，佐膳食用。

（4）高血压、慢性肝炎：鲜番茄250克洗净切块，牛肉100克切薄片，用少许油、盐、糖调味同煮，佐膳食用。其有平肝降压、健胃消食、补脾益血的作用。

（5）久病体虚：牛肉60克绞烂，用60℃热水泡10分钟，滤去渣炖熟，即成牛肉汁，能补血健胃，久病体虚宜食之。

（6）脾虚腹泻：牛肉煮浓汁喝，治脾虚久泻甚至脱肛、面浮足肿。

（7）肾虚阳痿、肾虚腰痛、下肢酸软无力：牛尾巴1条去毛，当归30克，同煮汤,煮熟后加食盐调味食用。其有补血、益肾、强筋骨的作用。

(8)慢性腹泻、脱肛、浮肿:牛肉 500 克,炖浓汁,每日 2 次,连服 3～5 日即效。

(9)腹水:牛肉 500 克,芒硝 15 克,二药同煮,肉越软越好,去肉喝汤,水肿即消,此方需在医生的指导下使用。

羊　肉

羊肉是我国人民食用的主要肉类之一。羊肉比猪肉的肉质细嫩,较猪肉和牛肉的脂肪、胆固醇含量都要少。冬季食用,可起到进补和防寒的双重效果。羊肉性温热,补气滋阴,暖中补虚,开胃健力,在《本草纲目》中被称为补元阳、益气血的温热补品。不论是冬季还是夏季,人们适时地多吃羊肉可以祛湿气、避寒冷、暖心胃。

(1)羊肉历来被当做冬季进补的重要食品之一。寒冬常吃羊肉可益气补虚,促进血液循环,增强御寒能力。

(2)羊肉还可增加消化酶,保护胃壁,帮助消化。

(3)中医认为,羊肉有补肾壮阳的作用,适合男士经常食用。

(4)羊肉有补气养血、温中暖肾、开胃健力、通乳治带的功效,对血气不足、虚劳瘦弱、脾胃虚冷、腹痛、少食或欲呕、肾虚阳衰、腰膝酸软、尿频、阳痿等均有一定的疗效。

小偏方

羊肉特别是山羊肉膻味较大,煮制时放个山楂或加一些萝卜、绿豆,炒制时放葱、姜、孜然等佐料可以除去膻味。

(1)吃涮羊肉时不可为了贪图肉嫩而不涮透。因为有些羊肉中藏有旋毛

食物养生宜忌与祛病偏方

虫,人吃了这种未烫熟的羊肉会发生旋毛虫病,患病后会引起高热及心、肝、肾脏的损害。吃涮羊肉前先把新鲜羊肉切成薄片,吃时将肉片放入沸腾的火锅中烫透烫熟,旋毛虫就会死亡,就可避免感染旋毛虫病。另外,从滚烫的汤中取出肉片不要匆忙入口,先放在碟中稍凉后再吃,避免烫伤口腔、咽喉和食道黏膜。涮羊肉虽好吃,但不宜吃得过多,以免"上火"或引起肉积食。

(2)夏秋季节气候燥热,不宜吃羊肉。羊肉属大热之品,凡有发热、牙痛、口舌生疮、咳吐黄痰等上火症状者都不宜食用。

(3)患有肝病、高血压病、急性肠炎或其他感染性疾病的患者及发热期间都不宜食用羊肉。

(4)羊肉不要与荞麦面搭配。荞麦气味甘平、性寒,有清热解毒、消食化积的功用。荞麦中含有芦丁、类黄酮等物质,在临床上用来预防和辅助治疗毛细血管脆性引起的血性诸症,如眼底出血、肺出血、高血压病等。而羊肉性大热,功能与荞麦正好相反,一般高血压病及热性病患者忌用,所以中医主张两者不宜同食。

小偏方

(1)产后无乳:羊肉 250 克,猪脚 1 只,黄芪 30 克,同煮汤,食盐、味精适量调味,饮汤吃猪脚。每日 1～2 次,连用 7 天。

(2)肾虚遗尿:羊肉 250 克,黄芪 25 克,芡实 20 克,同煮汤,加入适量油、盐调味,饮汤吃羊肉及芡实。每天 1 剂,连服 5 天。

(3)腰痛、阳痿:羊肉 250 克,淫羊藿 15 克,菟丝子 15 克,巴戟 15 克,生姜 10 克。将淫羊藿、菟丝子、巴戟用干净纱布包裹,同羊肉、生姜放入砂锅内煲煮 2～3 小时,至羊肉熟烂,去药包,调味食用。每日 1 料,连服 5 天。

(4)肾虚阳痿、腰膝酸软、性欲减退、大便干燥、肾虚面色灰暗:肉苁蓉 30 克(切片),羊肉 250 克,粳米 100 克,生姜 3 片,将苁蓉放入锅内煮 1 小时,捞去药渣,再放入羊肉、粳米、生姜,同煮粥,熟时加入适量油、盐调味食用。

(5)消化不良:羊肉 100 克切片,高粱米 100 克,同煮粥,加入适量油、盐调味食用。

(6)小便频数、肾虚遗尿:羊肉 500 克,黄芪 30 克,鱼鳔适量,同煮汤,熟后捞出黄芪药渣,加入油、盐调味食用。

乌 鸡 肉

乌鸡又称乌骨鸡,它们不仅喙、眼、脚是乌黑的,而且皮肤、肌肉、骨头和大部分内脏也都是乌黑的。从营养价值上看,乌鸡的营养远远高于普通鸡,吃起来口感也非常细嫩。至于药用和食疗作用,更是普通鸡所不能相比的,故被人们称作"名贵食疗珍禽"。

食物养生宜忌与祛病偏方

(1)与一般鸡肉相比,乌鸡含有 10 种氨基酸,其蛋白质、维生素 B_2、烟酸、维生素 E、磷、铁、钾、钠的含量更高,而胆固醇和脂肪含量则很少,人们称乌鸡是"黑了心的宝贝"。所以,乌鸡宜于补虚劳、养身体。

(2)食用乌鸡可以提高生理机能、延缓衰老、强筋健骨,对预防和辅助治疗骨质疏松、佝偻病、女性缺铁性贫血症等有明显功效。

(3)《本草纲目》记载乌骨鸡有补虚劳羸弱、治糖尿病、益产妇、治女性带下及一些虚损诸病的功用。中成药中的乌鸡白凤丸是滋养肝肾、养血益精、健脾固冲的良药,适合一切体虚血亏、肝肾不足、脾胃不健的人食用。

(4)乌鸡连骨(砸碎)熬汤,滋补效果最佳。

(1)乌鸡炖煮时最好不要用高压锅,使用砂锅文火慢炖最好。

(2)中老年人、体弱多病者或处于恢复期的患者不适宜喝乌鸡汤,而这些人大多都习惯用乌鸡炖汤喝,甚至认为乌鸡汤的营养比乌鸡肉好。其实,乌鸡肉所含的营养比鸡汤要多 4 倍,而乌鸡汤的胆固醇含量要比其他食物高许多。

(3)中老年高胆固醇血症、高血压病、肾功能较差、胃酸过多、胆管疾病等患者,盲目喝乌鸡汤只会进一步加重病情。

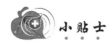

乌鸡白凤丸是补气、养血、调经、止带、阴阳双补的成药,使用范围很广,而正因为如此,乌鸡白凤丸在治疗疾病方面针对性又不强,也就是说,它并非妇科特效药。例如,月经不调是妇科常见病,虽然多数人症状相似,但起因却不尽相同,可以由气虚、阴虚内热、肝热等因素导致。一般中医对于气虚导致的月经不调,用补中益气丸治疗;对于阴虚内热,即血热导致的月经不调,用两地汤治疗;对于肝热导致的月经不调,则用丹栀逍遥丸来治疗,三者均不用乌鸡白凤丸。再比如说,女性带下症状也分好多种,有肾虚带下、脾虚带下、湿热带下等。如果是单纯脾虚,就要用补中益气丸,用了乌鸡白凤丸,治疗效果反倒不好。肾虚带下又分肾阳虚和肾阴虚两种,肾阴虚用六味地黄汤治疗,肾阳虚则用右归丸来治疗。

小偏方

(1)虚劳:乌鸡肉 100 克,淮山药 50 克,冬虫夏草 10 克,同煮汤食用。

(2)盗汗、月经不调:乌骨鸡 1 只,宰杀时从肛门开口取出内脏,洗净,将熟地、白芍、当归、知母、地骨皮各 10 克塞入鸡腹内,缝合切口,加适量食盐、水,蒸熟食用。

(3)赤白带下、遗精、白浊:乌骨鸡 1 只,宰杀时从肛门开口取出内脏,将莲子肉、糯米各 25 克,胡椒粉 3 克塞入鸡腹内,缝合切口,煮熟,空腹服食。

(4)血虚经闭:乌鸡肉 150 克,丝瓜 100 克,鸡内金 10 克,同煮汤,加适量食盐调味食用。

(5)风湿性关节炎:乌鸡 1 只,麻黄、牛蒡子各 10 克。乌鸡去毛及内脏,洗净,置砂锅内加水淹住鸡为度,然后将麻黄、牛蒡子包裹,同入锅内炖煮,可用少量食盐,勿加其他调味品,以肉烂为宜,吃肉喝汤,早晚各 1 次。

柴 鸡 肉

柴鸡又称土杂鸡,以肉质细嫩、营养丰富、品味极佳受到人们的欢迎,价格也是其他品种肉鸡的数倍。柴鸡的肉质细嫩，滋味鲜美，适合多种烹调方法，并富有营养，有滋补养身的作用。柴鸡不但适于热炒、炖汤，而且还是比较适合冷食凉拌的肉类。

（1）柴鸡蛋白质的含量较高、种类多，而且消化率高，很容易被人体吸收利用。食之有增强体力、强壮身体的作用。

（2）柴鸡含有对人体生长发育起重要作用的磷脂类，是中国人膳食结构中脂肪和磷脂的重要来源之一。

（3）柴鸡性温味甘，对营养不良、畏寒怕冷、乏力疲劳、月经不调、贫血、虚弱等有很好的食疗作用。中医认为，柴鸡有温中益气、补虚填精、健脾胃、活血脉、强筋骨、补益五脏、养血补精、助阳、补虚的功效。其能治疗脾虚食少、泄泻、痢疾、糖尿病、水肿、小便频数、阳痿、崩漏带下、产后乳少、病后虚弱等症。

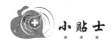 小贴士

（1）鸡肉＋人参　此二物相配有益于健康。人参大补元气，止渴生津。鸡肉含蛋白质、脂肪、碳水化合物、钙、磷、铁、维生素等营养元素。两者同食有填精补髓、活血调经的功效。

（2）鸡肉＋竹笋　此二物相配有益于健康。竹笋味甘，微寒，有清热消痰、健脾胃的功效。竹笋配鸡肉有利于暖胃、益气、补精、填髓。还具有低脂肪、低糖、多纤维的特点，适合体态较胖的人。

（3）鸡肉＋栗子　此二物相配有益于健康。鸡肉补脾造血，栗子健脾，脾健更有利于吸收鸡肉的营养成分，造血机能也会随之增强。用老母鸡汤煨栗子效果更佳。

（1）有人在炖柴鸡时常会放一些调味品，如花椒、茴香之类。据营养学家说炖柴鸡忌放花椒、茴香。因为柴鸡里含有谷氨酸钠，加热后能自身产生鲜味。

烹调鲜鸡时,只需放适量油、盐、葱、姜、酱油等,味道就很鲜美了,若再加入花椒、茴香等厚味的调料,反而会把鸡的鲜味驱走或掩盖掉。

(2)中医认为若有阴虚,补之以鸡、羊一类温补物必将成害,这种说法并非认为现代人不能食鸡,若非刻意用之煲炖进补,仅在餐桌上食些则无大碍。若怕燥火而又一定要食炖鸡时,则要配些玉竹一类的滋阴物调和一下,不偏不颇,这样才较合防病保健之道。

小偏方

(1)体虚体寒:于秋末冬初,取鸡1只,去肠杂、皮毛,黄芪30克,党参20克炖熟,分3次吃肉喝汤。

(2)阳痿、病后体虚:鸡1只,如常法烹食。

(3)气血不足者:老母鸡1只,木耳30克,红枣15枚。用水煮熟后调味服食。

(4)风湿性关节炎:母鸡1只,去毛及内脏,石榴皮100克,煮汤服食。

(5)月经不调:老母鸡1只,去毛及内脏,艾叶15克,加酒、水各1杯,隔水蒸熟食,治女性月经点滴不断、经来时间长、日久身体虚弱。

(6)产后身体虚弱:母鸡1只,去毛及内脏,黄芪50克,党参25克,淮山30克,红枣10枚,加黄酒,隔水蒸熟,分数次服。

鸭 肉

我国古代医学对鸭作为滋补品有所论述,《名医别录》中称鸭肉为"妙药"和滋补上品。民间亦有"大暑老鸭胜补药"的说法。鸭肉可谓美味佳肴,亦可谓食疗妙品,如欲食肉,可选肥鸭,即选羽毛丰满、肌肉结实、两眼有神、翼下及脚部的皮肤柔软、手摸胸骨不突出者为佳。

(1)鸭肉富含蛋白质、脂肪、糖类、硫胺素、核黄素、烟酸等,历来是滋补上品,其滋补作用优于鸡肉。

（2）老鸭是暑天的清补佳品，因其常年在水中生活，性偏凉，有滋五脏之阴、清虚劳之热、补血行水、养胃生津、利水消肿、滋阴养胃、清虚热、补虚损，或治痨热、咳嗽、水肿、小便不利、热痢等功效。民间常用鸭肉滋阴补虚、利尿消肿，对于低热不退、虚弱少食、大便干燥、水肿不消者尤有补益。

（3）老鸭肉性凉，适宜体内有热者食用。

小贴士

炖食老鸭时可加入莲藕、冬瓜等蔬菜煲汤食用，荤素搭配可起到营养互补的效果，又能补虚损、消暑滋阴，实为夏日滋补佳品。如配芡实、薏苡仁同炖汤则滋阴效果更佳，且能健脾化湿、增进食欲。另外，养生疗病应选择积年老鸭，谚语云："烂煮老雄鸭，功比参者大。"选购时，头大颈粗、尾有四根幼羽、叫声沙哑者为雄鸭，脚爪膜粗厚、嘴硬有刺者为老鸭。选购已屠宰去毛之整鸭时，肉质新鲜者应为嘴部有光泽、眼球充满眼眶、眼角膜有光泽、皮肤白或稍有黄色、肉质红色稍显不黏。北方食鸭多将鸭肠弃去，其实鸭肠为补肾壮阳之佳品，尤以公鸭肠为好，可洗净炖服之。

（1）鸭肉性寒凉，如因受寒引起的胃脘痛、腹泻、腰痛、经痛等症的患者均不宜食鸭肉。

（2）阳虚脾弱、外感未清者，忌食。

小偏方

（1）慢性肾炎：老鸭1只去毛及内脏，填入大蒜头5个煮至烂熟，不加盐，可加少量糖，喝汤吃鸭肉和蒜。

（2）女性产后无乳或乳少：鸭1只去毛及内脏，猪脚2只，同煮汤调味食用。

（3）肾阴不足：鸭1只去毛及内脏，砍成大块，冬虫草15克同蒸熟食用。其有滋阴补虚、补肾益精、止喘之作用。适用于头晕盗汗、腰膝酸软、四肢无力、阳痿、糖尿病、女性月经不调。

食物养生宜忌与祛病偏方

（4）延年益寿：健康人食鸭能精力充沛、消除疲劳。久服有延年益寿之功。

（5）脾虚暑湿：鸭1只去毛及内脏，冬瓜2000克（不去皮），瘦猪肉100克，芡实、薏米各50克，莲叶1片，北沙参30克，同煮汤，用食盐、味精等调味食用。其有健脾、补虚、清暑之作用，是夏季良好的清补食品。

（6）肺癌胸水：鸭肉适量切片，大米200克，葱白3根，同煮粥，食盐调味食用。其有滋阴补血、利水消肿之功效，尤其适用于肺癌胸水者。

（7）肺胃阴虚：老鸭1只，去毛及内脏，北沙参、玉竹各50克，上述各料同煮汤，用食盐等调味食用。其有滋阴清补之功效。用于肺阴虚咳喘、糖尿病、慢性胃炎、津枯肠燥便秘者。

（8）脾虚水肿、大便溏泄、肾虚遗精：老鸭去毛及内脏，切成大块，芡实150克，同煮汤，加适量食盐调味食用。其有滋阴养胃、健脾利水、固肾涩精之作用。

（9）病后虚肿：老鸭1只去毛及内脏，川厚朴6克，炖熟食，治病后虚肿。

（10）虚劳体弱：老鸭1只，开膛去内脏洗净，加火腿、海参各250克共炖熟，食肉饮汤，每次适量。

狗　肉

俗话说："寒冬至，狗肉肥"，"狗肉滚三滚，神仙站不稳"，民间也有"吃了狗肉暖烘烘，不用棉被可过冬"，"喝了狗肉汤，冬天能把棉被当"的俗语。狗肉，味道醇厚，芳香四溢，所以有的地方叫香肉，是冬令进补的佳品。狗肉的食法很多，有红烧、清炖、油爆、卤制等。烹饪时，应以膘肥体壮、健康无病的狗为佳。

（1）狗肉不仅味道鲜美，而且具有入药疗疾的功效。狗肉味甘、咸、酸，性温，具有补中益气、温肾助阳之功。《本草纲目》中载："狗肉能滋补血气，专走脾、肾二经而瞬时暖胃祛寒、补肾壮阳，服之能使气血溢沛，百脉沸腾。"故此，中医历来认为狗肉是一味良好的中药，有补肾、益精、温补、壮阳等功用。能安五脏、补脾益气、温肾助阳，治脾肾虚亏、胸腹胀满、臌胀、浮肿、老年体弱、腰痛足冷。

（2）狗肉营养价值很高，每 100 克狗肉含的蛋白质、脂肪可与牛肉、猪肉相媲美，而且含有钾、钙、磷、钠及多种维生素和氨基酸，是理想的营养食品。

（3）现代医学研究证明，狗肉中含有少量稀有元素，对治疗心脑缺血性疾病、调整高血压有一定益处。

（4）狗肉还可用于老年人的虚弱证，如尿溺不尽、四肢厥冷、精神不振等。用狗肉加辣椒红烧，冬天常服，可使老年人增强抗寒能力。

（1）很多人一提到进补，就会想到温补作用很强的狗肉，尤其是在秋冬到来的时候。也有营养学家说，狗肉是冬季进补的佳品，并不适合秋天吃。秋季人们会受到秋燥的侵袭，表现出不同程度的皮肤干燥、便秘、口鼻咽干、干咳少痰等症状，而具有温肾助阳、益气补虚作用的羊肉和狗肉属于温性食物，吃后不仅会引起上火，还会化燥伤阴，加重人体津液的匮乏。这对深受秋燥困扰的人来说，无异于火上浇油。尤其是阴虚火旺体质的人，平时就容易上火，秋天更不能吃狗肉，否则很快就会出现鼻子出血、咽喉疼痛等症状。

（2）吃狗肉后不要喝茶，以免给身体造成不利的影响，这是因为，在狗肉中含有丰富的蛋白质，而茶叶中含有比较多的鞣酸，如果吃完狗肉后马上喝茶，会使茶叶中的鞣酸与狗肉中的蛋白质结合，生成一种叫鞣酸蛋白质的物质。这种物质具有一定的收敛作用，可使肠蠕动减弱、大便里的水分减少。因此，大便中的有毒物质和致癌物质，就会在肠内停留时间过长而极易被人体吸收，所以吃完狗肉后不宜立即喝茶。

（3）疯狗肉一定不能吃。

（4）刚被宰杀的狗，因有土腥气味，不宜立即食用，应先用盐渍一下，以除去土腥味，然后取出切成块，再以清水充分洗净。

（5）狗肉性温，所以有阳虚内热、脾胃湿热及高血压病患者应慎食或禁食。但喝米汤可缓解吃狗肉食后易口干这一副作用。

食物养生宜忌与祛病偏方

（1）脾胃虚寒：肥狗肉 300 克，以米、盐、豉等煮粥。

（2）腹水：狗肉 300 克，细切和米煮粥，空腹吃。

（3）虚寒疟疾：煮黄狗肉，入五味食之。

（4）痫证：新生雏狗 1 只，瓦焙黄为末，每次服 5 克，每日 2 次。

（5）肾虚腰痛、畏寒、手足麻木：狗肉 300 克，黑豆 50 克，陈皮 3 克，用少量油、盐、姜、蒜焙香狗肉后，再下黑豆、陈皮同煮烂服。

（6）胃寒腹痛：狗肉 250 克，干姜 10 克，白术 10 克，党参 30 克，豆蔻仁 12 克，水煎去药渣，饮汁食狗肉，每日 1 剂。

（7）阳虚头痛、眩晕：狗肉 250 克，天麻 10 克，党参 15 克，附子 10 克，水煎去药渣，饮汁食狗肉，每日 1 料。

（8）久疟虚寒：狗肉 500 克，熟附子 10 克，煮熟，加适量油、盐调味食，每日 1 剂，连用 5～7 剂。

（9）阳痿、早泄：用黑豆烧狗肉，食肉饮汤，能够辅助治疗勃起功能障碍及早泄。

鸽 肉

鸽又名鹁鸽、飞奴、白凤，肉味鲜美，还有一定的辅助医疗作用。著名的中成药乌鸡白凤丸，就是用乌骨鸡和白凤为原料制成的。古语说"一鸽胜九鸡"，鸽子营养价值较高，对体虚病弱者、手术患者、老年人及儿童非常适合。

（1）鸽肉性平，味甘、咸，含粗蛋白质、粗脂肪等。鸽肉消化率可达 97％。此外，鸽肉所含的钙、铁、铜等元素及维生素 A、维生素 B、维生素 E 等都比鸡、鱼、牛、羊肉含量高。

（2）鸽肉易于消化，具有滋补益气、祛风解毒、清热活血、行瘀滋补的功能，对病后体弱、头晕神疲、记忆衰退有很好的补益治疗作用,可用于虚劳、糖尿病、久疟、血虚经闭、小儿疹毒内陷、疮疡疥癣等病症的辅助治疗。

(3)鸽肝中含有的胆素,可帮助人体很好地利用胆固醇,预防和辅助治疗动脉硬化。民间称鸽子为"甜血动物",贫血的人食用后有助于恢复健康。

(4)乳鸽的骨内含有丰富的软骨素,可与鹿茸中的软骨素相媲美,经常食用,具有改善皮肤细胞活力、增强皮肤弹性、改善血液循环、使面色红润等功效。

(5)鸽肉中还含有丰富的泛酸,对脱发、白发等有很好的疗效。乳鸽含有较多的支链氨基酸和精氨酸,可促进体内蛋白质的合成,加快创伤愈合。

(6)白鸽的繁殖力很强,性欲极强,雌雄交配很频密,这是由于白鸽的性激素分泌特别旺盛所致,所以人们把白鸽作为扶助阳气强身的妙品,认为它具有补益肾气、强壮机能的作用。《随息居饮食谱》说鸽肉:"孕妇忌食。"

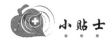 小贴士

食鸽以清蒸或煲汤最好,这样营养成分保存最为完好。生活中由于鸽肉性平,所以适宜于大多数人食用,尤其适宜于中老年人食用,用古人的话说就是食鸽诸无所忌。

 小偏方

(1)久病体虚、头晕眼花:鸽子1只去毛和内脏,枸杞子15克,黄芪20克,党参20克,首乌10克,水煎,去药渣取汁,饮汁吃肉,每日1次。

(2)女性经闭:鸽1只,配芋头(炒焦),鳖甲15克,龟板15克,共炖熟吃,每日1次。

(3)腰膝酸软:鸽1只去毛和内脏,枸杞子25克,黄精30克,食盐适量,隔水蒸熟食用。

(4)气阴亏损:鸽子1只去毛和内脏,西洋参20克,共炖1~2小时,饮汤食鸽肉。

(5)肾虚:鸽1只去毛和内脏,枸杞子25克,黄精25克,食盐适量隔水蒸熟

食物养生宜忌与祛病偏方

食用,治肾虚或老年人体虚。

(6)中气不足:鸽1只去毛和内脏,黄芪、党参各15克,淮山30克,煮汤饮用,能够辅助治疗中气不足、气短、乏力、饮食减少。

(7)糖尿病、气短、乏力:鸽1只去毛和内脏,切小块,淮山药、玉竹各30克,食盐、水适量,隔水蒸熟食用,能够辅助治疗阴虚糖尿病所致的饮多、气短、乏力。

(8)阳虚体寒:取白鸽肉半只,巴戟天10克,淮山药10克,枸杞子10克,炖服,喝汤食肉。或上药配用乳鸽1只,若服后偏燥,也可用白木耳适量炖乳鸽,则补而不燥。

兔　肉

兔肉属于高蛋白质、低脂肪、少胆固醇的肉类,其含蛋白质高达70%,比一般肉类都高,但脂肪和胆固醇含量却低于所有的肉类,故对它有"荤中之素"的说法。

(1)兔肉含有丰富的卵磷脂,是儿童、少年、青年大脑和其他器官发育不可缺少的物质,有健脑益智的功效。对于高血压病患者来说,吃兔肉可以阻止血栓的形成,并且对管壁有保护作用,故兔肉又叫"保健肉"。

(2)兔肉质地细嫩,结缔组织和纤维少,比猪肉、牛肉、羊肉等肉类容易消化吸收,特别适合老年人食用。

(3)兔肉兼有动物性食物和植物性食物的优点,经常食用,既能增强体质,使肌肉丰满健壮、抗衰老,又不至于使身体发胖,而且能保护皮肤细胞活性、维护皮肤弹性,所以深受人们尤其是女性的青睐,被称做"美容肉"。

(4)中医认为兔肉性凉,有滋阴凉血、益气润肤、解毒祛热、补中益气、健体美容、补脾养胃、凉血解毒的功效。可用于治疗胃热呕逆、大便下血、糖尿病、肺结核等,对高血压、肥胖病、冠心病、高脂血症、糖尿病患者及老年人有益。

（1）有四肢怕冷等明显阳虚症状的女子不宜吃兔肉。

（2）兔肉不能与鸭血同食，否则易致腹泻。

（3）兔肉不宜与芥末同食。中医认为芥末性温，能温中利窍、通肺豁痰、利膈开胃。兔肉酸冷性寒，与芥末性味相反不宜同食，芥子粉碎后用做调味品，烹制兔肉时不可使用，此点生活中需要注意。

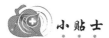

（1）兔肉性凉，吃兔肉的最好季节是夏季，寒冬及初春季节一般不宜吃兔肉。兔肉和其他食物一起烹调会附和其他食物的滋味，所以有"百味肉"之说。

（2）兔肉＋枸杞　此二物相配益于食疗。兔肉肌纤维细腻疏松，水分多，肉质细嫩，易于消化吸收，有止渴健胃、凉血解毒的功效。枸杞有滋补肝、肾、肺，清肝祛火等功效。对腰酸背痛、糖尿病、头昏耳鸣、两目模糊有一定的治疗作用。

（1）糖尿病：兔1只，去皮、爪、内脏，洗净煮汤，口渴时服用。

（2）肺结核：胎兔烘干，研末，每服5克，每日3次，常服有效。

（3）过敏性紫癜：兔肉500克，红枣15枚，同煮汤，加适量油、盐调味食用。其有补中益气、滋阴养血之作用。适用于病后体弱、过敏性紫癜。

（4）头晕心悸：兔肉250克，淮山药50克，枸杞20克，党参25克，黄芪25克，大枣10枚，同煮汤食用，每日1次。

（5）病后体弱：兔肉500克，红枣15枚，同煮汤，加适量油、盐调味食用。其有补中益气、滋阴养血之作用。

（6）肺癌放疗：百合20克洗净，田七15克打碎，兔肉250克切丝，将三者放入锅中，加适量冷水，用小火炖熟，加盐调味后饮汤或佐餐食用。其有清热解毒、滋阴养胃之功效。

(7)夜盲症:①兔肝适量,加适量油、盐隔水蒸熟食用,能够辅助治疗夜盲。②兔肝2个,大米200克,同煮粥,用适量油、盐调味食用。或用兔肝1个,枸杞子、女贞子各10克,水煎服。其能够辅助治疗夜盲、肝血不足、头晕眼花。

驴 肉

民间有"天上龙肉,地上驴肉"的谚语,以此来形容驴肉之美。有的人认为驴肉的口感一定是粗糙不堪的,而实际上驴肉肉质细嫩,远非牛羊肉可比,只是上市量小,因而名气不如牛肉而已。

(1)驴肉味道鲜美,是一种高蛋白、低脂肪、低胆固醇肉类。驴肉蛋白质含量比牛肉、猪肉高,而脂肪含量比牛肉、猪肉低,是典型的高蛋白质、低脂肪食物,另外它还含有动物胶、骨胶原和钙、硫等物质,能为体弱、病后调养的人提供良好的营养补充。

(2)中医认为驴肉具有补气血、益脏腑等功效,是较为理想的保健食品之一。对于积年劳损、久病初愈、气血亏虚、短气乏力、食欲不振等症具有食疗作用,对阳痿、筋骨酸软、气血虚亏有一定的疗效。

(1)脾胃虚寒、慢性肠炎、腹泻者忌食驴肉。

(2)吃驴肉后不宜立即饮茶。

(3)根据前人经验,怀孕女性应当忌食驴肉。《日用本草》中记载:"驴肉,孕妇食之难产。"

小偏方

补益气血:①驴肉250克,淮山药50克,大枣10枚,同煮汤食用。②驴肉适量,加豆豉、五香粉、食盐调味,煮熟后取出切片食用。

麻 雀 肉

麻雀又名雀、瓦雀。麻雀肉为鸟科动物麻雀的肉。麻雀以秋冬肥大肉多者
为佳。

(1)中医认为麻雀肉是性温之品,具有壮阳益气、益精髓、暖腰膝的食疗功
效。适用于身体虚弱、头晕眼花、夜尿频繁、终日精神颓丧等症。

(2)用麻雀肉作食疗,如果加入补气补血的药物同煲则不仅可以壮阳,还可
滋肾补血,使补益功效更好。

(3)麻雀肉能滋补强肾,壮阳益精,暖腰膝,治阳痿。麻雀肉还能补阴精,是
壮阳益精的佳品,适用于治疗肾阳虚所致的勃起功能障碍、腰痛、小便频数等
症,还可补五脏之气。

(4)麻雀肉烧熟食或酒浸饮,有温阳作用,对阳虚、勃起功能障碍、早泄、带
下症等有较好的疗效。

(5)麻雀卵和麻雀脑亦有较好的补益作用。麻雀脑补肾利耳,熟食能治男
性勃起功能障碍、遗精等症。雀卵有助肾阳、补阴精功效,对治疗勃起功能障
碍、腰痛、精液清冷症有效。

(1)麻雀肉大热,春、夏季患有各种热症、炎症者不宜食用。

(2)有学者认为,麻雀肉性大热并淫,主张怀孕女性不应多食。《随息居饮
食谱》中说:"雀肉,阴虚内热及孕妇忌食。"《饮食须知》亦云:"妊妇食雀肉饮酒,
令子多淫。多食雀脑,动胎气,令子雀目。"因此,怀孕之人忌多食雀肉与雀脑。

🌱 **小偏方**

(1)老人呃逆:麻雀数只,煮熟食。

（2）阳虚体寒：每次用麻雀 5 只，除去羽毛和内脏，洗净，油、盐调味，炖熟放少许食盐，喝汤吃肉，可常食用。

（3）阳痿、阴冷：麻雀 3 只，去肠杂，炖食。

（4）阳痿、早泄、腰膝酸软、小便频数：麻雀 2 只，粳米 250 克，将麻雀去毛及肠杂，粳米洗净，加水煮粥，待熟后酌加食盐食用。

（5）眩晕、耳鸣：麻雀 3 只，天麻 10 克。将麻雀去毛及肠杂，与天麻加水一并煮汤，酌加食盐及调味品，待熟后，食肉饮汤。

（6）老人虚弱：麻雀 5 只，放入米酒一小杯，略煮一会儿，然后加水一碗，下米煮粥，将熟时加葱白及油、盐等调味，空腹吃。

（7）小儿遗尿：麻雀 2 只，去毛及内脏，切碎炒熟，加入黑芝麻 20 克，大米 20 克煮成粥，约煮 20 分钟即成，分 3 次吃。

鹌 鹑 肉

俗话说："要吃飞禽，还数鹌鹑。"鹌鹑肉嫩味香，香而不腻，一向被列为野禽上品。鹌鹑的肉和蛋，是很好的补品，有补益强壮之作用。据《礼记·曲礼》中记载，春秋时鹌鹑已成"上大夫之礼"，出现在宫廷宴席上。古埃及的金字塔中，也有食用鹌鹑的记载。

（1）鹌鹑肉不仅味鲜美、营养丰富，还含有多种无机盐、卵磷脂、激素和多种人体必需氨基酸。鹌鹑肉中的微量元素和氨基酸的含量均高于鸡肉。尤其是鹌鹑肉含有重要卵磷脂，是人类高级神经活动不可缺少的营养物质，并且其胆固醇含量较低，优于鸡肉。

（2）鹌鹑肉以其丰富的营养和药用价值被称为"动物人参"。食之既有补益的作用，又能够辅助治疗疾病。李时珍《本草纲目》记载鹌鹑具有"补五脏，益中气，实筋骨，耐寒暑"等功能，常食对神经衰弱、血管硬化、肺结核、营养不良、支气管哮喘、四肢乏力、小儿疳积等均有很好的疗效。

（1）民间认为鹌鹑肉忌与蘑菇同食，同食会诱发痔疮。

（2）谨慎食用生鹌鹑蛋，鹌鹑蛋生食虽能治过敏，但其中含有细菌，生食后会带来不利影响，特别是体弱者更应注意，使用前应权衡利弊慎食之。

小偏方

（1）泻痢：用鹌鹑肉50克，赤小豆15克，生姜3克，同煮熟食之。

（2）小儿疳积：鹌鹑肉15克，切碎煮熟，每日1剂，连服有效。

（3）贫血、痢疾、久咳、疳积：鹌鹑1只，去毛及杂肠，加山药50克，再加入适量油、盐，煮粥食，每日1次或隔日1次。

（4）咳嗽日久：鹌鹑1只去毛及肠杂，红糖、黄酒适量煮汤食用。其有补虚润肺作用。适用于气短乏力、咳嗽日久不愈等症。

（5）支气管哮喘：鹌鹑1只，不去毛，焙烧存性研末，每次10克，加红糖水溶化，兑入黄酒30克，1次服完，每日2次。

（6）慢性肾炎水肿：鹌鹑2只，去毛及肠杂，加水煮汤，可加少量酒调味食用。其有补益五脏、利水消肿的作用。

（7）脾胃虚弱，食欲不振，精神疲倦：鹌鹑1～2只，去毛及肠杂，党参20克，淮山药30克，食盐、水适量，蒸熟食用。其有健脾强胃、补中益气之作用。

（8）病后体虚：鹌鹑1只，去毛及肠杂，羊肉250克，小麦50克，同煮汤，用少量食盐调味。其有补气补血、滋阴壮阳的作用。适用于年老或病后体虚、血虚头晕、身体瘦弱、面色萎黄、体困神疲等气血两亏之证。

食物养生宜忌与祛病偏方

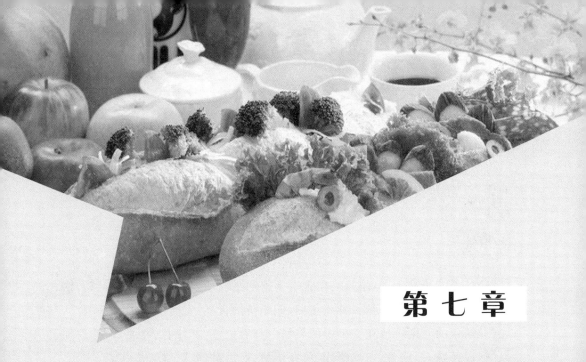

第 七 章

水产篇

　　我们通常说的水产类食物包括各种海鱼、河鱼和其他各种水产动植物，如虾、蟹、蛤蜊、海参、海蜇和海带等。水产品味道鲜美，是深受人们欢迎的饮食佳品，它们是蛋白质、无机盐和维生素的良好来源。其中蛋白质含量尤其丰富，比如500克大黄鱼中蛋白质含量约等于600克鸡蛋或3.5千克猪肉中的含量。鱼类蛋白质的利用率高达85％～90％。另外海产类的无机盐含量也比肉类多，主要为钙、磷、钾和碘等，特别是富含碘。尽管水产动物营养丰富，但若食用配伍不当，会引起不良后果，若利用得当，不仅是人们的美味佳肴，而且是人们的治病良药。

鳝　鱼

黄鳝又叫鳝鱼,是人们经常食用的鱼类,其营养丰富、肉味鲜美,是淡水鱼中的佳品。鳝鱼和人参一样,具有很高的药用价值,民间有"夏吃一条鳝,冬吃一枝参"的说法。

(1)营养学研究表明,鳝鱼肉中含有丰富的蛋白质、脂肪,还含有磷、钙、铁、多种维生素等营养成分,是一种高蛋白、低脂肪的食品,宜于中老年人食用。

(2)鳝鱼的药用价值在很多中医典籍中都有记载:其味甘、性温,能补虚损、除风湿、通经脉、强筋骨,主治痨伤、风寒湿痹、产后淋漓、下痢脓血等。

(3)医学研究发现,从鳝鱼肉中提炼出的"黄鳝鱼素"有降低和调节血糖的作用。

(4)鳝鱼含有丰富的不饱和脂肪酸(DHA 和 EPA),不仅使人头脑聪明,还有抑制心血管疾病和抗癌、消炎的作用。

(1)食用黄鳝,一定要煮熟烧透再吃,以防发生颌口线虫的感染,引起不必要的麻烦。

(2)需要注意的是外感发热、虚热、腹部胀满者不宜食用。

(3)吃鳝鱼不宜过量,肠胃欠佳的人更应慎食。

(4)鳝鱼死后会产生毒素,因此,死鳝鱼切不可食用。

(5)食用黄鳝时忌爆炒。

小偏方

(1)内痔出血:鳝鱼煮食。

(2)痢疾:鳝鱼去肠切碎,焙干,研末,每日用热黄酒调服 10 克,加红糖内服。

(3)面神经麻痹：活鳝鱼切为两段，将鳝鱼按在患侧，向左歪按在右颊，向右歪按在左颊。

小贴士

爆炒的鳝鱼丝或鳝鱼片，虽味美可口，却对人体健康不利。根据科学测定，在一些黄鳝体内，有一种叫颌口线虫的囊蚴寄生虫，如果爆炒鳝鱼丝或鳝鱼片时，未烧熟煮透，这种寄生虫就不会被杀死，食入人体约半个月，就会发生颌口线虫感染，不仅会使人的体温突然升高，出现厌食，而且会在人的颈颌部、腋下及腹部皮下出现肿块，严重者还会引发其他疾病。

鲤 鱼

鲤鱼体呈纺锤形，口位于头部前端，口旁有须两对，体色青黄，尾鳍下叶红色，背鳍、臀鳍都有硬刺，最后一根刺的后缘有锯齿。鲤鱼栖息在水域的底层，杂食性，生长迅速，当年可长到 250 克以上，能适应各种不良的环境条件。鲤鱼品种很多，有全身呈红色的红鲤，体无鳞片的革鲤、荷包鲤以及团鲤、塘鲤等，特别是黄河鲤鱼，是中国四大名鱼之一，肉质细嫩肥美。鲤鱼吃法甚多，有红烧、清蒸、清炖、炸鱼丸、滑溜鱼片、氽鱼片等。

(1)中医认为鲤鱼甘平而无毒，有益气健脾、利尿消肿、清热解毒、滋养开胃、下气涤饮、止咳嗽、通下乳等功效。

(2)历代医家都将鲤鱼作为食疗佳品，它可主治黄疸、水肿，下水气，利小便，尤其是可用于肾脏病、心脏病、肝硬化腹水、小便不利、全身水肿的辅助食疗。

(1)猪肉与鲤鱼不可同食，这是因为猪肉味酸，性冷、微寒，鲤鱼味甘，性温，

两者性味功能略不相同。如作为两样菜,偶食无妨,若合煮或与炒,则不相宜。同时,鱼类皆有鱼腥,一般不与猪肉配食,这在《饮膳正要》也有记载:"鲤鱼不可与猪肉同食。"由此可见,生活中还要尽量避开两者同食。

(2)需要注意的是,鲤鱼不宜同牛、羊油煎炸,不宜与芋头、狗肉、猪肝、鸡肉同烹。

小偏方

(1)黄疸:鲤鱼1条,去内脏,不去鳞,将鱼放火中煨熟,分次食用。

(2)水肿:鲤鱼1条,去内脏,赤小豆50克,煮熟后食肉饮汤。

(3)妊娠水肿、胎动不安:鲤鱼1条,去肠杂,不去鳞,加入赤小豆50克,略加姜、醋,清炖或煮汤,喝汤,亦可食鱼。

(4)产后乳汁缺少:鲤鱼1条,煮汤服。

(5)慢性肾炎、浮肿不退:大鲤鱼1条,去肠杂,不去鳞,用大蒜瓣填入鱼腹,以纸包好,用线缚定,外以黄泥封裹,于灰火中煨熟,去纸泥淡食,一日吃完,则小便利,肿自消。

(6)乳汁不通:鲤鱼1条烧末,每服3~5克,米酒调下。

草 鱼

草鱼又称鲩鱼,有青鲩、白鲩两色,白者味胜。草鱼、青鱼、鲢鱼、鳙鱼为世界著名的"四大家鱼"。草鱼广泛分布于我国除新疆和青藏高原以外的广东至东北的平原地区,虽为我国特有鱼类,但草鱼以其独特的食性和觅食手段被当做拓荒者至世界各地。草鱼其体较长,略呈圆筒形,腹部无棱,头部平扁,尾部侧扁,口端位,呈弧形,无须,下咽齿两行,侧扁,呈梳状,齿侧具横沟纹。草鱼背鳍和臀鳍均无硬刺,背鳍和腹鳍相对,体呈茶黄色,背部青灰略带草绿,偶鳍微黄色。

(1)草鱼含有丰富的蛋白质、脂肪、钙、磷、铁、硫胺素、核黄素、烟酸等,宜于大多数人食用。

(2)中医认为草鱼味甘、性温,有平肝、祛风、除痹、暖胃和中之功效。古人认为,草鱼内厚而松,治虚劳及风寒头痛,以其头蒸食尤良。草鱼对脾胃虚弱、少气乏力、胃脘冷痛、食少体瘦等有一定疗效。

(3)民间将草鱼与油条、蛋、胡椒粉同蒸,能益眼明目。

(4)草鱼胆有明显的降压作用,有祛痰及轻度镇咳作用,但食用宜谨慎。

(5)民间用胆汁治暴聋和水火烫伤,但使用时需要注意。

(1)疮癣患者忌食草鱼。

(2)草鱼胆味苦、性寒,有毒,不宜内服。草鱼胆虽能够辅助治疗疾病,但胆汁有毒,常有因吞服过量草鱼胆引起中毒的事件发生。中毒过程表现为毒素作用于消化系统、泌尿系统,短期内引起胃肠症状及肝、肾衰竭,并发生心血管病与神经系统病变,引起脑水肿、中毒性休克,甚至死亡。对吞服草鱼胆中毒者尚无特效疗法,故不宜自作主张将草鱼胆用来治病。

小偏方

(1)高血压病:鲜草鱼 500 克,去鳞、鳃及肠杂,先用植物油炸至金黄色,与去皮的冬瓜 500 克同煮汤,食盐调味食用。

(2)伤风感冒:草鱼肉片 150 克,生姜片 10 克,米酒 30～60 毫升,水半碗放锅内煮开,加入上述 3 味料,放少量上等鱼露调味,煮熟趁热连肉带汤食,每日 2 次。

(3)消化不良:草鱼肉 150 克,麦芽 10 克,山楂 30 克,陈皮 10 克,水煮食,每日 2 次。

(4)血虚头痛:鲜草鱼头 1 个,当归 12 克,川芎 10 克,蒸炖食用,每日 1 次。

鲫　鱼

鲫鱼俗称喜头鱼、鲫瓜子,属鲤形目,鲤科,鲫属。鲫鱼是我国内陆水域中常见的经济鱼类。常见的普通鲫鱼体长,侧扁,体背及两侧呈银灰色,生活适应性强,在各种淡水水域中都能生活。鲫鱼的变异性大,我们常见的各种形态的金鱼,就是鲫鱼的变种。

(1)鲫鱼其肉嫩味美,营养丰富,蛋白质含量高,历来为人们所喜爱,而且含有较多的钙、磷、铁等矿物质和多种维生素,适宜人群广泛。

(2)中医认为,鲫鱼味甘、性温,能利水消肿,益气健脾,解毒,下乳。尤其适于患有脾胃虚弱、少食乏力、呕吐或腹泻、脾虚水肿、小便不利、气血虚弱、便血、痔疮出血、臃肿、溃疡疾患的人食用。民间常用鲫鱼汤催乳。

(3)临床实践证明,用鲫鱼预防和辅助治疗动脉硬化、高血压病和冠心病均有疗效。

(4)食用鲫鱼有益于手术后、病后体虚形弱的恢复,还能对肝炎、肾炎、慢性支气管炎等患者起补充营养、增强抗病能力的作用。

(1)蒸、煮食用鲫鱼最有补益作用,但外感风寒者慎食。

(2)需要注意的是,阳盛体质和素有内热者不宜食之,因它易生热而产生疮疡。

🌿 小偏方

(1)消化不良:①活鲫鱼1条,去内脏,紫蔻3粒,研末,放入鱼肚内,再加生姜、陈皮、胡椒等煮熟食用。②活鲫鱼约200克,去内脏捣取汁,黄酒冲服。

(2)小儿暴痢:小鲫鱼1条,烧灰末服之,有辅助治疗作用。

(3)痔疮出血:常以鲫鱼做羹食。

(4)视力下降:鲫鱼250克左右,去肠杂,葱白50克,枸杞子15克,共炖服,常服有效。

(5)乳少:鲜鲫鱼(去鳞、鳃及内脏),清炖食,或加黄豆芽或通草同煮汤食。

(6)水肿:鲜鲫鱼(去鳞、鳃及内脏),煮赤小豆食之。

（7）肝硬化腹水：①鲜鲫鱼 500 克，赤小豆 30 克，或加冬瓜皮，再煮汤，煮汤服食（忌盐）。②鲜鲫鱼 200 克，冬瓜皮 60～120 克，同煮汤服食。

（8）久咳：鲜鲫鱼（去鳞、鳃及内脏）加红糖炖服，连服数次。

（9）乳疬、乳癌：鲜鲫鱼 1 条（去鳞、鳃及内脏），生山药 30 克，加食盐少许，捣烂如泥敷患处，可辅助治疗乳癌初起、乳疬等恶疮，贴数次可愈。

青　鱼

青鱼个体大，生长迅速，肉质肥嫩，味鲜腴美，尤以冬令最为肥壮。青鱼为"四大家鱼"之一，体长，略呈圆筒形，头部稍平扁，尾部侧扁，腹部圆，无腹棱，口端位，呈弧形，上颌稍长于下颌，无须，下咽齿一行，呈臼齿状，咀嚼面光滑，无槽纹。青鱼背鳍和臀鳍无硬刺，背鳍与腹鳍相对，体背及体侧上半部青黑色，腹部灰白色，各鳍均呈灰黑色。

（1）青鱼肉味甘、性平，无毒，有益气化湿、和中、截疟、养肝明目、养胃的功效，主治脚气湿痹、烦闷、疟疾、血淋等症。

（2）青鱼胆性味苦寒，有毒，可以泻热、消炎、明目、退翳，外用主治目赤肿痛、结膜炎、翳障、喉痹、暴聋、恶疮、白秃等症，内服能治扁桃体炎。

青鱼胆汁有毒，不宜滥服。过量吞食青鱼胆会导致中毒，30 分钟后，轻者产生恶心、呕吐、腹痛、水样大便等症，重者腹泻后昏迷、尿少、无尿、视力模糊、巩膜黄染，继之骚动、抽搐、牙关紧闭、四肢强直、口吐白沫、两眼球上窜、呼吸加快。如若治疗不及时，会导致死亡。

小偏方

（1）急性咽喉炎、扁桃体炎：青鱼胆干粉、青黛等份，共研细末，作吹喉用，每日 3 次。

（2）湿疹、疮毒：黄柏研成粉末，用青鱼胆汁拌和后，晒干研末，用干粉搽患处。

（3）慢性中耳炎：青鱼胆焙干5克，枯矾5克，黄连3克，冰片2克，共研极细末，每日吹入耳内1次。

（4）齿龈出血、鼻出血、紫癜：青鱼、鲤鱼、鲫鱼等大鳞鱼刮下的鱼鳞，洗干净后，投入开水中煮2～4小时，过滤去渣，略加黄酒、生姜、食盐、味精等调味，放置一夜后，冻如肉胶样，切成小块，即成鱼鳞胶。用麻油、酱油拌食，每日100克。

鲢 鱼

鲢鱼又名白鲢、水鲢、跳鲢、鲢子。体侧扁、稍高，呈纺锤形，头大吻短，口宽，眼小，鳞很细，体呈银白色，腹部有肉棱。鲢鱼是人工饲养的大型淡水鱼，生长快，疾病少，产量高，多与草鱼、鲤鱼混养。其肉质鲜嫩，营养丰富，是较宜养殖的优良鱼种之一。

（1）鲢鱼含有丰富的蛋白质、脂肪、糖类、钙、磷、铁和B族维生素等营养成分。另外鲢鱼的营养精华都集中在鱼的头部，鱼头除含有蛋白质以外，还含有人体极需要的两种不饱和脂肪酸。所以鲢鱼的食用人群较广泛。

（2）中医认为鲢鱼为温中补气、暖胃、润泽肌肤的养生食品，适用于脾胃虚寒、便溏、体虚头昏、食少乏力、皮肤干燥等症，也可用于脾胃气虚所致的乳少等症。

（1）吃鱼切莫丢了鲢鱼头。饮食文化对于鲢鱼头颇有讲究。其中，又以"鲢鱼头砂锅豆腐"最为出名。所以民谚说"宁可丢了老黄牛，切莫丢了鲢鱼头"。

（2）感冒发热、口腔溃疡、大便秘结者不宜食用鲢鱼。

（3）中药配伍中有甘草忌鲢鱼之说。

小偏方

(1)脾胃虚寒、食欲不振:鲢鱼 1 条去鳞、鳃及肠杂,切片,干姜 6 克,食盐适量,同煮熟食用,有温补脾胃之作用。

(2)通乳:①鲢鱼 1 条,去鳞、鳃及肠杂,丝瓜 2 条(或丝瓜仁 50 克),同煮汤,用油、盐调味食用,能够辅助治疗产后乳汁缺乏。②鲢鱼 1 条,去鳞、鳃及肠杂,冬瓜皮 50 克,共煮烂食。

带 鱼

带鱼又叫刀鱼、牙带鱼。带鱼的体型正如其名,侧扁如带,呈银灰色,背鳍及胸鳍浅灰色,带有很细小的斑点,尾巴为黑色,带鱼头尖口大,到尾部逐渐变细,好像一根细鞭。带鱼肉嫩体肥、味道鲜美,只有中间一条大骨,无其他细刺,食用方便,是人们比较喜欢食用的一种鱼类。

宜

(1)带鱼具有很高的营养价值,其味甘、咸,性平,含有丰富的蛋白质、碘、钙、磷、铁、脂肪及维生素 A、维生素 B_2、维生素 B_1、不饱和脂肪酸、卵磷脂等,属高蛋白质、低脂肪的海鲜美食,宜于大多数人食用。

(2)带鱼具有滋阴养肝、祛风、杀虫、润肌肤、止血的作用,对营养不良、急慢性肝炎、外伤出血、病后体虚、产后乳汁不足等症具有一定的补益作用。

(3)带鱼能和中开胃、暖胃补虚,还有润泽肌肤、美容的作用。

(4)带鱼表面的银白色鳞和油脂还具有抗癌、防癌的药用价值。

忌

(1)大多数人都知道烧鱼放生姜可以去腥增鲜,但过早地放入生姜,则不是最佳的方案。因为鱼体浸出液中的蛋白质会影响生姜发挥去腥作用。当鱼体的浸出液略偏于酸性时,放入生姜,其去腥的效果最佳。因此,主张烧鱼时应待到鱼的蛋白质凝固后再加入生姜,这样生姜就能发挥去腥增鲜的效果,如果过早放入,则会使生姜的作用降低。

(2)带鱼属动风发物,患有疥疮的人以少食为宜。《随息居饮食谱》云:"带鱼,发疥动风,患者忌食。"

(3)吃带鱼时,不要将鱼身表面的银白色油脂去除。

(4)患有湿疹等皮肤病或皮肤过敏者忌食带鱼。

(5)癌症患者及红斑性狼疮之人忌食带鱼。

(6)痈疖和淋巴结核、哮喘、中风、溃疡患者亦忌之。

(1)脱肛、胃下垂:带鱼 500 克,黄芪 24 克,炒枳壳 9 克,水煎,去药后食肉饮汤。

(2)外伤出血:取带鱼鳞适量,洗净,焙干,研细末,撒伤口上,有止血之效。

(3)肝炎:鲜带鱼蒸熟后,取其上层油食之,不限量配合药物治疗,久服可改善肝炎症状。

(4)脾胃虚寒、消化不良:带鱼 500 克,去内脏切块,先煮豆豉 6 克,调入生姜 3 片,陈皮 5 克,胡椒 1.5 克,水沸后下鱼,煮熟食用。

(5)产后乳少、身体虚弱:带鱼 250 克,去肠杂,生木瓜 100 克,削皮除核切块,加水适量煎煮,加调料适量,连汤食用。

<h1 style="text-align:center">黄 鱼</h1>

黄鱼,又叫大黄花鱼,包括大黄鱼、小黄鱼,是我国重要的经济鱼类。黄鱼脑壳里有块小石头,故又称石首鱼,中医称为鱼脑石。大黄鱼肉质鲜嫩,营养丰富,有很高的经济价值。黄鱼可红烧、清炖、生炒、盐渍等,烹调几十种风味各异的菜肴。

(1)黄鱼味甘、性平,食用颇为平和,具有明目、安心神、开胃、补气填精、补脾和肾的功效,是婴幼儿、手术后患者、结核病患者、慢性鼻炎及一切体弱者的营养品。

(2)黄鱼耳石有消热祛瘀、通淋利尿的作用,鱼肚有养血、止血、补血、润肺、健脾、补气、消肿等功效。咯血、便血患者以及妇女阴道出血者,常吃鱼肚均能起到辅助治疗的作用。

(3)黄鱼含有丰富的蛋白质、脂肪、糖类、多种维生素及钙、磷、碘、多种氨基酸,是癌症患者理想的蛋白质补充源,尤其是对大肠癌并有大便溏泄者,用黄鱼加盐煮食,或加乌梅、盐煮汤饮用,有较好的辅助疗效。

(4)黄鱼具有补虚益精、健脾开胃、明目安神、调中止痢等功效,不仅可用于腰膝酸软、遗精滑精、健忘的调理和治疗,而且有特殊的止血功能,可用于治疗吐血、崩漏、外伤出血等症,对少气乏力、久病体虚者有食疗作用。

忌

(1)中医认为黄鱼与荞麦不宜同食,《食疗本草》一书中也说:"荞麦难消,动热风,不宜多食。"指的是荞麦面气味甘平而寒。医圣孙思邈也曾说过"荞麦面酸,微寒,食之难消,不可合黄鱼食"。现代研究认为,荞麦性寒,黄鱼多脂,都是不易消化的食物,所以两者不宜同食。

(2)过敏体质者不宜多食。

 小偏方

(1)胃癌、子宫癌:将鱼鳔烘干,研成粉末,用来治疗胃癌、子宫癌等,每日3次,每次1克左右,有辅助治疗作用。

(2)胆石症:黄鱼肚研末,每次服3克,每日3次。

(3)齿龈出血、出血性紫癜:黄鱼鳔100克,放入锅内,加水用慢火炖一日,时时搅拌,防止烧焦,使全部烧化,分4日服用,每日2次,服时须加热。

(4)肾虚腰痛:鱼鳔胶、鹿角片等量,用砂炒至色黄赤酥脆,共研细末,每次3克,每日2次,用黄酒或葡萄酒送服。

(5)肾结石、膀胱结石:鱼脑焙干研细末,每次1~2克,每日2次,用温开水送服。

(6)腹痛和吐泻:鱼脑石10克,煎浓汤,加薤菜汁同服。或与黑豆、甘草水煎去渣,大量灌服,治误食野蕈中毒引起的腹痛和吐泻。

（7）食道癌、胃癌：黄鱼鳔，用香油炸酥，研细，每次服 5 克，每日 3 次，用温开水送服，可用于食道癌、胃癌的辅助治疗。

（8）化脓性中耳炎、鼻窦炎、萎缩性鼻炎：鱼脑 25 克，青黛 2 克，冰片 3 克，共研细末，吹入鼻中，每日 1 次。

鳗鲡鱼

鳗鲡鱼又称鳗鱼，别名白鳝、蛇鱼、白鳗。鳗鲡鱼分布于长江、闽江、珠江流域及海南岛。其肉厚刺少，肉质鲜嫩，营养丰富，有很高的经济价值。

（1）鳗鱼的营养价值与其他鱼类及肉类相比毫不逊色。鳗鱼肉含有丰富的优质蛋白质和各种人体必需的氨基酸，富含脂肪、钙、磷、铁、维生素 A、维生素 B_1、维生素 B_2、维生素 C 等营养物质。

（2）鳗鱼的维生素 A 含量比任何鱼种都丰富，半条鳗鱼维生素 A 的含量足够成年人一天所需。普通鱼类的维生素 A 主要集中于内脏，而鳗鱼连肉里也有，多吃鳗鱼有助于消除眼睛疲劳与疼痛，对夜盲症的治疗也有效果。

（3）鳗鱼含有丰富的骨胶原，有润泽皮肤、软化血管的功效。鳗鱼也含有很多钙离子，钙离子能把患者体质的酸性改变为碱性，常被当成药品使用。

（4）中医认为鳗鱼味甘、性平，具有补虚弱、壮肾阳、祛风湿、杀虫的功效，可治虚劳骨蒸、风湿痹痛、脚气、风疹、小儿疳积、蛔虫、蛲虫、崩漏、肠风下血、疮疡、阳痿、肺结核、淋巴结核、神经衰弱等症。

（1）病后脾肾虚弱、痰多泄泻者忌服。

（2）《随息居饮食谱》说："多食助热发病，孕妇及时病忌之。"意思是说鳗鱼不能多食，多食可助热邪使人生病，孕妇及有传染病的人更不宜食用。

（3）鳗鱼与牛肝常被中医列为日常不宜同食的食物。《本草纲目》说鳗鱼肉有毒，主要是因为某些生物活性物质可对人体产生一定的不良作用。牛肝营养丰富,所含生物活性物质极为复杂,两者同食极易产生不利人体的生化反应,所以中医认为鳗鲡鱼与牛肝偶尔食之可能无妨,多食常食,有可能伤害人体健康。

(4)出血性疾病患者忌多吃。

 小偏方

(1)骨蒸虚劳:鳗鲡鱼 1000 克,切段,入锅内,加酒 2 盏煮,加盐、醋食之。

(2)肺结核、淋巴结核、神经衰弱:鳗鲡鱼烧存性,研细末,每次服 3~6 克,每日 2 次,或经常煮食,有辅助治疗作用。

对 虾

对虾被人们誉为"八大海珍品"之一,具有极高的营养价值,属我国特产。因个大,出售时常成对出售而得名对虾。对虾是一种味道鲜美且营养价值高的高档水产品。对虾体长、大而侧扁,雄性体长 13~17 厘米,雌性体长 18~24 厘米。对虾甲壳薄,光滑透明,雄性个体呈棕黄色,雌性个体呈青蓝色。全身由 20 节组成,额角上下缘均有锯齿。

 宜

(1)淡水虾(如青虾)味甘、性温,可补肾壮阳、通乳。

(2)海虾,味甘、咸,性温,亦有温肾壮阳、兴奋性机能的作用,有通乳、祛毒等功效,对肾虚腰酸、倦怠失眠、疮痈肿毒、产妇缺乳等有辅助功效。

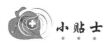 小贴士

现代中医营养学认为,无论是淡水虾还是海虾,其营养价值皆较为丰富,脂肪、微量元素(磷、锌、钙、铁等)和氨基酸含量甚多,还含有荷尔蒙,有助于补肾壮阳。

（1）无论是淡水虾还是海虾,均不宜与猪肉同食。中医经典《饮膳正要》就有这样的记载:"虾不可与猪肉同食,损精。"这是因为猪肉助湿热而动火,若两者相配,可耗人阴精,尤其是对于阴虚体弱之人,更是不可同食。

（2）虾含丰富的蛋白质和钙等营养物质,如果与某些水果如柿子、葡萄、石榴、山楂、青果等同食,就会降低蛋白质的营养价值,而且水果的某些化学成分容易与虾中的钙质结合,从而形成一种新的不容易消化的物质。因此,若想使海鲜与这些水果同食,应至少间隔 2 小时。

（3）哮喘病、过敏性皮肤病患者要慎食。

（4）不要生食"醉虾"。有不少人习惯把"蹦蹦跳跳"的活虾放在酒中蘸一下"醉吃",认为这样比较新鲜,其实,这种时尚生食法并不卫生,易使人感染传染性疾病。

小偏方

（1）无乳:鲜虾 300 克,取净肉捣烂,黄酒热服,少时乳至,再用猪蹄汤饮之,每日 2 次。

（2）阳痿:虾 200 克,加油、盐炒食,每日 1 次,连服 10 日。

（3）痈疽肿毒:虾 200 克,新瓦上焙干研末撒患处,有辅助治疗作用。

海　米

海米也称虾米或虾仁,为海产白虾、红虾、青虾,加盐水焯后晒干,纳入袋中,扑打揉搓,风扬筛簸,去皮去杂而成,即经加盐蒸煮、干燥、晾晒、脱壳等工序制成的产品。海米中以白虾米为上品,色味俱佳,鲜食更美。白虾须长,身、肉皆为白色,故前人有"曲身小子玉腰肢,二寸银须一寸肌"之咏。海米食用前应加水浸透,煎、炒、蒸、煮均宜,味道鲜美,为"三鲜"之一。

食物养生宜忌与祛病偏方

（1）海米营养丰富，富含钙、磷等多种对人体有益的微量元素，是人体钙的较好来源，海米的含钙量比奶制品和鸡蛋还要高。所以海米最宜于补钙的人食用。

（2）海米蛋白质含量非常高，占55％以上。

（3）海米性温味甘，具有健胃化痰、壮阳补肾等作用，对肾虚脾弱、筋骨疼痛患者有食疗作用。

（1）海米不宜过量食用，因为含胆固醇较高，每100克海米内含胆固醇738毫克，是猪、牛、羊肉的10倍左右，较鸡、鸭肉和鱼类也高数十倍或十几倍。换句话说，每10克海米所含的胆固醇相当于100克猪、牛、羊肉。由此可见，中老年人吃海米补钙，每日不宜过多，而高胆固醇血症者吃海米以限量为好，不宜过多食用。

（2）有过敏症的患者不宜食用海米。

小偏方

（1）水肿、痔疮、高血压病：冬瓜500克去皮切片，海米70克，香油、食盐、花椒、葱、味精各适量，用香油将花椒炸出香味，加葱、冬瓜、海米炒熟，调入食盐、味精食之。其有清热、解暑、化浊、开胃等作用，对水肿、痔疮、高血压病、动脉硬化等有疗效。

（2）食欲不振、阳痿早泄：韭菜250克洗净切段，海米60克，食盐、香油、酱油、味精各适量，用香油将海米略炒，加韭菜、酱油、食盐炒熟，再调入味精食用。其有开胃健脾、补肾壮阳之功效，适用于食欲不振、阳痿早泄、精液稀薄等症。

（3）遗精、阳痿、消化不良：香菜300克洗净切段，海米50克，加食盐、香油、味精各适量拌匀食用。清香爽口，别具风味。其有补肾壮阳、祛风解毒之功效。

（4）消化不良、骨质疏松、软骨症：青椒350克洗净切丝，海米60克，加食盐、食醋、香油、味精各适量拌匀食用。其有开胃消食、补肾壮阳、祛风湿之功效,对消化不良、骨质疏松、软骨症等有益处。

(5)食积不化:白萝卜250克洗净切丝,海米50克,香菜洗净切碎,食盐、香油、料酒、葱段、味精各适量。先用香油将葱段炒香,加萝卜丝、海米、香菜炒熟,然后调入食盐、料酒、味精食用。其有消胀、祛痰的功效,治食积不化,并利大小便。

螃　蟹

螃蟹自古就有"四味"之说。"大腿肉",肉质丝短纤细,味同干贝;"小腿肉",丝长细嫩,美如银鱼;"蟹身肉",洁白晶莹,胜似白鱼。螃蟹作为美味佳肴,自古以来备受人们青睐,明代李时珍称赞它:"鲜蟹和以姜醋,佐以醇酒,嚼黄持蟹,略赏风味"。

(1)螃蟹中蛋白质的含量比猪肉、鱼肉都要高出几倍,钙、磷、铁和维生素 A 的含量也较高。并且在螃蟹的肌肉中含有 10 余种游离氨基酸,其中谷氨酸、脯氨酸、精氨酸含量高于一般动物性食物。

(2)吃螃蟹不仅对普通人增进健康具有积极意义,而且对手术后、病后、患有慢性消耗性疾病等已消耗大量蛋白质需要补充的人群也大有益处。

(3)螃蟹中含有丰富的维生素 A,对夜盲症患者具有治疗作用。

(4)螃蟹中含有丰富的钙,对儿童的佝偻病、老年人的骨质疏松也能起到补充钙质的作用。

(5)中医认为螃蟹味咸、性寒,能清热、散瘀血、解漆毒,治产后腹痛、骨折、黄疸、疥癣、烫伤、漆疮,具有活血化瘀、消肿止痛、强筋健骨的功效,民间还常用于治疗跌打损伤、筋骨破碎等疾病。

(1)不宜食用生蟹。螃蟹一般以动物尸体或腐殖质为食,因而蟹的体表、鳃及胃肠道中布满了各类细菌和污泥,往往带有肺吸虫的囊蚴和副溶血性弧菌,

食物养生宜忌与祛病偏方

如果不经高温消毒,肺吸虫进入人体后可造成肺脏损伤。如果副溶血性弧菌大量侵入人体会发生感染性中毒,表现出肠道发炎、水肿及充血等症状。因此,食蟹要蒸熟煮透,一般开锅后再加热 30 分钟以上才能起到消毒作用。

(2)不宜食用存放过久的熟蟹。存放的熟蟹极易被细菌污染,因此,螃蟹宜现烧现吃,不要存放。万一吃不完,剩下的一定要保存在干净、阴凉通风的地方,吃时必须回锅再煮熟蒸透。

(3)不宜食之太多。因为蟹肉性寒,不宜多食。脾胃虚寒者尤应引起注意,以免腹痛腹泻。因食蟹而引起的腹痛腹泻,可用性温的中药紫苏 15 克,配生姜 5~6 片,加水煎服。

(4)禁忌吃死蟹。当螃蟹垂死或已死时,蟹体内的组氨酸会分解产生组胺。组胺为一种有毒的物质,随着死亡时间的延长,蟹体积累的组胺越来越多,毒气越来越大,即使蟹煮熟了,这种毒素也不易被破坏。因此,千万不要吃死蟹。

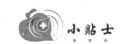

吃蟹时应当注意四清除:一要清除蟹胃,蟹胃俗称蟹尿包,在背壳前缘中央似三角形的骨质小包,内有污沙;二要消除蟹肠,即由蟹胃通到蟹脐的一条黑线;三要清除蟹心,蟹心俗称六角板;四要清除蟹腮,即长在蟹腹部如眉毛状的两排软绵绵的东西,俗称蟹眉毛。这些部位既脏又无食用价值,切勿乱嚼一气,以免引起食物中毒。

小偏方

(1)跌打骨折:螃蟹(整体),焙干研末,每次 10 克,每日 3 次,酒送服。

(2)疥癣:螃蟹(整体),焙干研末,调猪脂敷。

(3)乳腺癌:每日吃 1 只螃蟹当馔,另以枸杞、橘、李 3~4 个煎汤代茶饮。

(4)产褥热:螃蟹壳烧存性,用米酒冲服,每日 2 次。

甲 鱼

甲鱼学名鳖,又称水鱼、团鱼,是人们喜爱的滋补水产佳肴。它无论是蒸煮、清炖，还是烧卤、煎炸，都风味香浓，营养丰富。甲鱼还具有较高的药用食疗价值。由于甲鱼价格适宜，越来越多的人开始食用甲鱼以滋补身体。

（1）现代医学研究发现，甲鱼肉及其提取物能有效地预防和抑制肝癌、胃癌、急性淋巴性白血病，并用于预防和辅助治疗因放疗、化疗引起的虚弱、贫血、白细胞减少等症。

（2）常食甲鱼可降低血胆固醇，因而对高血压病、冠心病患者有益。

（3）食甲鱼还能"补虚劳，壮阳气，大补阴之不足。"所以，甲鱼对肺结核、贫血、体质虚弱等多种病患亦有一定的辅助疗效。

（4）甲鱼还具有养阴清热、平肝熄风、软坚散结、凉血活血等功能，主治骨蒸劳热、久疟、久痢、崩漏、带下、贫血、肝硬化等症。

（1）甲鱼不能生吃。因为甲鱼携带多种细菌和病毒，可引发多种疾病，在急性肠道传染病中，由于烹制和食用甲鱼不当造成的疾病占了相当比例。针对以上情况，专家强调，甲鱼决不能生吃，必须煮熟煮透后方能食用。

（2）忌用甲鱼的血和胆汁泡酒饮用。

（3）肝炎患者不宜食用甲鱼。据研究，肝炎患者由于胃黏膜水肿，小肠绒毛变粗变短，胆汁分泌失调等因素，消化吸收机能大大减弱。而甲鱼含有很丰富的蛋白质，患者食后不仅难以吸收，反而会加重肝脏负担，使食物在肠道中腐败，从而引起腹痛、恶心、呕吐等症，严重时肝细胞还会大量坏死，导致血清胆红素剧增，血氨浓度升高，诱发肝性脑病。

（4）肠胃功能虚弱、消化不良的人应慎吃，尤其是患有肠胃炎、胃溃疡、胆囊炎等消化系统疾病的患者不宜食用。

（5）失眠、孕妇及产后泄泻者也不宜食用，以免吃后引发胃肠不适等症或产生其他副作用。

（6）据民间及有关资料记载，吃甲鱼时不宜与鸡蛋及苋菜同吃。

（7）忌吃死甲鱼，是因为甲鱼死后极易腐败变质。如果食用不卫生的变质甲鱼，很容易引起食物中毒。

（1）肝硬化：甲鱼肉做菜，每次食100～200克，每日1次，常服有效。

（2）久疟不愈：甲鱼1只，去肝、肠，用猪油炖，入盐少许服用。

（3）癫痫：未发作时用甲鱼煮食，可用油、盐调味，每天吃1只，连服7天。

乌　龟

乌龟别称金龟、草龟、泥龟和山龟等，是最常见的龟鳖目动物之一。我国各地几乎均有乌龟分布，但以长江中下游各省的产量较高。乌龟壳略扁平，背腹甲固定而不可活动，背甲长10～12厘米、宽约15厘米，有3条纵向的隆起。头和颈侧面有黄色线状斑纹，四肢略扁平，指间和趾间均具全蹼，除后肢第五枚外，指、趾末端皆有爪。乌龟的腹甲入药称龟板，是一种较贵重的药材。

（1）乌龟味甘、咸，性平，具有补心肾、滋阴降火、养血强身之功效，同时也是止血剂，可用于治疗吐血、尿血及子宫出血等症。

（2）乌龟肉含有极其丰富的蛋白质和多种维生素，是鲜美可口的佳肴和滋补品，具有益阴补血、软坚散结的功效。

（3）乌龟对治疗久咳咯血、久疟、痢疾、肠风、痔血、脾肿大、肺结核、筋骨痛、烦渴口干有一定的疗效。

（1）肠胃功能虚弱、消化不良的人应慎吃，尤其是患有肠胃炎、胃溃疡、胆囊炎等消化系统疾病患者不宜食用。

（2）孕妇及产后腹泻的人不宜食用，吃后易引起胃肠不适。

(1)肺结核吐血：龟肉 200 克，沙参、虫草各 10 克，共炖服。

(2)虚劳咳嗽：龟肉 200 克，煮取肉，和葱、椒、酱油煮食。

(3)痢疾：龟肉 200 克，以砂糖水拌，椒和，炙煮食之，多次服之。

田 螺

田螺又名香螺，通常生活在池塘、水田、小溪或河沟里。田螺个体不大，肉不多，其真正的肌肉只是螺口伸出来的头和足，因此在吃田螺时，只吃其肉，弃五脏而不吃。田螺是卵胎生的，其卵在雌体的输卵管内受精，并发育为小田螺，然后才生出来。春夏之交，田螺一般都怀仔，所以有"三月田螺一肚仔"的说法。只有在六七月后，田螺的产仔期过去，才会慢慢肥壮起来。到中秋节前后，正是田螺最肥满之时，吃进去也没有满腹小田螺仔的扫兴之感。

(1)田螺含有丰富的蛋白质、脂肪，还含有糖类以及钙、磷、铁、维生素等营养成分，其中钙的含量特别高。

(2)田螺又是一种药用动物。田螺肉味甘、性寒，具有清热、明目、利尿、通淋等功效。《本草纲目》说："田螺利湿清热，止渴醒酒，利大小便，治脚气、黄疸。"

(3)民间根据田螺有"清湿热、利小便"等作用，常用于治疗小便不畅、黄疸、中耳炎、痔疮等症。

(4)生炒田螺是风味小吃之一。将活田螺处理干净后，把螺尾去掉少许，以便入味食用。然后配上蒜泥、姜末、豆豉、紫苏和少量辣椒或胡椒粉，炒至近熟后加入猪骨汤熬至螺香四溢即可趁热食用。

(1)田螺为性寒之物，故脾胃虚寒之人不应多吃。

食物养生宜忌与祛病偏方

（2）伤风感冒患者不宜饮用螺肉煮成的汤水。

（3）田螺烹饪前忌不加工。加工田螺时要注意，买回来后要养几天才行。首先用清水洗干净，然后将田螺放入盛有清水的盆（或桶）中，再在上面滴几滴植物油（让它把肚子里的脏东西吐出来），每天换一次水，5～7天后就可以烹饪食用了。

小偏方

（1）小便不利：田螺250克洗净，去尾部，入热油锅内，略炒片刻，加入大蒜头少许，食盐调味，加水煮熟，用针挑出螺肉食用。

（2）黄疸：田螺肉120克，茵陈15克，水煎服，每日1～2剂。

（3）菌痢：田螺500克，挑出螺肉，晒干，炒焦，水煎服，每次10克，每日3次。

（4）湿热黄疸、小便不利、糖尿病：大田螺20个，养于清水中漂去泥，取出螺肉加入米酒半小杯拌和，再放入清水中炖熟饮汤，每日1次。

（5）热肿疮毒：田螺肉捣烂敷之。

（6）大小便不通：田螺肉数个，加少许食盐共捣烂，敷贴脐中或气海、丹田穴，则治大小便不通。

（7）痔疮：①田螺洗净砸烂，加入适量明矾粉，待上面出现一层清液后，用药棉蘸液涂擦患处，治痔疮。②煅田螺壳18克，冰片2克，研细末，治婴儿湿疹，亦能辅助治痔疮发炎。

（8）狐臭：大田螺1个，巴豆2粒，将巴豆放入大田螺内，用药棉蘸田螺渗出液搽腋下，每日3～4次，加麝香少许则疗效更好。

（9）中耳炎、子宫脱垂：田螺内塞入冰片0.5克，取其分泌液滴入耳内，能够辅助治疗中耳炎、耳内生疮或肿痛。若田螺内塞入黄连粉少许，取其分泌液外搽患处，则治子宫脱垂。

（10）胃痛：田螺壳放瓦上煅制研末，每次1克，用红糖水送服，能辅助治疗胃痛吐酸水，连服有效。

蛤蜊

  蛤蜊又名沙蛤、沙蜊,为贝壳软体动物,是生活在江、河、湖、沼里的贝类,种类很多,一般常见的有两大类。一类喜欢生活在流动的河水里,它们的贝壳很厚,两个贝壳在背面相结合的部分有齿,壳的珍珠层较厚;另一类喜欢生活在水面平静的池塘里,它们的贝壳很薄,两个贝壳在背面相结合的部分没有齿。产于我国沿海各省。蛤蜊贝壳烧制成的称为蛤蜊粉,入中药用。蛤蜊肉富含各种营养,味道鲜美。

  (1)近年来发现蛤蜊有显著的抗癌活性,其肉、壳、分泌液均可药用或食用,具有很高的营养价值。

  (2)中医认为蛤蜊味咸、性寒,有清热滋阴、止渴明目、解毒解酒的作用,能治烦热、崩漏、白带、痔疮、目赤、湿疹、咳嗽、湿疮等症。

  (1)食用蛤蜊需要注意的是蛤蜊容易污染,所以在食用前一定要注意食品卫生。本品若过量食用有破血作用。

  (2)蛤蜊因性质寒冷,故阳虚体质、脾胃虚寒、腹痛、泄泻患者忌食。

小偏方

  (1)湿疹:鲜河蛤蜊1个,烧炭存性,研细,香油调涂患处。

  (2)鼻疔:活蛤蜊1个,冰片0.3克,硼砂0.6克,将硼砂和冰片研细,放入蛤蜊壳内。待蛤蜊死后,将此水溶液滴入鼻内。

  (3)糖尿病、黄疸:蛤蜊肉煮熟,经常食用,能辅助治疗糖尿病、黄疸水肿。

  (4)肺结核:蛤蜊肉、韭菜(韭黄更佳)炒熟食用,能辅助治疗肺结核潮热、阴虚盗汗、颧红等症。

  (5)干咳、心烦、手足心发热:蛤蜊肉100克,百合、玉竹、淮山药各30克,同煮汤食用,能治口干、干咳、心烦、手足心发热等症。

(6)慢性气管炎:蛤蜊粉230克,青黛15克,蜜炼为丸,每次15克,早晚各服一次。

(7)烫伤:蛤蜊粉,用茶油调敷患处。

海 参

俗话说:"陆有人参,水有海参。"海参,原名沙沥,属棘皮动物。海参身上长满了肉刺,颇像一根黄瓜,人们形象地称它为"海瓜"、"海黄瓜"。海参其貌不扬,但憨态可掬,价值昂贵,是海产珍品。海参是一种古老的海洋软体动物,至少已有5 000万年以上的生存史,在生物界可谓是"老资格"了。

(1)现代医学证明,海参中的牛磺酸、烟酸等具有调节神经系统、快速消除疲劳、预防皮肤老化的功效。

(2)中医认为海参具有补气养血、补肾益精、滋阴润燥、抗癌、抗真菌等功效,可治精血亏损、虚劳、阳痿、梦遗、小便频数、便秘、神经衰弱、癫痫、腹水等症。

(3)海参对防止人体内脏和皮肤的老化,增强血管弹性,治疗高血压病与冠心病、黄疸、肝炎、痔疮、胃溃疡等症以及预防癌症等,都有一定的效果。

(4)海参和我国东北长白山的人参一样,属于延年益寿的珍品。

(1)做海参时如果放了醋,在营养上就会大打折扣。这是因为海参除了具有许多营养成分外,还具有胶原蛋白,但是,酸性环境会使胶原蛋白的空间结构发生变化,导致蛋白质分子出现不同程度的凝集和紧缩。因此,加了醋的海参不但吃起来口感、味道均有所下降,而且由于胶原蛋白受到了破坏,营养价值自然也就降低了。所以说,烹制海参不宜加醋。

(2)脾虚腹泻、痰多者不宜食用海参。

小偏方

(1)便秘:海参、木耳(切烂)各 10 克,加入大肠煮食。

(2)休息痢:海参 20 克,每日煎汤服,有食疗作用。

(3)糖尿病:海参、鸡蛋、猪胰各 1 个,煮熟,蘸酱油食,隔日服 1 剂。

鱿　鱼

鱿鱼也称柔鱼、枪乌贼,可供鲜食或干制。鱿鱼一般体形细长,末端呈长菱形,肉质鳍分列于两侧,倒过来观察时,很像一只"标枪头"。鱿鱼干品为扁平块状,稍显细长。鉴别鱿鱼时,将手指用力按一下鱼胴体中部,手感会有所不同,如果较软,就是鱿鱼,因为鱿鱼仅有一条叶状的透明薄膜贯穿于体内。

宜

(1)鱿鱼与其他软体腕足类海产品在营养、功用方面基本相同,都富含蛋白质、钙、磷、铁、硒、碘、锰、铜等微量元素。

(2)鱿鱼中含有丰富的钙、磷、铁元素,对骨骼的发育和造血都十分有益,可预防贫血。鱿鱼除了富含蛋白质及人体所需的氨基酸外,还含有大量的牛磺酸,可缓解疲劳,恢复视力,改善肝脏功能。

(3)鱿鱼所含的多肽和硒等微量元素有抗病毒、抗射线作用。

(4)鱿鱼还有调节血压、保护神经纤维和活化细胞的作用,经常食用鱿鱼能延缓身体衰老。

(5)中医认为,鱿鱼有滋阴养胃、补虚润肤的功能。

(6)鱿鱼有润肠通便、祛火清热的功效,对身体虚弱、消瘦乏力、小便频数、肠燥便结等有一定疗效。

忌

(1)鱿鱼属高胆固醇食物,每 100 克鱿鱼中胆固醇含量高达 615 毫克,是肥肉胆固醇含量的 40 倍,全脂奶的 44 倍。所以,鱿鱼虽然是美味,但并不是人人

食物养生宜忌与祛病偏方

都适合吃的。尤其是高血脂、高胆固醇血症、动脉硬化等心血管病及肝病患者就应慎食。

(2)鱿鱼性质寒凉,脾胃虚寒的人也应少吃。

(3)百姓多认为鱿鱼是发物,患有湿疹、荨麻疹等疾病的人应忌食。

(4)脾虚便溏者不宜食用。

墨　　鱼

墨鱼别名乌贼,没有脊椎骨,虽然被叫做鱼,其实它是生活在海洋里的软体动物。墨鱼不仅像鱼一样能在海洋中快速游动,还有一套施放"烟幕"的绝技。它体内有一个墨囊,囊内储藏着自身分泌的墨汁,遇到敌害时,它会紧收墨囊,射出墨汁,使海水变得一片漆黑,墨鱼可趁机逃之夭夭。另外,它还用墨汁来麻醉小动物,所以被称为墨鱼。

(1)墨鱼不但味道鲜美,营养丰富,而且全身皆可入药。

(2)墨鱼墨的主要成分是墨黑色素,它是全身性止血药,可用于消化道出血、功能性子宫出血和肺结核咯血的治疗。

(3)墨鱼对急性放射病有预防作用。如骨髓移植前常用大剂量的照射可造成治疗性急性放射病。

(4)墨鱼骨经过一定的炮制,可以得到一种复合物,这种复合物具有一定的抗癌作用。

(5)墨鱼体内还能提取出具有抗病毒作用的物质。

(6)墨鱼肉煮食,可以治疗女性血虚经闭。

(7)墨鱼的内壳,在中医学上称为海螵蛸、墨鱼骨。海螵蛸在中医药物中占有重要地位。《本草纲目》中记载海螵蛸"诸血病皆治之"。海螵蛸具有收敛、止血、制酸、止痛的功效,也是治疗胃部疾病的主药。

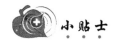 小贴士

　　海螵蛸,即乌贼的干燥内壳,是治疗各种出血的良药。我国有许多用海螵蛸治疗出血的良方。胃出血时,可以用海螵蛸加白及共研细粉,内服治疗。肺结核咯血时,可以将海螵蛸、仙鹤草、茜草煎后服用。对于外伤引起的出血,可以将海螵蛸、骨粉、蒲黄炭各等分研磨后撒在伤口处治疗。海螵蛸还可以用于拔牙和鼻部手术止血。

 忌

　　(1)需要注意的是,有实热者不可食用墨鱼肉。

　　(2)阴虚多热者慎服海螵蛸(墨鱼的内壳),久服易致便秘。

小偏方

　　(1)白带过多:墨鱼2个,瘦猪肉300克,加少许食盐煮食,每日吃1次,连吃5日。

　　(2)闭经:①鲜墨鱼300克,去骨洗净切片,生姜丝略炒一下,放入墨鱼片同炒,加适量食盐调味食用。适用于女性血虚经闭。②墨鱼1个,桃仁6克,煮食,能辅助治疗女性经闭。

　　(3)胃及十二指肠溃疡:墨鱼骨适量,研成极细末,糖水调服,每次3克,每日3次。

　　(4)肺结核咯血:墨鱼骨15克,白及10克,藕节10克,水煎去渣,加蜂蜜调服,每日3次。

　　(5)白带过多:墨鱼骨20克,白芷5克,茜草炭10克,水煎服辅助。

　　(6)胃出血:墨鱼骨25克,白及20克,共研细末,每次服5克,每日3次,温开水送服。

　　(7)小儿软骨病:墨鱼骨15克,龟板12克,茜草根6克,水煎加红糖服,每日2～3次。

　　(8)下肢溃疡:墨鱼骨研粉,外敷患处。

食物养生宜忌与祛病偏方

(9)哮喘:墨鱼骨焙干研末,每次服 5 克,每日 3 次,用温开水送服。

(10)慢性气管炎:墨鱼骨 100 克,地龙 100 克,百部 25 克,白糖 200 克,共研细末,每次服 10 克,每日 3 次。

海 蜇

海蜇别名水母、海蛇。海蜇自古被称为"海产八珍"之一。海蜇状如降落伞,其"伞盖"经过加工即成海蜇皮。"伞盖"下的口腔与触须部分经加工后,即成海蜇头。海蜇作为一种自然资源被利用,在中国有悠久的历史,早在一千七百多年前的晋代就已有腌渍海蜇为食的记录。

(1)海蜇的营养十分丰富,含有丰富的蛋白质、糖类、无机盐,是典型的低脂食物。海蜇头与海蜇皮营养成分无显著差异,均含有蛋白质、脂肪、铁、钙、碘、磷、胆碱等。

(2)中医认为,海蜇头与海蜇皮两者功效相似,性味均为咸平。其可消热、化痰、消积、润肠,对女性劳损、烫伤火伤、瘿瘤、咳嗽、哮喘、痞满、便燥、痰核、酒醉烦渴、气管炎、小便不利等都有辅助疗效。

(3)海蜇有阻止伤口扩散和促进上皮形成的功效。

(4)海蜇作为保健食品,还具有扩张血管、降血脂、降低血压等功效。

(1)有的人喜欢食用新鲜的海蜇,但营养学家指出,要慎食新鲜海蜇。因为新鲜的海蜇含水多,皮体较厚,还含有毒素。只有经过食盐加明矾盐(俗称三矾)清洗两次,使鲜海蜇脱水两次,才能让毒素随水排尽。二矾海蜇呈浅红或浅黄色,厚薄均匀且有韧性,用力挤也挤不出水,这种海蜇方可食用。人们到海蜇产地旅游,会遇到兜售不经处理或只经 1～2 次盐渍处理的海蜇,遇此情形千万不要去品尝或选购。另外脾胃虚寒者不宜食用。

(2)海蜇也可用炒、爆、烧等方法制成菜。只是海蜇入锅烹制还有些讲究。

如炒海蜇时,讲究旺火快炒,动作迅速,否则质感不脆爽。由于海蜇水分含量多,胶质重,故将其用于烧菜时,一定要最后放入,否则海蜇容易溶化。

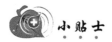 **小贴士**

海蜇在凉拌前都是先在热水中汆烫,再漂冷拌制,不过这种方法折耗太大,因为海蜇遇热会缩水变小。可以试着这样做:将去除泥沙、漂尽盐分的海蜇丝放入清水盆里,按每1000克海蜇放10克苏打的比例放入苏打,搅匀后浸泡约20分钟,然后用清水洗净,捞出沥水后,即可进行拌制。采用这种方法,既可避免用热水汆烫造成的折耗,又能达到口感清脆爽口的目的。

(1)高血压病:海蜇150克,荸荠250克,用水1000毫升,煎至250毫升,空腹顿服,有辅助疗效。

(2)高血压病、烦热口渴、便秘:海蜇头100克,漂洗去咸味,同荸荠等量煮汤服,有辅助疗效。

(3)慢性支气管炎:海蜇100克,白萝卜200克,切丝,加水600毫升,煎至300毫升,每日分2次服,连服半月,有辅助疗效。

(4)阴虚咳嗽:陈海蜇,洗去盐味,拌冰糖,蒸食,有辅助疗效。

海 带

海带又名海草、昆布,是海岸植物中个体较大,质柔味美,营养价值和经济价值较高的一种海藻。海带还是一种经济价值很高的工业原料,富含糖类、褐藻酸、甘露醇等。过去人们只是认为海带含碘量高,对因缺碘而致的甲状腺肿大及克汀病有效。目前已发现海带还含有不少其他特殊的营养和药用价值。

（1）现代药理研究证实，海带有预防白血病和胃癌的功能，可以降血压、降血脂，对动脉硬化有一定的治疗和预防作用。

（2）海带在人体肠道中好比是"清道夫"，能够及时地清除肠道内的废物和毒素，因此，可以有效地防止直肠癌和便秘的发生。

（3）海带含纤维素、粗蛋白、糖类、甘露醇、钾、硫等，是营养价值极高的海洋产品，每100克海带含碘量高达2400毫克，含钙量也高达1177毫克，孕妇常吃海带，对胎儿发育特别是大脑神经系统的发育极有益处。

（4）中医还认为海带具有消痰软坚、泄热利水的作用，对瘰疬、瘿瘤、疝气下堕、痈肿、痰热壅膈、宿食不消、小便不畅有辅助治疗作用。

（5）海带可做蔬菜食用，亦可凉拌或煮汤食用，若煮汤食则属于寒凉之品。在日常饮食中常吃适量海带，对老年人保持健康和延年益寿十分有益。

（1）吃海带也与吃其他食物一样，不可过量与超食，正常情况下以一周2次，一次25～50克为宜，否则就有诱发甲状腺肿大的可能。

（2）海带含有较多的有毒金属——砷。因此，食用前应先用清水漂洗，然后再浸泡12～24小时，并要勤换水，这样才可以放心地食用。

（3）中医还认为脾胃虚寒者忌食海带。

 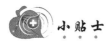

　　许多人都知道吃海带可预防甲状腺肿大，这是因为海带中含有丰富的碘。但很少有人知道过量食用海带也可诱发甲状腺肿大。正常人体的甲状腺合成甲状腺素的过程大致是这样的：将比例合适的碘与酪氨酸合成为碘化酪氨酸，然后再将碘化酪氨酸合成为甲状腺素，供机体进行正常的生理代谢。如果甲状腺中缺碘，自然不能合成足够的甲状腺素，这时脑垂体就会释放更多的促甲状腺素，从而促使甲状腺不断增殖肥大，导致甲状腺肿大。同样道理，当甲状腺中含有过多的碘离子后，甲状腺也无法正常地将碘与酪氨酸合成为碘化酪氨酸,自然也就无法正常合成甲状腺素。这样也会促使脑垂体释放更多促甲状腺素,致使甲状腺滤泡上的上皮细胞不断增殖肥大,最终导致甲状腺肿大。所以专家忠告,海带不可过量食用。

（1）甲状腺肿大:①海带经常煮食或凉拌食用,或用红砂糖腌食,能预防甲腺肿大。②海带100克,每日或数日1次,适量煮食,能预防甲腺肿大。

（2）皮肤湿毒瘙痒:海带50克,绿豆100克,红糖适量煮粥食,可辅助治疗皮肤湿毒瘙痒。

泥　鳅

泥鳅又名鳅鱼,收载于《本草纲目》。李时珍这样描述:"长3～4寸,沉于泥中,如鳝而小,头尖,身青黄色,无鳞,以涎自染,滑疾难握。"泥鳅体细长,呈圆筒形,黄褐色。泥鳅的煮法有很多,如泥鳅粥、炸泥鳅等。

（1）泥鳅含人体必需的多种营养成分,如蛋白质、脂肪、糖类、多种维生素和钙、磷、铁等微量元素。这些含量均高于一般的鱼类,并且肉质细嫩、鲜美滑口,因此泥鳅有"水中人参"的美称,深受人们的喜爱,宜于绝大多数人食用。

（2）泥鳅入药,对肝炎、小儿盗汗、痔疮、跌打损伤、皮肤瘙痒、泻痢等均有较好的疗效。

（3）李时珍在《本草纲目》中记载:"泥鳅甘平无毒,能暖中益气,治消渴饮水,阳事不起。"

（4）现代中医还认为泥鳅具有补中益气、助阳利尿、解酒、消肿的作用。对糖尿病、阳痿、水肿、痔疾、醉酒不适、皮肤痒疹、传染性肝炎、胆囊炎、疥癣起辅助治疗作用。

（1）泥鳅与蟹不宜同食。

（2）食用泥鳅忌不排脏物。在加工泥鳅前，要先把小泥鳅放在水盆里，让它在清水中吐净了泥再食用。

（1）阳痿：泥鳅 200 克，煮食。

（2）传染性肝炎：取活泥鳅放清水中养 1 天，使其肠内容物排尽，然后烘干研粉，每次 10 克，日服 3 次。

（3）急性胆囊炎：生泥鳅 1～2 条，取其背上肉，切细，装入胶囊。吞服，每次约 1 条，以温开水送服。

（4）丹毒、瘭疽（指头疔）、腮腺炎：活泥鳅 10～20 条，先养于清水中漂去泥污，再置盆中，投入白糖适量，搅拌约 10 分钟，取滑液糖浆，涂于患部，干即更换，数次即效。

（5）急性或亚急性、迁延性肝炎：泥鳅若干条，放烘箱内烘干（温度以 100℃为宜），达到可捏碎为度，取出研粉，每次服 9 克，每日 3 次，食后服，小儿酌减。

淡　菜

淡菜不是菜，如同鲍鱼不是鱼一样，都是软体动物，不过淡菜是双壳类的，而鲍鱼是单壳类的。淡菜为海产蚌类食品，别名海红、红蛤、壳菜，雅号"东海夫人"。蚌肉俗称水菜，取其肉加工晒干不加食盐，其味甘淡故称"淡菜"。

（1）淡菜是一种常见的海味食品。淡菜的营养价值较高，含有丰富的蛋白质、脂肪、糖类、钙、磷、铁。此外，淡菜还含有多种维生素和微量元素，宜于绝大多数人食用。

（2）淡菜具有补肝肾、益精血、解热除烦的功效。主治虚劳羸瘦、头晕耳鸣、高血压病、胸中烦热、腰痛、盗汗、崩漏、带下、眩晕、阳痿、吐血、子宫出血、瘿瘤、贫血、久痢等。

（3）淡菜性偏温，有温肾壮阳的作用。作为水产食品，相对壮阳药物而言，壮阳作用颇为温和，可以常食，对于有肾阳虚衰征象的中老年人群较为适宜。这些人群平素表现为怕寒喜暖、手足欠温、腰脊酸楚、两膝酸软、足跟痛、耳鸣、神疲、健忘、性欲减退、小便清长、大便溏软、舌体淡胖等症。

淡菜忌不选择。由于新鲜淡菜不易保存，故常煮熟后晒干制成淡菜干，人们在选购淡菜干时，以个头不大不小、颜色呈深黄色者为佳。

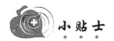

食用前应将淡菜干放入碗中，加入热水烫至发松回软，捞出摘去淡菜中心带毛的黑色肠胃，褪去沙粒，在清水中洗净，然后放入锅中，加入清水，用小火炖烂，可供食用。淡菜的吃法很多，淡菜干和排骨或鸡一起煨汤，味道极鲜。淡菜和萝卜同炒，有特殊风味，将淡菜干放在油锅中煎成黄色，煮成汤料，其味道不亚于虾米汤。淡菜也可以与其他蔬菜一起烹饪成各式菜肴，当然，淡菜作为补肾抗衰食物，煲汤或煲粥吃是最为方便的。

（1）阳痿：淡菜、虾米各50克，煮食。

（2）月经过多：淡菜50克，与猪肉共煮，行经前服。

（3）盗汗：淡菜（焙干，研末）100克，陈皮（研末）50克，混合，蜂蜜为丸，每次服6克，每日3次。

（4）高血压病：①淡菜30克，焙干研末，松花蛋1个，蘸淡菜末，每晚一次吃完，连吃7日。②大米200克，淡菜50克，煮粥，加入皮蛋（去壳切小块），用油、盐调味食用，有除烦降火补虚的作用。适用于中老年人高血压病所致的耳鸣、

食物养生宜忌与祛病偏方

头晕等症。

（5）阳痿、经血过多：淡菜 100 克，猪瘦肉适量，同煮汤食用。适用于男子阳痿，女性崩漏。月经前服用，能够辅助治疗经血过多。

（6）头晕、腰痛、小便余沥、女性白带过多、小腹冷痛：淡菜用黄酒浸泡，和适量韭菜煮食，每日 1 次，有补肾助阳之功。

（7）甲状腺肿大、毛发枯少：淡菜 100 克，浸泡 20 分钟后洗净，先煮 20 分钟，加入猪胰 1 个同煮，用食盐调味，食用。其有润燥补脾、益血生精、消瘿散瘤之作用。

牡　蛎

牡蛎又名蚝，海蛎子。古时有人认为牡蛎是由海气化成的，纯雄无雌，故称为"牡"。牡蛎的贝壳自古被列为药用，其肉味鲜美，生食、熟食均可，也可加工成蚝豉、蚝油和罐头品。欧洲人称牡蛎是"海洋的玛娜"（即上帝赐予的珍贵之物）、"海洋的牛奶"，古罗马人把它誉为"海上美味圣鱼"，日本人则称其为"根之源"、"海洋之超米"。

（1）牡蛎是含锌最多的天然食品之一（每 100 克蚝肉含锌量高达 100 毫克），也就是每天只吃 2～3 个牡蛎就可提供全天所需的锌。锌的巨大价值体现在它是男性生殖系统至关重要的矿物质，尤其是近 50 年来男性的精子数量明显下降，更须补充足够的锌。

（2）中医自古将牡蛎壳（一般简称牡蛎）作为一种潜阳固涩、软坚散结的药物，用于肝阴不足、肝阳上亢所致的头晕目眩、心悸失眠、烦躁不安、耳鸣以及自汗盗汗、遗精崩带、胃痛泛酸、瘰疬痰核、癥瘕痞块等。

生吃、半生吃牡蛎等水产品可引起伤寒、副伤寒。事实上，生食水产品不仅会发生伤寒，还会引发多种疾病。因为自然界的各种生物之间以食物的形式进行物质的转移,被称为生物链,又称食物链、营养链。某些污染物(如汞、铅、病毒、病菌)进入生物体内,逐渐蓄积并通过生物链逐级转移,使生物体内的污染物浓度逐级提高,被称为生物富集作用,又称生物浓集、生物学放大化。通过生物富集作用可使生物体内污染物的浓度比环境中的浓度提高几倍、几百倍,甚至几十万倍。而贝壳类食物就是某些污染物的终端,如果生吃可直接危害人体健康。

小偏方

(1)阴虚烦躁、血虚心悸:牡蛎肉 150 克,猪瘦肉 150 克,同煮汤,加适量食盐调味食用。

(2)久病虚损、月经过多、崩漏:鸡汤或猪瘦肉汤适量,煮沸后,加入鲜牡蛎肉 250 克,略煮沸即可,加食盐、味精调味食用。

(3)眩晕:牡蛎 20 克,龙骨 20 克,菊花 10 克,枸杞子 12 克,何首乌 12 克,水煎服,每日服 1～2 次。

(4)滑精、早泄:煅牡蛎 50 克,莲须 10 克,芡实 20 克,水煎服,每日 2 次。

(5)高血压病、高脂血症:牡蛎肉 50 克,草决明 15 克,加水煮至肉烂时食,每日 2 次。

(6)胃痛、胃酸过多:煅牡蛎研细粉,每次 1～2 克,每日 3 次,用米汤送服。

(7)心悸失眠、梦遗滑精、白带过多:生牡蛎、龙骨各 10 克,水煎服,每日 2 次。

(8)烦热、盗汗、心神不安:牡蛎肉 20 克,加水 200 毫升,煎汤,早晚各 1 次,连食数日。

(9)失眠:牡蛎壳 20 克,黄连 3 克,阿胶、白芍、炒枣仁、陈皮各 9 克,鸡蛋黄 1 个,煎服,连食 3～5 日。

(10)赤白带下:牡蛎、龙骨各 15 克,乌贼骨 15 克,白鸡冠花 9 克,煎服。

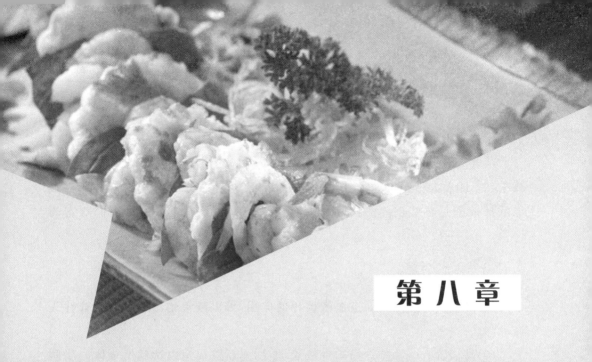

第 八 章

调味品篇

  有人认为家庭中使用的调味品不外乎糖、盐、料酒、酱油、醋、味精等。不过这是以前，现在的调味品数量和种类多得都数不过来。随着生活水平的提高，人们已不再满足于吃饱吃好，而是越来越讲究饮食文化，色、香、味、形、营养要俱全。不少档次较高的调料便应运而生，嫩肉粉、葱汁、蒜汁、辣油、番茄酱等产品也开始进入百姓们的餐桌。例如说到"提鲜"，耳熟能详的是味精、鸡精，现在又出了鸡粉、鸽精、干贝精、牛肉粉、猪肉粉。不要小看调味料，尤其是传统调味品，每天一点一滴都满足着你的口腹之欲，让它成为你健康的帮手而非隐患，这很重要。但在食物的烹制过程中，怎样科学地使用调味品却是一门学问。

辣　椒

辣椒又名尖椒。青辣椒可以作为蔬菜食用,干红辣椒则是许多人都喜爱的调味品。印度人称辣椒为"红色牛排",墨西哥人将辣椒视为国食。在我国许多地区辣椒都是非常重要的调味品,甚至没有它就无法下饭,可见人们对它的钟爱。

(1)辣椒具有强烈的促进血液循环的作用,可以改善怕冷、冻伤、血管性头痛等症状。

(2)辣椒含有一种特殊物质辣椒素,能加速新陈代谢以达到燃烧体内脂肪的效果,从而起到减肥作用。这种物质还可以促进荷尔蒙分泌,对皮肤有很好的美容保健作用,是女性的"补品"。

(3)辣椒能杀死和抑制胃腹内的寄生虫。

(4)辣椒含有丰富的维生素 C,可以抑制心脏病及冠状动脉硬化的发生,降低胆固醇,它还含有较多的抗氧化物质,可预防癌症及其他慢性疾病。

(5)辣椒可以使呼吸道畅通,用以治疗咳嗽、感冒。

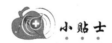

当吃饭不香、饭量减少时,在菜里放上一些辣椒就能改善食欲。这是因为辣椒含有一种叫辣椒素的成分,对口腔及胃肠有刺激作用,能增强胃肠蠕动,促进消化液分泌,使食欲改善,并能抑制肠内异常发酵,排出消化道中积存的气体,同时还可以增强体力。

(1)食用过量辣椒反而会危害人体健康。因为过多的辣椒素会剧烈刺激胃肠黏膜,引起胃痛、腹泻并使肛门烧灼刺痛,诱发胃肠疾病,促使痔疮出血。

食物养生宜忌与祛病偏方

（2）凡患食管炎、胃肠炎、胃溃疡以及痔疮等病者均应少吃或忌食辣椒。

（3）大辛火热病症或阴虚火旺、肺结核病患者也应慎食辣椒。

小偏方

（1）胃痛泛酸：干辣椒 10 克，乌贼骨 20 克，川贝母 5 克，三味捣成细末调匀，温开水服下，分 3～4 次服完。其具有温胃散寒、敛酸止痛的作用。适用于脾胃虚寒所致的胃痛泛酸、食后腹胀、口吐清水、舌淡苔白滑等症。

（2）风寒痹证：干红辣椒 30 克，高粱白酒 500 毫升，将辣椒切成两段，浸泡酒中，放置 10 日左右即可饮用。其具有除湿祛痹、散寒止痛、活血生发的作用。

（3）散寒除湿：干红辣椒 20 个，花椒 20 克，先将花椒加水 3000 毫升，以文火煎 30 分钟，然后入红辣椒煮软取出籽，再将辣椒撕开贴在患处，共贴 3 层，以花椒水加热熏洗 1 小时左右即可。每晚 1 次，连用 7 天。

（4）肿痛：红辣椒（切碎）30 克，红花 20 克，荆芥 20 克，冰片 3 克，以 50% 酒精 400 毫升浸泡 1 周，滤渣取液，摩擦患处，每次 20 分钟，每日 3 次。

（5）冻疮：辣椒粉 30 克，加水 250 克煮沸，外搽患处。

（6）秃发：用辣椒酒（尖头小辣椒 6 克，切细，用烧酒 30 克浸泡 10 日，过滤去渣即成）外搽患处能辅助治疗秃发，1 日搽数次，有促进毛发再生之功。

（7）风湿性关节炎：红辣椒 10 个，萝卜 1 个，共捣烂，敷于患处，治风湿性关节炎，敷后暂有疼痛感。

（8）疟疾：辣椒叶适量，或用根 10 克，加盐少许捣烂，在疟疾发作前 2 小时敷于任何一手腕桡动脉处。

花　椒

花椒是中国特有的香料，有"中国调料"之称。花椒位列调料"十三香"之首，被职业厨师和家庭主妇所青睐，尤以川菜中使用最为广泛。无论红烧、卤味、小菜、四川泡菜、鸡、鸭、鱼、肉等菜肴均要用到它，也可粗磨成粉，和盐拌匀为椒盐，供蘸食用。

（1）花椒气味芳香，可以除各种肉类的腥臊臭气，改善口感，并能促进唾液分泌，增加食欲。

（2）医学研究发现，花椒能使血管扩张，从而起到降低血压的作用。

（3）服食花椒水能驱除寄生虫。

（4）中医认为，花椒有芳香健胃、温中散寒、除湿止痛、杀虫解毒、止痒解腥之功效。

（1）炸花椒油时要注意油温，尽量不要把花椒炸糊。

（2）孕妇及阴虚火旺的人应忌食。

（3）花椒为热性调料，可以引起便秘、痔疮、肠胀气、尿少、尿痛、肾痛等症，过量食用会引起全身性疾病，如口角炎、唇燥裂、咽炎、结膜炎、头晕、心悸、中暑等。

（4）夏季不宜过量食用花椒，必要时可用葱、蒜、姜等温性调料代替。

（5）花椒是热性香料，多食容易消耗肠道水分，造成便秘。

小偏方

（1）齿痛：蜀椒醋煎含之。

（2）呃逆不止：川椒10克，炒熟研末，醋汤调服。

（3）回乳：①花椒10克，水煎后加入红糖30克，于断乳当天趁热1次服下，口服1次，约1～3次即可回乳。②花椒6克，加水400毫升，浸泡后水煎浓缩为200毫升，加红糖30克，于断乳当天趁热1次服下，每日1次。

（4）萎缩性胃炎、肥厚性胃炎：花椒、干姜、橘皮、甘草各20克，共研末，饭后每次服3～5克，每日2次。

（5）痛经：花椒10克，胡椒3克，两味共研细粉，用白酒调成糊状，敷于肚脐眼处，外用伤湿止痛膏封闭，每日1次。此法最适宜因寒凝气滞引起的痛经。

（6）秃顶：适量花椒浸泡在酒精度数较高的白酒中，1周后使用时，用干净

食物养生宜忌与祛病偏方

的软布蘸此酒液搽抹头皮,每天数次。若再配以姜汁洗头,效果更好。

(7)痔疮:花椒1把,装入缝制的布袋中,扎口,将开水沏于盆中,先以热气熏患处,待水温适宜时,再行坐浴。全过程约20分钟,每天早晚各1次。

(8)膝盖痛:花椒50克压碎,鲜姜10片,葱白6根切碎,将3种材料混在一起,装在布包内,上置一热水袋,敷于疼痛处,热敷30~40分钟,每日2次。

胡　椒

胡椒是一种原产于印度的重要香辛作物,又名古月、黑川、白川。它的种子含有挥发油、胡椒碱、粗脂肪、粗蛋白等,是人们喜爱的调味品。胡椒气味芳香,有刺激性及强烈的辛辣味,黑胡椒比白胡椒味浓。

(1)胡椒的主要成分是胡椒碱,还含有一定量的芳香油、粗蛋白、淀粉及可溶性氮,具有祛腥、解油腻、助消化的作用。

(2)胡椒能令人们胃口大开,增进食欲。

(3)胡椒性温热,善于温中散寒,对胃寒所致的胃腹冷痛、肠鸣腹泻都有很好的缓解作用,并可促使发汗,治疗风寒感冒。

(4)加了胡椒的菜肴不易变质,说明胡椒还有防腐抑菌的作用,而且它可以解鱼虾肉毒。

(1)无论黑、白胡椒皆不能高温油炸,应在菜肴或汤羹即将出锅时添加少许,均匀拌入。

(2)黑胡椒入馔应注意,与肉食同煮的时间不宜太长,因黑胡椒含胡椒辣碱、胡椒脂碱、挥发油和脂肪油,烹饪太久会使辣味和香味挥发掉,另外要掌握调味浓度,保持热度,这样可使香辣味更加浓郁。

(3)粉状胡椒的辛香气味易挥发掉,因此保存时间不宜太长。

(4)胡椒用量过大或长期较大量使用,对胃肠黏膜有刺激作用,可引起充血性炎症,并能诱发痔疮,引起血压升高以及心慌、烦躁等症状。消化道溃疡、咳嗽咯血、痔疮、咽喉炎等患者应慎食。

(5)胡椒为典型的辛辣刺激性食物。其味大辛,其性大热,极易助热动火,燥液耗阴。如《随息居饮食谱》中说:"多食动火烁液,耗气伤阴。"《本草经疏》还说:"胡椒,其味辛,气大温,辛温太甚,过服未免有害。"所以凡阴虚之人,切切勿多食。

(6)有眼疾的人不宜食用。

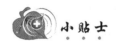

李时珍曾在《本草纲目》中写下这样一段话:"胡椒大辛热,纯阳之物……时珍自少食之,岁岁病目,而不疑及也。后渐知其弊,遂痛绝之,病目亦止。"据说,李时珍年轻时经常患眼病,却始终找不出病因。后来渐渐发觉年年复发的眼疾,竟与自己平时特别爱吃胡椒有关。于是在停食胡椒一段时间后,眼病就好了。康复后,他又试吃胡椒,很快就觉得双目干涩,视力模糊。为此,李时珍特在《本草纲目》中收录胡椒时予以指出,以示后人。

(1)心腹冷痛:胡椒30粒,用清酒吞下。

(2)反胃:胡椒2克(末),煨姜3克切碎,水煎,冲服胡椒粉,分3次服。

(3)缺钙抽筋:白胡椒20粒,鸡蛋皮2个,将上药焙黄研末,分为12包,每日1包,开水冲服。

(4)缩阳症:白胡椒100克,捣碎,用酒冲服。

(5)白带:胡椒10粒,研末,鸡蛋1个,先把鸡蛋开一小孔,将胡椒粉装入鸡蛋内,以纸封固,煨熟食之。

(6)脘腹冷痛:胡椒5克,大米50克,食盐适量,将胡椒择净,水煎取汁,加大米煮粥,待熟时调入食盐等,再煮1~2沸即成,或将胡椒1克研为细末,调入粥中服食,每日1剂,连服3~5天。适用于脾胃虚寒所致的脘腹冷痛、食欲不振、纳差食少、四肢不温等症。

桂　皮

桂皮又称肉桂、官桂或香桂，是最早被人类使用的香料之一。在公元前两千八百年的史料记载中就曾提到桂皮，在西方的《圣经》和古埃及文献中也曾提及肉桂的名称。秦代以前，桂皮在我国就已作为肉类的调味品与生姜齐名。

（1）桂皮含桂皮醛、丁香油等成分，可以提高菜肴的芳香味。

（2）桂皮因含有挥发油而香气馥郁，可使肉类菜肴祛腥解腻，进而令人食欲大增。

（3）桂皮具有温中祛寒、温经止痛、健胃等功能。

（4）在饮食中适量添加桂皮，有助于预防或延缓因年老而引起的 2 型糖尿病。据英国《新科学家》杂志报道，桂皮能够重新激活脂肪细胞对胰岛素的反应能力，大大加快葡萄糖的新陈代谢。

（5）桂皮含苯丙烯酸类化合物，对前列腺增生有治疗作用，而且能增加前列腺组织的血流量，促进局部组织血运的改善。

（6）中医认为桂皮性热，具有暖胃祛寒、活血舒筋、通脉止痛和止泻的功能。

（1）忌食用受潮发霉的桂皮。

（2）桂皮用量不宜太多，香味过重反而会影响菜肴本身的味道。另外，桂皮含有可以致癌的黄樟素，所以不宜长期食用。若食用过量，轻者有口干、喉咙痛、精神不振、失眠等感觉，重者会诱发高血压病、胃肠炎等多种疾病，甚至致使细胞畸形，形成癌症的可能。

（3）桂皮性热，夏季应忌食。

（4）桂皮有活血的作用，孕妇少食。

(1)产后腹痛:桂皮 5 克,红糖 15 克,水煎温服,对女性产后腹痛有辅助治疗作用。

(2)虚寒胃痛、经前小腹胀痛:桂皮 5 克,山楂 10 克,红糖 20 克,于月经来潮前水煎温服,治月经前小腹胀痛。

(3)虚寒胃痛:桂皮 3 克,研细末,每日分 2 次服食,用温开水送下,治胃气寒痛。

小茴香

小茴香又名茴香、小茴、小香、角茴香(浙江)、刺梦(江苏)、香丝菜、谷香、谷茴香等。其气味香辛、温和,带有樟脑般气味,微甜,又略有苦味和炙舌之感。小茴香的种子是调味品,茎、叶部分也具有香气,常被用来做包子、饺子等食品的馅料。

(1)中医认为小茴香味辛、性温,长于理气散寒,有消胀、止痛之效。小茴香所含挥发油能促进肠胃蠕动和胃液分泌,故能排肠内积气,并有祛痰作用。

(2)小茴香适用于疝气、小腹痛、腹胀痛、肾虚、腰痛、胃痛、呕吐、干湿脚气、产妇乳少、胃肠弛缓下垂、痛经、气滞胁痛等病症的辅助治疗。

(3)小茴香对实体瘤有抑制作用,并可增加白细胞数量。

(4)小茴香口服能增强胃肠道蠕动,排出胃肠中积气。还有助于缓解痉挛,减轻疼痛。

(1)腹痛:茴香、胡椒等份,研末,酒糊为丸,如梧子大,每次 40 丸,空心温酒冲服。

（2）胃痛：小茴香、良姜、乌药根各 5 克，炒香附 10 克，水煎服。

（3）胁下疼痛：小茴香 25 克，枳壳 15 克，研末，每次 6 克，盐汤调服。

（4）遗尿：小茴香 6 克，桑螵蛸 15 克，焙干研末，每次 3 克，每日服 2 次，开水送服。

（5）痔疮：小茴香 6 克，研末，水冲服，轻者数次即愈。

（6）腰背痛：小茴香 9 克，炸至焦黄，每日 2 次分食。

（7）慢性痢疾：小茴香 9 克，石榴皮 12 克，山楂 15 克，水煎服。

（8）寒疝：小茴香 18 克，山楂 30 克，生姜 30 克，红糖 30 克，酒为引，水煎服。

（9）小腹冷痛：小茴香粉 15 克，胡椒粉 15 克，酒糊为丸，每次服 3～6 克，温酒送服。功能散寒、理气、止痛，适用于疝气、小腹冷痛、胀满等症。

（10）胁下胀痛：小茴香 30 克，枳壳 15 克，微炒研末，每次服 6 克，温开水送服。适用于肝胃气滞、脘腹胁下胀痛等症。

大 茴 香

大茴香即大料，学名叫"八角茴香"。维吾尔族称安息茴香为"孜然"，源于中亚、伊朗一带，在我国只产于新疆。大茴香是常用的调料，也是烧鱼炖肉、制作卤制食品时的必用之品。因它们能去除肉中臭气，使之重新添香，故曰"茴香"。它主要用于调味、提取香料等，口感风味极为独特，富油，气味芳香而浓烈。

（1）大茴香所含的主要成分是茴香油，能刺激胃肠神经血管，促进消化液分泌，增加胃肠蠕动，以排出积存的气体，所以有健胃、行气的功效。有时胃肠蠕动在兴奋后又会降低，因而有助于缓解痉挛、减轻疼痛。中国《药典》记载茴香制剂是常用于健胃、散寒、行气的止痛药。

（2）茴香烯能促进骨髓细胞成熟，并进入外周血液，有明显的升高白细胞的作用，主要是升高中性粒细胞，可用于白细胞减少症。

(3)用大茴香加工牛羊肉,可以祛腥解腻,并令其肉质更加鲜美芳香,增加人的食欲。

(4)经大茴香调味的菜肴还能防腐杀菌。

(5)大茴香具有醒脑通脉、降火平肝等功效。

(1)发霉的茴香不宜吃。

(2)阴虚火旺的人不宜食用茴香,多食容易伤目、长疮。

(3)用茴香调味量不宜过多。

(4)茴香性热,所以夏季应少食,便秘或痔疮患者应少食或不食。

(1)胃痛:大茴香 10 克,加酒煎服,或研末调红糖食。

(2)疝气疼痛:大茴香 10 克,炒焦研末,调红糖,用黄酒冲服。

(3)腹部胀气:大茴香 8 个,火麻仁 15 克,研末,生葱白 5 根,同研至烂,水煎服,每日 2 次。

(4)小肠疝气:大茴香 20 克,枳壳 30 克,焙燥研末,每次 5 克,黄酒送服。

(5)呃逆:柿蒂 5 个,生姜 3 片,大茴香 2 个,用开水泡茶频频饮服。

生　姜

生姜是一味极为重要的调味品,同时也可作为蔬菜单独食用,而且还是一味重要的中药材。它的辛辣味和其他特殊的芳香味可共同渗入到菜肴中,使之鲜美可口,味道清香。本品可药食两用,药用以老姜最佳。

(1)吃饭不香或饭量减少时吃上几片姜或者在菜里放一点嫩姜,能改善食欲,增加饭量。所以俗话说:"饭不香,吃生姜。"

(2)生姜是传统的治疗恶心呕吐的良药,有"呕家圣药"之誉。

（3）生姜还具有解毒杀菌的作用，平常我们在吃松花蛋或鱼蟹等水产时，通常会放上一些姜末、姜汁。

（4）姜还具有祛散寒邪的作用。着凉、感冒时不妨熬些姜汤，能起到很好地预防、治疗作用，对发热、头痛等也很有效，如果和肉桂混合饮用，效果更佳。生姜还能促进血液循环，改善疲劳和食欲不振的状况。

（5）人体在进行正常新陈代谢时，会产生一种有害物质——氧自由基，促使机体发生癌变和衰老。生姜中的姜辣素进入体内后，能产生一种抗氧化酶，有很强的对付氧自由基的本领，比维生素E还要厉害。所以，吃姜能延缓衰老，老年人常吃生姜可除"老年斑"。有一医学书籍，曾描写古代钱塘净慈寺的和尚，服生姜40年，颜色如童子，百病不生，可见生姜对人体健康的好处。

 忌

（1）一次吃姜不宜过多，以免吸收过多姜辣素，经肾脏排泄时会刺激肾脏，并产生口干、咽痛、便秘等症状。

（2）烂姜、冻姜不要吃，因为姜变质后会产生致癌物。

（3）生姜性质温热，有解表功效，但只能在受寒的情况下作为食疗应用，而有内热者应慎用。

（4）生姜可以熬姜汤喝，或用糖腌制而食，还可以在调菜时使用，但生姜要食鲜姜（即子姜），鲜姜不辣，营养成分多，功能强，而老姜（即母姜）过辣，类似干姜，不宜多食，否则会刺激肾脏发炎。

（5）生姜由于其性味辛散、偏温热，故阴虚内热、出血、目赤等患者应当忌食。

小偏方

（1）感冒风寒：生姜5片，紫苏叶20克，水煎服。

（2）风寒咳嗽：生姜50克，饴糖30克，水3碗，煎至半碗，温服。

（3）慢性咳嗽：蜂蜜、姜汁各100克，白萝卜汁、梨汁、人乳各1碗，共熬成膏，早晚滚汤服数匙。

（4）消化性溃疡：生姜30克，蒲公英12克，水煎服，每日1剂，连服月余。

（5）支气管哮喘：生姜 30 克，切细，捣烂取汁，同白芥子 10 克，加酒研和为糊，每日 2 次，食用。

（6）慢性胃炎：生姜、橘子皮各 12 克，水煎，每日 3 次分服。

（7）恶心呕吐：生姜 10 克，白糖 30 克，水煎服。

（8）痛经：生姜 25 克，红糖 50 克，水煎服。

（9）呃逆：生姜 25 克，捣烂绞取汁，调入蜂蜜 30 克，温开水送服。

（10）胆管蛔虫：生姜 30 克，捣烂取汁，加水 20 毫升，冲服，即可见效。随后每 4 小时服 1 次。

（11）受寒腹痛：生姜 10 克，橘皮 9 克，小茴香 5 克，水煎服。

（12）慢性气管炎、受寒咳嗽：生姜 500 克，红糖 750 克，共放玻璃瓶中，于秋季在太阳下晒之，到冬季服用，每次服 1 汤匙，每日服 2 次。

芥　末

芥末又称芥子末、芥辣粉，是芥菜的成熟种子碾磨成的一种辣味调料。它原产于我国，历史悠久，从周代起就已在宫廷食用。芥末的辣味十分独特，当芥末粉润湿后会有香气喷出，具有催泪的强烈刺激性辣味，对味觉、嗅觉均有刺激作用。

【宜】

（1）芥末辣味强烈，可刺激唾液和胃液的分泌，有开胃之功，能增强人的食欲。

（2）芥末具有很强的解毒功能，能解鱼蟹之毒，故生食三文鱼等生鲜食品时经常会配上芥末。

（3）芥末呛鼻的主要成分是异硫氰酸盐。这种成分不但可预防蛀牙，而且对预防癌症、防止血管凝块、辅助治疗气喘等也有一定的效果。

（4）芥末还有预防高血脂、高血压病、心脏病和减少血液黏稠度等功效。

（5）芥末油有美容养颜之功效。

（6）芥末有利气豁痰、温中散寒、通络止痛、健胃宽中之效。内服能辅助治

食物养生宜忌与祛病偏方

疗痰咳、胸肋胀痛、反胃呕吐、中风不语、肢体麻木、阴疽肿毒、跌打肿痛、气管炎等症。捣泥外敷,治关节扭伤、软组织损伤、关节疼痛、风湿性关节炎等。

（1）芥末不宜长期存放,当有油脂渗出并变苦时就不能继续食用了。

（2）芥末具有强烈的刺激性,有胃炎或消化道溃疡的人忌食。

（3）芥末能"催人泪下",眼睛有炎症的人不宜食用。

（4）芥末一次不要食用太多,以免伤胃。

小偏方

（1）咳嗽:紫苏子、白芥子、萝卜子各等份,以上 3 味各洗净,微炒,击碎,每剂不过 9 克,用生绢小袋盛之,煮做汤饮。

（2）呕吐:白芥子,晒干,研末,用酒调服。

（3）膝部肿痛:白芥子 50 克研末,用烧酒调成糊状,包敷患处,干了再换,以局部发泡为度。

（4）慢性咽炎、声音嘶哑:陈腌芥菜干,每日 15～30 克,以开水冲汤含漱,亦可内服。

（5）跌打淤血、坐骨神经痛:白芥子研末,面粉适量,调成糊状,外敷患处,感到灼痛时,即去掉。

（6）痈疮肿痛:猪胆和芥子细末调和如泥,涂痛上,每日 3 次。

（7）慢性气管炎、咳嗽痰多:白芥子 6 克,山药 20 克,橘皮 6 克,杏仁 9 克,水煎服。

（8）肢体麻木:芥末,醋调涂之。

食　盐

对于一个家庭来说有两样东西最不能缺少,一是面粉,二是食盐。盐是咸味的载体,盐的主要成分是氯化钠,是调味品中用得最多的。可以说人们餐餐都少不了它,而且以它为基本味,可以调制出许多味型,号称"百味之王"。

(1)食盐调味能解腻提鲜,祛除腥膻之味,使食物保持原料的本味。

(2)盐水有杀菌、防腐作用,用来清洗创伤可以防止感染。

(3)食盐撒在食物上可以短期保鲜,用来腌制食物还能防其变质。

(4)用盐水能清除皮肤表面的角质和污垢,使面部呈现出一种鲜嫩、透明的靓丽之感,可以促进全身皮肤的新陈代谢,防治某些皮肤病,起到较好的自我保健作用。

(5)盐能调整体液和细胞之间的酸碱平衡,促进人体生长发育。另外,含碘的食盐还有益于甲状腺。

(6)常用淡盐水漱口,不仅对喉咙疼痛、牙齿肿痛等口腔疾病有治疗和预防作用,还能预防感冒。

(7)急性局限性皮炎瘙痒,用盐水洗涤涂搽可以止痒。

(8)每日坚持用淡盐水洗眼,对治疗沙眼有很好的效果。

(9)用盐水洗头发,可以减少头发脱落。

(10)清晨起床后喝一杯盐开水,能辅助治疗便秘。

(1)由于现在的食盐中都添加了碘或锌、硒等营养元素,烹饪时宜在菜肴即将出锅前加入,以免这些营养成分受热蒸发掉。

(2)盐贮存忌见光。平时储存以阴凉避光密闭保存为宜。

(3)制作鸡、鱼一类的菜肴应少加盐,因为它们富含谷氨酸钠,本身就带有咸味。

(4)长期过量食用盐容易导致高血压病、动脉硬化、心肌梗死、中风、肾脏病和白内障的发生。需要指出的是,多吃盐有碍健康,但并不是吃盐越少越好。

(5)儿童不宜食盐过多。

小偏方

(1)咽喉肿痛、口腔炎、感冒:食盐 3 克,白开水 100 毫升,冲化漱口,每日3~5次。

食物养生宜忌与祛病偏方

（2）手足心肿：食盐、花椒，醋和敷之。

（3）关节痛：食盐 500 克，小茴香 120 克，共放砂锅内炒热，取出一半，用布包熨痛处，凉了再换另一包，换下来再炒热，如此循环炒熨数次，每日 2 次。

（4）冲洗眼、鼻及创面：用 0.7% 的生理盐水冲洗。

（5）吐泻：食盐 5 克，炒热开水服。

（6）牙龈出血：早晚用盐细末刷牙，连续用至治愈为止。

（7）溃疡作痒：用盐涂抹其四周。

（8）鸡眼：食盐 0.9 克，食碱 0.9 克，白矾 0.9 克，三药共研细末，白酒调为糊状，先将鸡眼挖去，似有血出，随即将药涂上，药干再涂，至愈为止。

（9）尿潴留：食盐 500 克，细葱 250 克，将葱切碎，和盐入锅内炒热，用布包好，不热烫时，即敷脐周及小腹，冷则移之，一般须热熨数次，时间 2～4 小时，可连续熨 2～3 日。

（10）荨麻疹、瘙痒症：食盐 30 克，水 1000 毫升，冲化洗擦患处。

（11）便秘：每日早晨空腹服淡盐水 1 杯。

（12）头皮发痒、头屑多：食盐 25 克，开水 1000 毫升，冲化后，洗头，每次洗 10 分钟以上，隔 3～5 日洗 1 次，连洗 10 次。

红　糖

红糖通常是指带蜜的甘蔗成品糖，即甘蔗的榨汁，经浓缩煮炼制成的带蜜糖。根据加工工艺的不同，成品红糖呈赤褐色、褐黄色或黑色，故又称为红糖、黄糖、黑糖。所有红糖，其共同的特征：成品糖中几乎保留了甘蔗汁中的全部成分，特别是甘蔗的清香味。消费者喜爱红糖、选择红糖，主要是基于红糖的这些基本特征。由于甜菜糖糖蜜带有令人不愉快的气味，因此，世界上大多数国家不生产带蜜的甜菜红糖。

（1）1000 克红糖含钙 900 毫克，铁 100 毫克，而钙、铁又是人体必需的矿物质。红糖还含有十分丰富的微量元素成分，其中有些微量元素具有强烈刺激机体造血的功能。

(2)中医认为红糖通过"温而补之,温而通之,温而散之"来发挥气虚补血的作用。这对体弱血虚的人群,特别是对女性、儿童和老人有特别的疗效。因此,温补适宜选用红糖。

(3)中医认为红糖气血双补、滋阴降火、补肝益肾、养血益精、活血祛风,能促进头发的生长,解决脱发者的烦恼。

(4)科研人员发现,红糖中特有的"糖蜜"实际上属于一种多糖,具有强效的抗氧化功能,有助于抗衰老,加快人体的新陈代谢,促进人体排毒养颜。

(1)古代医学家说:"石蜜(红糖)食多则害必生于脾。""若久食则助热、损齿、生虫。"无论是红糖还是白糖,适量食用有补益作用,多食则可留湿生痰。

(2)食用红糖时须加水煮开后撇去浮沫,并去除沉淀物后再食用。

(3)糖尿病患者忌食。

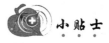 小贴士

　　有不少产妇认为红糖有补益作用,多吃一些对身体恢复有好处,因此喝红糖水的时间往往过长,连续喝半个月,甚至长达 1 个月。殊不知,久喝红糖水对产妇子宫复原不利。因为产后 10 日,恶露逐渐减少,子宫收缩也逐渐恢复正常,如果久喝红糖水,红糖的活血作用会使恶露的血量增多,造成产妇继续失血。因此,产后喝红糖水的时间,一般以产后 7～10 日为宜。

 小偏方

(1)产后腹泻:红糖 50 克,黄酒 100 克,混合煎服,每日 3 次。

(2)痛经:红糖 50 克,元胡 6 克,水煎服,每日 2 次。

(3)伤风咳嗽:红糖、大枣各 30 克,生姜 10 克,水适量煎服,以服后汗出为度。

（4）防治感冒：红糖适量与老姜1块同煎汤，趁热服下，对天寒受凉、浑身被雨淋湿者有祛寒暖身和防治感冒的作用。

（5）牙痛、口臭：红糖50克，桂花3克，粳米100克，同煮粥食用。

（6）咳嗽痰多：红糖20克，冬瓜子15克，共捣烂后用开水冲服，每日1～2次。

（7）血瘀经痛：红糖50克，月季花6克，绿茶3克，加水300毫升煮沸5分钟，分3次于饭后服，每日1剂。

（8）胃酸过多、消化不良：红糖200克，大葱头4个，将葱头捣烂如泥，加红糖调匀，置盘内蒸熟吃，每次10克，每日2～3次。

白　糖

糖在人们的日常膳食中也是必不可少的调味品之一，最常用的包括白糖、冰糖、红糖三种。它们都是从甘蔗和甜菜中提取的，都属于蔗糖的范畴。白糖性平，纯度较高；红糖性温，杂质较多；冰糖则是糖的结晶。

（1）白糖药性偏凉，有润肺生津、补中益气的作用。临床多用于治疗由肺阴不足引起的干咳无痰，或脾虚、中气不足引起的脘腹疼痛等症。

（2）春秋季节多风多燥，而肺为娇脏，最易受邪，此时在饮水中添加适量的白糖可起到滋阴润肺的作用。

（3）白糖有止血消炎的功效，这是因为白糖能够溶于伤口的组织中，而高浓度的糖溶液会降低水分活性，干预渗透作用，产生一种环境，使微生物无法生长。白糖除了能抑制细菌生长外，还可给伤口组织提供再生所需的营养成分，有助于伤口的愈合。

（1）白糖在储存、运输、销售的过程中，如不注意卫生管理，容易受到螨虫的污染。螨虫侵入肺部可引起肺部毛细血管破裂而咯血，并诱发过敏性哮喘。螨虫侵犯泌尿系统则可引起泌尿道感染,引发尿频、尿急、尿痛或尿血等症。所以在调制饮料或做凉拌菜时,应先将白糖加热,螨虫经70℃高温加热30分钟后就会死亡。

(2)白糖性寒,所以营养专家提醒脾胃虚寒的人不宜多食。

(3)糖尿病患者忌食。

小偏方

(1)脚癣:白糖适量,撒于患处,每日1～2次,约3日可愈。

(2)褥疮、下肢溃疡:在创面上撒厚厚一层白糖,以整块胶布封闭创面,外敷纱布,绷带包扎,5～7天更换一次,洗去分泌物,白糖无须消毒。

(3)口臭:白糖煮浓汤饮,可缓解食鱼、蟹后不适,除去吃大蒜后口臭。

(4)防暑降温:乌梅煮水,加入白糖至酸甜可口为度,名曰"酸梅汤",是夏令之清凉饮料。

(5)产后、病后调补:鸡蛋2个,白糖50～80克,水适量,搅拌均匀,蒸熟食用。其有补脾润燥之功。

(6)烫、火伤:白糖炒至黑色存性,调茶油敷。

(7)润燥止咳:白糖9～15克冲水喝,每日1～2次,连用数日。

(8)盐卤中毒:白糖水服数次,可解毒。

冰　糖

冰糖是以白糖为原料,采用先进工艺精制而成的,产品颗粒均匀,晶形美观,食用方便。冰糖蔗糖含量超过99.8%,色泽洁白或淡黄,质地纯净。单晶冰糖甜味纯正,甜度适中,做糖果食用,口感舒适。由于冰糖性味平和,可用于配制各种饮料,浸泡各类补药酒,炖煮补品,是男女老少皆宜食用的保健食品,也可作为中成药的甜味辅料。

冰糖为白糖煎炼而成的冰块状结晶,不易留湿、生痰、化热,能补中益气、和

食物养生宜忌与祛病偏方

胃润肺,适宜于各种体质的人。因此,民间制作滋补的羹汤时喜用冰糖不无道理,比如冰糖燕窝就很有代表性。

 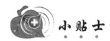 小贴士

冰糖燕窝

【配料】水发燕窝250克,甜樱桃25克,冰糖250克。

【烹制方法】

(1)将水发燕窝放在小盆里,用温水冲泡后,滗去水。再用温水冲泡,又滗尽水汁。樱桃切成片。

(2)炒锅置微火,加清水500克、冰糖,煮至糖化汁黏时,用净纱布滤去杂质,然后取净糖汁150克冲入燕窝,滗去糖汁,再将剩余的净糖汁冲入燕窝,上笼屉用旺火蒸5分钟取出,撒入樱桃片即成。

(1)糖尿病患者忌食。

(2)虽然菊花茶加冰糖口感很好,但是不适宜于一些脾虚的人,因为过甜的茶会导致口黏、口发酸或唾液多。

小偏方

(1)支气管炎:鸡蛋黄10个,冰糖100克,混合搅匀后加黄酒500克,放置10日即可,每次服25克,每日2次。

(2)哮喘:小冬瓜1个,冰糖适量,先将未脱蒂的小冬瓜洗净,剖开,再将冰糖填入,上笼屉内蒸,取冬瓜水。代茶常饮,服3~4个冬瓜即见效。

(3)咽炎:雪梨1个,冰糖30克,将雪梨去皮、核,与冰糖置瓷杯内,隔水炖至冰糖溶化。治疗肺燥咳嗽、干咳无痰、唇干咽干。注意咳嗽有痰者不宜食用,脾虚痰湿者慎用。

(4)风热牙痛:莲芯6克,冰糖10克,加适量水,用文火煮15分钟,稍凉,频频饮用。

（5）百日咳：麻雀 2 只，冰糖 20 克，将麻雀去毛和内脏，与冰糖同置锅内，加清水适量隔水炖熟。佐餐用，主治百日咳。

（6）白带过多：银耳 10 克，冰糖 30 克，银耳发泡洗净后，与冰糖共蒸，连汤服之，日服 2 次。

蜂　蜜

蜂蜜是一种天然食品，味道甜美，所含的单糖不需要消化就可以被人体吸收，对妇、幼特别是老年人更具有良好的保健作用，因而被称为"老年人的牛奶"。蜂乳即蜂王浆，是工蜂分泌出来的用来饲喂幼虫和蜂王的食物，营养比蜂蜜高数倍。

（1）蜂蜜由于其味甘、性平，有润肺补中、缓急解毒、润肠通便的功效，中医将蜂蜜列为健康与保健的上品。李时珍说："蜂蜜入药之功有五：清热也，补中也，解毒也，润燥也，止痛也。生则性凉，故能清热；熟则性温，故能补中；甘而平和，故能解毒；柔而濡泽，故能润燥；缓可以去急，故能止心腹肌肉疮疡之痛；和可以致中，故能调和百药而与甘草同功。"

（2）蜂蜜是人们生活中常用的天然营养佳品，也是人们喜欢食用的甜味品。营养学专家认为，蜂蜜所含的糖 80% 是易于消化的葡萄糖和果糖，而且其比例非常合适，能直接为人体吸收利用。此外，蜂蜜还含有多种维生素和矿物质，可补充人体这方面的不足，有利于益寿延年。

（3）蜂蜜有很强的杀菌力。科研人员把一些肠道致病细菌放入蜂蜜中，10 小时后痢疾杆菌全部死亡，伤寒杆菌、大肠杆菌 48 小时后也都死亡，说明蜂蜜的杀菌作用非常强。老年人体弱，易受病菌侵害，常食蜂蜜可以抑制有害病菌。

（4）蜂蜜能改善血液的成分，促进心脏和血管功能，因此经常服用对于心血管病患者很有好处。

（5）蜂蜜对肝脏有保护作用，能促使肝细胞再生，对脂肪肝的形成有一定的抑制作用。

(6)蜂蜜还能解酒。

(7)食用蜂蜜可迅速补充体力,解除疲劳,增强对疾病的抵抗力。

(8)经常食用蜂蜜,不仅对牙齿无妨碍,还能在口腔内起到杀菌消毒的作用。

(9)将蜂蜜当做皮肤伤口敷料时,细菌无法生长,能治疗中度的皮肤伤害,特别是烫伤。

(10)蜂蜜能促进脏腑组织的再生与修复,调整内分泌及新陈代谢,还能有效地增进食欲,改善睡眠并促进人体生长发育,有极强的保健功能和奇异的医疗效果。

(1)营养学家提醒人们,在食用蜂蜜时,应注意不要用开水冲调或高温煮沸。因为在高温时,蜂蜜中的很多营养素(尤其是维生素和酶类)会被破坏,且影响原有的色、香、味。

(2)婴儿不可食用蜂蜜,以免因肠胃稚嫩发生蜂蜜中毒。

(3)由于蜂蜜含果糖量高,糖尿病患者食用要适量。

(4)蜂蜜不能盛放在金属器皿中,以免增加蜂蜜中重金属的含量。

(5)蜂蜜不宜和茶水同食,否则会生成沉淀物,有害健康。

(6)蜂蜜不适合那些对花粉过敏者食用,低血糖的人也不宜多食。

(7)蜂蜜有润肠通便作用,患泄泻或便溏者忌食。

小偏方

(1)食道癌:蜂蜜、威灵仙各50克,水煎,每日1剂,分早晚服,连续1周。

(2)小腿溃疡:蜂蜜煮沸后涂患处,每日1次。

(3)干咳、便秘:蜂蜜50克,开水冲服,早晚各1次,治干咳、痢疾、习惯性便秘和老年便秘。若加冰片粉末一份同饮,能辅助治疗声音嘶哑。

(4)神经衰弱、贫血:蜂蜜200毫升,新鲜鸡肝3个,切细混于蜜内,分3日服,每日3次,饭前服。

(5)肝炎:服用蜂蜜,每日70～140克。

（6）胃及十二指肠溃疡：蜂蜜炖溶，每日早晨空腹服 60 克，夜晚睡前服 60 克。

（7）疟疾：蜂蜜、烧酒各 20 克，开水炖温服。

（8）高血压病：蜂蜜 50 克，黑芝麻 40 克，先将芝麻捣烂，再搅入蜂蜜，用热开水冲化，1 日分 2 次服。

（9）难产：蜂蜜适量(100 克)，百沸汤冲服，服 1 次无效，约 30 分钟后再服 1 次。

（10）萎缩性鼻炎：先用温开水将鼻腔结痂洗掉，再将生蜂蜜涂鼻腔患处，每日涂 1 次。

（11）烧伤：先将创面洗净，涂煮沸后的蜂蜜，初期为每日 3 次，以后改为每日 2 次。

（12）咳嗽：蜂蜜 100 克，猪油 100 克，合一处煎至沸，贮瓶备用，每日早晚各服 1 汤匙。

香　醋

食醋古时称为酢、苦酒和"食总管"，是一种经过发酵的酸味液态调味品，在我国已有两千多年的食用历史。醋的种类很多，其中以米醋和陈醋为最佳。因原料和制作方法的不同，成品风味迥异。醋是用得较多的酸性调味料。每 100 毫升醋中的醋酸含量，普通醋为 3.5 克以上，优级醋为 5 克以上。由于醋能改善和调节人体的新陈代谢，可作为饮食调料，所以需要量不断增长。

（1）烹调菜肴时不仅可增加菜肴的鲜、甜、香等味道，还能去掉其腥膻味，并保护其营养成分。

（2）醋可促进唾液和胃液的分泌，帮助消化吸收，使食欲旺盛，消食化积。醋还有使鸡骨、鱼刺软化，促进钙吸收的作用。

（3）醋有很好的抑菌和杀菌作用，能有效预防肠道疾病、流行性感冒和呼吸道疾病。

（4）醋可有效软化血管，降低胆固醇，是高血压病等心血管病患者的一剂良方。

（5）醋对皮肤、头发能起到很好的保护作用。中国古代医学就有用醋生发、美容、降压、减肥的记载。

（6）食醋可以消除疲劳，促进睡眠，并能减轻晕车晕船的不适症状。它还能减少胃肠道和血液中的酒精浓度，起到醒酒的作用。

（7）食醋可治产后血晕、黄疸、吐血、衄血、便血、煤气中毒、盗汗、传染性肝炎等症，外用治腮腺炎、关节炎、烫火伤、痈肿、神经性皮炎、脚癣、蛲虫症、牙疼等。

 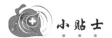 小贴士

　　米醋＋鲤鱼　　此二物相配益于食疗。鲤鱼本身有清水之功，人体水肿除肾炎外，都是湿肿。米醋有利湿的功能，若与鲤鱼伴食，利湿的功效则更强。

忌

（1）吃饺子蘸醋或食用醋较多的菜肴后应及时漱口以保护牙齿。

（2）正在服用某些药物（如磺胺类药、碱性药、抗生素、解表发汗的中药等）的人不宜食醋。

（3）胃溃疡和胃酸过多者应慎食醋。因为醋本身有丰富的有机酸，能促使消化器官分泌大量消化液，从而加大胃酸的消化作用，导致胃病加重。

（4）即使身体健康的人食用醋也不可过量，否则会伤胃、损齿，不利于筋骨。

小偏方

（1）牙痛：陈醋 120 克，花椒 6 克，水煎之，去椒含漱。

（2）流感：关闭门窗，取适量醋（每立方米空间用 2～10 毫升），用 1～2 倍水稀释后加热蒸熏，每次 1 小时，每日或隔日 1 次，连续 3～6 天。

（3）脚癣：用食醋 500 克，蜂蜜 60 克，煎至 250 克，冷却过滤即成。用棉花蘸药液涂抹患处。

(4)鼻出血:先服冷盐开水1碗(约300毫升),内含食盐5克,间隔2～3分钟再服食醋200毫升(以上为一次量),可早晚各服1次,连服3日。

(5)咽炎咳嗽:白醋适量,将醋烧沸,放凉后备用。每次服1小匙,慢慢咽之,日咽数次。

酱　油

酱油俗称豉油,主要是由大豆、淀粉、麦麸、食盐经过制曲、发酵等程序酿制而成的。我国人民在数千年前就已经掌握了酱油的酿制工艺。酱油一般有老抽和生抽两种。老抽较咸,用于提色;生抽用于提鲜。

(1)烹调食物时加入一定量的酱油,可增加食物的香味,并使其色泽更加好看,从而增进食欲。

(2)有研究指出,大豆及其制品均有防癌的效果。

(3)酱油含有异黄醇,这种特殊物质可降低人体胆固醇,降低心血管疾病的发病率。

 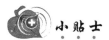 小贴士

　　研究发现,酱油能产生一种天然的抗氧化成分,其有助于减少自由基对人体的损害,其功效比常见的维生素C和维生素E等抗氧化剂大十几倍,可与一杯红葡萄酒相当。酱油宜于绝大多数人食用。

(1)要食用酿造酱油,而不要吃"配制"酱油。

(2)"餐桌酱油"可拌凉菜用,"烹调酱油"未经加热不宜直接食用。

(3)酱油不宜长时间加热,应在菜肴将要出锅时加入。

(4)服用血管疾病、胃肠道疾病的药物时应少食用酱油烹制的菜肴。

（5）生酱油不能直接食用，否则很容易发生食物中毒。因为生酱油中有一种嗜盐菌，可以在高浓度含盐食物中生存，而酱油含盐量为15％～20％，嗜盐菌可以在酱油中长时间生存。人吃了含有嗜盐菌的食物，会出现恶心、呕吐、腹痛、腹泻等症状，严重者会脱水、休克，甚至死亡。

（6）酱油属高盐调味品，过量食用对人体健康无益。

料　酒

料酒，顾名思义，就是专门用于烹饪调味的酒。料酒在我国应用已有上千年的历史。日本、美国、欧洲的某些国家也有使用料酒的习惯。从理论上来说，啤酒、白酒、黄酒、葡萄酒、威士忌都能作为料酒。经过长期试验发现，不同的料酒所烹饪出来的菜肴风味相距甚远，以黄酒烹饪为最佳。

（1）料酒在烹饪中的主要功效为祛腥膻、解油腻。烹调时加入黄酒，能使腥膻味的物质溶解于热酒精中，随着酒精挥发而被带走。

（2）料酒的酯香、醇香与菜肴的香气十分和谐。用于烹饪不仅可为菜肴增香，而且能通过乙醇挥发，使食物固有的香气被诱导挥发出来，从而使菜肴香气四溢、满座芬芳。

（3）料酒中还含有多种多糖类呈味物质，而且氨基酸含量很高，用于烹饪能增添鲜味，使菜肴具有芳香浓郁的滋味。在烹饪肉、禽、蛋等菜肴时，黄酒能渗透到食物组织内部，溶解微量的有机物质，从而令菜肴质地松嫩。

（4）温饮料酒，可帮助血液循环，促进新陈代谢，具有补血养颜、活血祛寒、通经活络的作用，能有效抵御寒冷刺激，预防感冒。

（5）中医还经常把料酒作为药引子使用。

（1）烹调菜肴时料酒不要放得过多，以免味太重而影响菜肴本身的滋味。

（2）夏季不宜食用料酒。

（3）料酒忌凉喝，只有烫热喝才有利于健康。料酒经加热可使极微量的甲醇、醛、醚类等有机化合物挥发掉,同时所含的脂类芳香物蒸腾,使酒更加甘爽醇厚,芬芳浓郁。直接饮用时以 30 毫升左右为宜,每次最多不超过200毫升。

(4)值得注意的是,过量食用料酒也会影响人们的身体健康。

小偏方

风寒感冒:葱 30 克,淡豆豉 15 克,料酒 50 克,将淡豆豉放入锅内加水1 碗,煎煮 15 分钟,再把葱切段放入,继续煮 5 分钟,最后把酒冲入,立即起锅,趁热服下,至微汗即停服。

味 精

味精是由粮食经微生物发酵的方法由粮食制成的现代调味品,其主要成分是谷氨酸。味精是既能增加人们的食欲,又能提供一定营养的家常调味品。鸡精是从鸡肉、鸡骨中提取出来的,除含有谷氨酸钠外,更含有多种氨基酸。

(1)味精能增进菜肴的鲜味,促进食欲,刺激消化液的分泌,有助于食物在体内的消化吸收。

(2)味精被食入后,在消化道很快被分解为谷氨酸,进入血液输送到肌体各部,参与各种生理必需的蛋白质的合成。

(1)孕妇及婴幼儿不宜吃味精,因为味精可能会引起胎儿缺陷。

(2)老人和儿童也不宜多食味精。

(3)高血压病患者如果食用味精过多,会使血压更高。所以,高血压病患者要严格控制味精的摄入量。

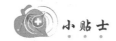 **小贴士**

　　味精投放的最佳时机是在菜肴将要出锅的时候。若菜肴须勾芡的话,味精应在勾芡之前投放。烹制含碱食物时不要放味精,以免产生不良气味。甜味菜、酸味菜中也不要放味精。制作高汤、鸡肉、鸡蛋、水产品等菜肴时不用再放味精。注意忌高温烹调,否则会产生致癌物。

 小偏方

　　牙痛:①将味精按1∶50的浓度用温开水化开后,口含味精溶液一会儿再吐掉。这样连续几次,坚持2天后牙痛就会消失。②可以用筷子蘸一点味精,然后点到疼痛的牙齿上,疼痛会即刻好转。

大　蒜

　　大蒜是烹饪时不可缺少的调味品,南北风味的菜肴都离不开大蒜。世界上最早食用大蒜的人是4500年前的古巴比伦国王。据史料记载,这位国王曾经下令臣民向王宫进贡大蒜,以满足其饮食之乐。中国人食用大蒜的年代较晚,大约是汉朝张骞出使西域后才引进的。大蒜既可调味,又能防病健身,常被人们誉为"天然抗生素"。

宜

　　(1)大蒜中含有一种叫"硫化丙烯"的辣素,其杀菌能力可达到青霉素的1/10,对病原菌和寄生虫都有良好的杀灭作用,具有预防流感、防止伤口感染、治疗感染性疾病和驱虫的功效。

　　(2)近年来由于人们的膳食结构不够合理,人体中硒的摄入减少,胰岛素合成下降。而大蒜中含硒较多,对人体中胰岛素的合成能起到一定的促进作用,所以糖尿病患者多食大蒜有助于减轻病情。

　　(3)大蒜还具有明显的降血脂及预防冠心病和动脉硬化的作用,并可防止血栓的形成。

(4)大蒜能保护肝脏,诱导肝细胞脱毒酶的活性,阻断亚硝胺致癌物质的合成,从而预防癌症的发生。

(5)经常接触铅或有铅中毒倾向的人食用大蒜,能有效地防治铅中毒。

(6)常食大蒜还能延缓衰老。

(1)发了芽的大蒜忌食用。

(2)腌制大蒜时间不宜过长,以免破坏有效成分。大蒜素怕热,遇热后可很快分解,导致杀菌作用降低。

(3)预防和治疗感染性疾病应该生食大蒜。

(4)大蒜能使胃酸分泌增多,而辣素有刺激作用,所以有胃肠道疾病特别是有十二指肠溃疡的人不宜吃大蒜。

(5)肝病患者过量食用大蒜,可造成肝功能障碍,引起肝病加重。

(6)过量食用大蒜会影响视力。

小偏方

(1)腹泻:大蒜头 1 个,煨熟食下。

(2)呕吐:大蒜头 50 克,烧熟,用开水冲蜂蜜送服。

(3)菌痢、肠炎:每次生食大蒜 3 瓣,并用 5% 大蒜浸液灌肠 1 次。

(4)鱼蟹中毒:大蒜 10 余瓣煮汁饮。

(5)慢性肾炎:每餐生食大蒜 2～3 瓣,常食有效。

(6)预防流感:在流感流行期间,每顿吃生大蒜 3～5 克,吃后用 2% 盐水漱口。

(7)风寒感冒、怕冷头痛:大蒜 20 克,葱白 15 克,生姜 6 克,煎汤温服,盖被取汗。

(8)百日咳:大蒜 15 克,红糖 6 克,生姜少许,水煎服,每日数次,视年龄大小酌情定量。

(9)神经性皮炎:蒜头适量,捣烂,用纱布包住,外敷患处。另用艾条隔蒜灸患处至疼痛为止,隔日 1 次。

(10)高血压病:生大蒜放醋中浸泡 7 日,每次吃 1～2 瓣,每日 2 次。

(11)慢性气管炎:生大蒜剥去皮,放油中炸至半熟,每次吃 3～5 瓣,每日 2 次。

(12)急慢性鼻炎、鼻窦炎:大蒜 15 克,捣为泥状,加入凉开水 50 毫升,3 小时后滤去渣,加入甘油 50 毫升即成。每次以棉球蘸药油塞于鼻内,每日 1 次。

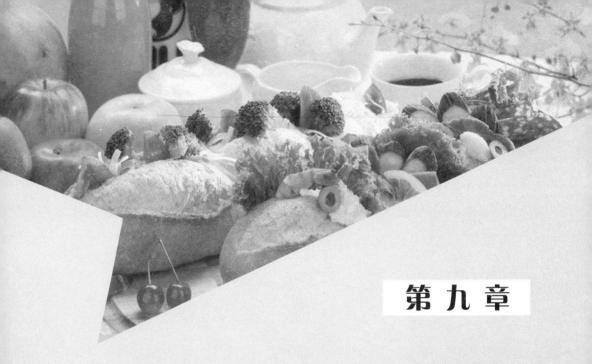

第 九 章

粮油篇

　　粮油类食物主要有谷类食物和油类食物。谷类食物主要有小麦、稻米、玉米、高粱及小米等，油类食物主要有香油、花生油、猪油、牛油、菜子油等。谷类食品在膳食中占有重要位置，是人体热能的主要来源。它提供每日膳食73％的热能和65％的蛋白质，又是无机盐和B族维生素的主要来源。谷类的蛋白质含量一般在7％～16％之间变动，其氨基酸组成以赖氨酸最为缺乏。谷类中糖类物质的主要形式为淀粉，含量可达70％以上。谷类所含的B族维生素是膳食中维生素B_1及烟酸的主要来源。合理使用谷类食物，不仅能养生保健，而且还可以防病治病。

粳　米

　　粳米俗称大米,是由稻子的子实脱壳而成的。粳米是我国居民的主食之一。无论是家庭用餐还是去餐馆,米饭都是必不可少的。粳米其味甘淡,其性平和,每日食用,百吃不厌,是天下第一补人之物,南方人更是以此为主食,日日食用。

　　(1)粳米含有大量糖类,是热量的主要来源。其中蛋白质虽然只占7%,但因用量很大,所以仍然是蛋白质的重要来源。粳米所含的必需氨基酸比较全面,还含有脂肪、钙、磷、铁及B族维生素等多种营养成分。

　　(2)粳米熬成粥具有补脾、和胃、清肺、益气、养阴、润燥的功能。粳米性味甘平,有益于婴儿的发育和健康,能刺激胃液的分泌,有助于消化,对脂肪的吸收也有促进作用,还能促使奶粉中的酪蛋白形成疏松而又柔软的小凝块,使之容易消化吸收,因此将米汤作为婴儿的辅助饮食是比较理想的。

　　(3)米油为煮米粥时,浮于锅面上的浓稠液体。其性平味甘,大能补虚,老幼皆宜,病后、产后体弱之人尤为适合。《本草纲目拾遗》云:"米油滋阴长力,肥五脏百窍。力能实毛窍,最肥人。"

　　(4)《紫桂单方》中有对男子精少不育的专门论述:"治精清不孕:煮米粥滚锅畔面上米沫浮面者,取起加炼过食盐少许,空腹服下,其精自浓。"

　　中医治病常将粳米加入到方药中,取其可补正气之功。中医认为粳米有补中益气、健脾养胃、益精强志、和五脏、通血脉、聪耳明目、止烦、止渴、止泻的功效,认为多食能令人"强身好颜色"。历代医学家对粳米功用的论述也颇多,诸如益气、止烦、止渴、止泻、补中、壮筋骨、益肠胃。明代汪颖也说:"粳有早、中、晚三收,以晚白米为第一……天生五谷,所以养人,得之则生,不得则死。唯此谷得天地中和之气,同造化生育之功,故非他物可比。"

（1）糖尿病患者不宜多食，因粳米含有丰富的糖类，多食可以升高血糖，加重糖尿病的病情。

（2）不宜食用霉变或未经蒸煮熟透的米饭。霉变的粳米或夹生的饭会毒害胃肠，引起胃肠道炎症及病变，出现腹痛、恶心、腹泻等症状。

（3）清代王孟英说："炒米虽香，性燥助火，非中寒便泻者忌之。"

（4）做粳米粥时忌放碱。因为粳米是人体维生素 B_1 的重要来源，碱能破坏粳米中的维生素 B_1，而维生素 B_1 缺乏，会出现"脚气病"。

（5）不能长期食用精米，对糙米不闻不问。因为精米在加工时会损失大量营养，长期食用可导致营养缺乏。所以只有粗细结合，才能营养均衡。

（6）用粳米做米饭时一定要"蒸"而不要"捞"，因为"捞饭"会损失掉大量维生素。

（1）腹泻：粳米磨成粉，炒焦，每次服 5 克，每日 3 次。

（2）婴儿吐乳：粳米 15 克，炒黑，加水 1 杯煎服。

（3）慢性支气管炎：银耳 10 克，粳米 50 克，将银耳水发洗净，切碎与米同煮为粥食用，有滋阴润肺、养胃强身的作用。

糯 米

糯米又叫江米，是大米的一种，常被用来包粽子或熬粥，是家庭经常食用的粮食之一。因其香、黏滑，常被用来做成风味小吃，深受大家喜爱。很多地方逢年过节都有吃年糕的习俗。而且，正月十五的元宵也是用糯米粉制成的。

（1）糯米味甘、性温，能够补养人体正气，吃了后会周身发热，起到御寒、滋补的作用，最适合在冬天食用。

(2)糯米的主要功能是温补脾胃,所以一些脾胃气虚、常常腹泻的人吃了,能起到很好的治疗效果。

(3)糯米能够缓解妊娠后腰腹坠胀、劳动损伤后气短乏力等症状。

(4)糯米有收涩作用,对尿频、盗汗有较好的食疗作用。

(1)湿热痰火偏盛、发热、咳嗽痰黄、黄疸、腹胀者不宜食用。

(2)糯米黏腻,若做糕饼,很难消化,故婴幼儿及老年人和病后消化力弱者忌食糯米糕饼。对此,《本草纲目》说:"糯米黏滞难化,小儿、患者最宜忌之。"

(3)糖尿病患者亦应适当忌食。

(4)《饮食须知》云:"多食发热,壅经络之气,令身软筋缓,久食发心悸及痈疽疮疖肿痛。"

(5)糯米食品宜加热后食用。

(6)健康之人也不宜一次食用过多糯米。

小偏方

(1)产后痢疾:糯米 120 克,红糖 60 克,将糯米炒黄为末,拌红糖吃。

(2)前列腺增生:糯米 60 克,枸杞子 15 克,藕 80 克,白糖 30 克,煮粥,每日服 2 次。

(3)自汗:糯米、小麦麸,同炒,研末,每次服 10 克,每日 2 次。

(4)疲倦乏力:糯米 500 克,黄酒 1 000 毫升,鸡蛋 2 个,一起放在碗中隔水蒸熟,每日分多次吃,每次量的多少可根据各人的酒量和食量而定,必要时 1 周后再吃 1 次。

(5)产后体虚:用糯米制的酒,取适量放碗中,加鸡蛋 1 个共炖,其补养气血及强壮功效尤佳。

(6)病后体虚:病后精神、体力久不复原,身疲乏力,或平素体质虚弱,经常头昏眼花者,在药物治疗的同时,经常食用糯米红枣粥,可加快身体康复。

(7)盗汗、自汗:取糯米 500 克,猪肚 1 个,将糯米用水浸泡 30 分钟后放入猪肚内,用线结扎好,置锅中炖熟,吃猪肚喝汤,而糯米则晒干捣碎,分10 次煮粥食。

(8)脾虚泄泻:用糯米配莲子、红枣、淮山药煮粥,加适量红糖饮服,有一定疗效。

(9)美容益寿:糯米3 000克,杜仲、黄芪、枸杞、当归各30克酿制成酒,饮之可壮气提神,美容益寿,舒筋活血。

小　米

小米,又称粟米,我国北方许多女性在生育后,都有用小米加红糖来调养身体的传统。小米粥是健康食品。可单独煮熬,亦可添加大枣、红豆、红薯、莲子、百合等,熬成风味各异的营养品。小米磨成粉,可制糕点,美味可口。民间常将小米粥称为"代参汤"。

(1)小米无须精制,其中的维生素 B₁ 可达大米的几倍,小米中的矿物质含量也高于大米,但其蛋白质中的赖氨酸含量较低。小米富含维生素 B₁、维生素B₂ 等,因此具有防止消化不良及口角生疮的功能。

(2)中医认为小米味甘、咸,有清热解渴、健胃除湿、防止反胃、呕吐等功效。它还具有滋阴养血的功能,可以使产妇虚寒体质得到调养,帮助恢复体力。

(3)小米还具有防治消化不良的功效。

(4)中医认为小米具有安眠的功效,经常失眠的人坚持食用有好的疗效。具体食用方法:取小米适量,加水煮粥,晚餐食用或睡前食用。

(5)小米宜与大豆或肉类食物混合食用。

(1)在煮粥时,小米粥不宜太稀薄。

(2)小米的蛋白质营养价值并不比大米好,因为小米蛋白质的氨基酸组成并不理想,其中赖氨酸过低而亮氨酸又过高,所以产后不能完全以小米为主食,应注意搭配,以免缺乏其他营养。

（1）风寒感冒：小米 80 克，炒黄，水煎沸 10 分钟，趁热 1 次服下，盖被取汗即愈。

（2）失眠：小米 50 克煮熟后，再打入鸡蛋，稍煮即食，可起到养心安神之功，用于心血不足、烦躁引起的失眠。

（3）失眠：小米 20 克，制半夏 10 克，水煎服，治胃弱或消化不良引起的失眠。

（4）黄白带：小米 50 克，黄芪 20 克，水煎服，治女性妊娠黄、白带。

（5）小儿脾虚泄泻、消化不良：小米 250 克，淮山药 50 克，小米与淮山药共研细末，加水煮糊，加适量白糖服食。

小　麦

　　小麦是我国北方居民的主食，自古就是滋养身体的重要食物。我国是世界上最早栽培小麦的国家之一，栽培历史已有 4000～5000 年。其果实磨粉，麦芽入药能助消化。要是运用得当，不但可起到养生健身的作用，而且可起到治病的作用。

宜

　　（1）小麦味甘、性平，营养价值很高，所含糖类约占 75％，蛋白质约占 10％，是补充热量和植物蛋白的重要来源。还含有钙、磷、铁，以及其他多种微量元素，此外尚含淀粉酶。其是绝大多数人日常的主食之一。

　　（2）中医认为小麦有养心安神、厚肠益脾、利尿活血、除烦止渴的功效。孙思邈《千金食治》称小麦："养心气，心病者宜食。"《本草纲目》说它"可止虚汗"。宜于中老年人食用，有养心退热之功，使津液不为火扰，对脏躁、烦渴均有效果。《本草再新》把它的功能归纳为四种："养心，益肾，和血，健脾。"《医林纂要》又概括了它的四大用途："除烦，止血，利小便，润肺燥。"

　　（3）更年期女性食用未精制的小麦还能缓解更年期综合征。

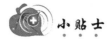

小麦之轻浮者或带稃的颖果称浮小麦。晒干入药,味甘、性凉,含大量淀粉及 B 族维生素。李时珍谓其功能为:"益气除烦,止自汗盗汗,骨蒸虚热,女性劳热。"龚廷贤云:"浮麦止汗,兼治骨蒸。"

(1)存放时间适当长些的面粉比新磨的面粉品质好,民间有"麦吃陈,米吃新"的说法,面粉与大米搭配着吃效果最好。

(2)最好不要食用由过于精细的小麦制成的面粉。随着生活水平的不断提高,人们喜欢食用小麦制成的精米细面,因为这类食品洁白晶莹,细腻可口,色、香、味皆俱,容易激起食欲,便于咀嚼、下咽、消化。但是应该看到它们的弊端,即营养素含量相对较低。所以说精米细面,利弊参半。

小偏方

(1)脏躁症:小麦 30 克,大枣 5 个,甘草 6 克,水煎服。

(2)眩晕:浮小麦、黑豆各 30 克,水煎服。

(3)口腔炎:小麦面烧灰 2 份,冰片 1 份,两味混合研细,用时将药粉吹在患者口疮面,每日 3 次。

(4)失眠:①小麦 100 克(去壳),甘草 18 克,大枣 10 枚,水煎,早晚 2 次分服。②小麦 50 克,黑豆 20 克,合欢花 15 克(布包),水煎后弃去合欢花,喝汤食麦、豆。

(5)自汗:小麦 50 克,红枣 10 枚,龙眼肉 10 克,加水煮熟后连渣食。

大　麦

大麦如同小麦一样是日常的主食之一,自古以来就可当做药物使用,果实可磨粉,麦芽入药能助消化。生活中如果运用得当,不但可起到养生健身的作

食物养生宜忌与祛病偏方

用,而且可起到治病的作用。

(1)大麦中含有多种营养成分,如蛋白质、糖类、膳食纤维、钙、磷、铁等。大麦胚芽中含有大量的维生素 B_1 与消化酶,对幼儿、老人、维生素 B_1 缺乏者均有很好的功效,还能提神醒脑、消除脑部疲劳。

(2)大麦中大量的膳食纤维,可促进胃肠蠕动,起通便的作用,并可降低血液中的胆固醇含量,预防动脉硬化、心脏病等疾病。

(3)大麦中富含钙,对儿童的生长发育十分有益。

(4)《本草纲目》中记载大麦具有补中益气、止渴除烦的功效,能补虚弱,实五脏,壮气血,宽肠胃。

(5)大麦还可以制成啤酒。

(6)大麦芽有和胃健脾、帮助消化、疏肝利气、帮助调整肠胃功能的作用。

(7)大麦芽中含有消化酵素、维生素等,适用于小儿、老人病后胃弱引起的食欲不振。

(1)炒麦芽能行气消食回乳,故哺乳女性忌服。

(2)如果用于回乳,忌用量过少,一般炒麦芽要用 60 克以上。

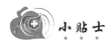

　　麦芽可促进食物的消化,尤能消米面食积。在临床上用于食积不化、脘闷腹胀,可与山楂、神曲等配伍。如遇脾胃虚弱、食欲不振,宜与白术、党参等补气健脾药同用。对于消化不良症较轻者,可单用本品煎服,或炒焦,研细末,用开水调服。

(1)退乳:①生麦芽 80 克,水煎服。②麦芽糖随意食,可退乳。

（2）灼伤：大麦炒黑，研末，油调搽之。

（3）心绞痛、冠心病：大麦根须 120 克，水煎服。

（4）慢性肝炎、胸闷、痞胀、食欲不振：大麦芽、茵陈各 30 克，橘皮 15 克，水煎服。

（5）产后大小便不通：大麦芽，研细末，每次 10 克，开水送服。

（6）水肿：大麦芽 60 克，赤小豆 30 克，煮粥食，每日 2 次。

（7）小儿疳积、慢性肠胃病：炒大麦芽、苍术各等份，研细末，每次 3～10 克，每日 2 次，用白糖开水调服。

（8）消化不良：大麦芽、神曲各 15 克，水煎服。

（9）乳痈：大麦芽 10 克，山慈菇 3 克，共研为细末，用浓茶水调敷患处。

荞　麦

荞麦又名三角麦、乌麦、花荞，我国栽培的主要有普通荞麦和鞑靼荞麦两种，前者称甜荞，后者称苦荞。荞麦在我国种植的历史十分悠久，公元前 5 世纪的《神农书》中就有关于荞麦是当时栽培的八谷之一的记载。除我国外，尼泊尔、朝鲜、日本及美洲和欧洲某些地区的人们也喜欢食用荞麦，尤其是日本，自荞麦从唐朝由我国传入后，荞麦食品便风行日本诸岛，仅吃法就达 100 多种。至今日本国仍然把荞麦食品列为保健食品。

（1）荞麦蛋白质中含有丰富的赖氨酸成分，铁、锰、锌等微量元素比一般谷物丰富，所以荞麦具有很好的营养保健作用。

（2）荞麦含有丰富的维生素 E 和可溶性膳食纤维，同时还含有烟酸和芦丁（芸香苷），芦丁有降低人体血脂和胆固醇、软化血管、保护视力和预防脑血管出血的作用。它含有的烟酸成分能促进机体的新陈代谢，增强解毒能力，还具有扩张小血管和降低血液胆固醇的作用。

（3）荞麦含有丰富的镁和强力抗氧化物维生素 P，能促进人体纤维蛋白溶解，使血管扩张，抑制凝血块的形成，具有抗栓塞的作用，也有利于降低血清胆固醇。

(4)荞麦中的某些黄酮成分还具有抗菌、消炎、止咳、平喘、祛痰的作用。因此,荞麦还有"消炎粮食"的美称。

(5)荞麦是很好的大肠"清道夫",纤维含量是一般白米的 6 倍,民间也有"净肠草"之称。

(6)荞麦有防治糖尿病的作用。长期以来,医学界一直想寻求一种适合糖尿病患者食疗而又没有副作用的食品应用于临床,后来人们找到了荞麦这一理想的降糖食品。经临床观察,发现糖尿病患者食用荞麦后,血糖、尿糖都有不同程度的下降,很多轻度患者单纯食用苦荞麦即可控制病情。

(1)荞麦一次不可食用太多,否则易造成消化不良。

(2)脾胃虚寒、消化功能不佳、经常腹泻的人不宜食用荞麦。

(3)据近代研究发现,荞麦含有大量蛋白质及其他致敏物质,故可以引起或加重过敏者的过敏反应,故体质敏感之人慎食。

小偏方

(1)噤口痢:荞麦面,每次 10 克,砂糖水调服。

(2)腹痛腹泻:用荞麦面一味做饭吃。

(3)白带过多:荞麦粉 500 克(炒黄色),鸡蛋清 10 个,甘草末 60 克,上药和温水调为丸,晒干待用,每日早晚各 1 次,用开水送服,每次 30 克。

(4)慢性泻痢:炒荞麦研末,水泛为丸,每次服 6 克,每日 2 次,开水送服。

(5)夏季痧症:荞麦面炒香,用适量开水搅成糊状服食。

玉 米

玉米即玉蜀黍,俗称玉高粱、苞谷、苞米等,为禾本科一年生草本植物玉蜀黍的果实。在我国的有些地区以它作为主食。玉米是粗粮的保健佳品,多食玉米对人体的健康颇为有利。

（1）玉米中的纤维素含量很高，具有刺激胃肠蠕动、加速粪便排泄的特性，可防治便秘、肠炎、肠癌等。玉米不仅有益寿、美容作用，还有调中开胃及降血脂的功效。

（2）玉米胚尖所含的营养物质能增强人体新陈代谢，调整神经系统，使皮肤细嫩光滑，并有抑制、延缓皱纹产生的作用。

（3）玉米中含胡萝卜素，在体内可转化为维生素 A，具有抑制化学致癌物引起肿瘤的作用。对防治老年常见的干眼症、气管炎、皮肤干燥及神经麻痹等也有辅助疗效。

（4）玉米油能降低血清胆固醇，预防高血压病和冠心病的发生。美洲印第安人不易患高血压病与他们主要食用玉米有关。

（5）玉米须味甘、性平，具有利尿、泄热、平肝、利胆、降血压、降血糖等作用，可治疗高血压病、肾炎、水肿、脚气、黄疸、肝炎、胆囊炎、胆结石、糖尿病、膀胱炎等病症。

（1）吃玉米时应把玉米粒的胚尖全部吃尽，因为玉米的许多营养都集中在这里。玉米蛋白质中缺乏色氨酸，单一食用玉米易发生癞皮病，所以以玉米为主食的地区应多吃豆类食品。

（2）玉米熟吃效果更佳，烹调尽管使玉米损失了部分维生素 C，却使之获得了更有营养价值的抗氧化活性。

（3）中老年人更应以吃酥烂玉米食品为宜，最好将玉米研磨成细粉煮玉米粥，或制成玉米饼等糕点服食。

（4）玉米受潮后容易发霉，霉变的玉米及玉米粉中染有黄曲霉菌，它能产生黄曲霉毒素，此物质具有很强的致癌活性。因此，必须注意勿食发霉变质的玉米或玉米粉。

（5）用玉米防治脂肪肝、高脂血症等"富贵病"是一项长期的医疗保健任务，因此，运用玉米等食疗应坚持适量服食，并要持之以恒。

(1)糖尿病:玉米 500 克,分 4 次煎服。

(2)高血压病:玉米须 60 克(干品),水煎服。

(3)膀胱炎:玉米须 50 克,车前子 18 克,甘草 6 克,或加小茴香 3 克,水煎服,能治疗小便不通及膀胱炎、小便疼痛。

(4)尿少、尿频、尿急、尿道灼热疼痛:玉米须、玉米芯各 100 克,水煎去渣代茶饮。

黑　米

黑米和紫米都是稻米中的珍贵品种,都属于糯米类,在营养成分上两者基本相同。用黑米或紫米熬制的米粥清香油亮,软糯适口,因其含有丰富的营养,具有很好的滋补作用,因此被人们称为"补血米"、"长寿米"。我国民间就有"逢黑必补"之说。

(1)黑米所含蛋白质是大米的 0.5～1 倍,所含的锰、锌、铜等无机盐比大米高 1～3 倍,还含有大米所缺乏的维生素 C、叶绿素、花青素、胡萝卜素及强心苷等特殊成分,因而黑米比普通大米更具营养。

(2)多食黑米具有开胃益中、健脾暖肝、明目活血、滑涩补精之功,对于少年白发、女性产后虚弱、病后体虚以及贫血、肾虚均有很好的补养作用。

(1)黑米的米粒外部有一坚韧的种皮包裹,不易煮烂,故应先浸泡一夜再煮。

(2)黑米粥若不煮烂,不仅大多数营养成分未溶出,而且多食后易引起急性肠胃炎,对消化功能较弱的儿童和老弱病者更是如此。因此,消化不良的人不要吃未煮烂的黑米。

(3)病后消化能力弱的人不宜急于吃黑米,可先吃些紫米来调解。

小偏方

(1)降血压:党参 15 克,山楂 10 克,黑米 100 克,将党参洗净,切片,山楂洗净,去核切片,黑米淘洗干净。再将黑米放锅内,加入山楂、党参,加水 800 毫升,文火煮 55 分钟即成。早餐食用,具有补气血、降血压的作用。

(2)减肥:将黑米煮成粥或者黑米饭,每天只吃黑米,喝水不限制,但是不能加吃别的东西,如果觉得头晕就喝点淡盐水。

(3)乌发:取黑芝麻适量,淘洗干净,晒干后炒熟研碎,每次取 25 克,同黑米 50 克煮粥,粥成后加白糖适量,调和食之。

(4)治虚劳:将酸枣 5 克洗净,入锅加适量水煮成汁,再下黑米 100 克熬粥,空腹食之尤佳。此法不但能消除心烦不得睡卧,而且能治虚劳。

(5)明目清热:鲜荷叶 1 张,洗净,煎汤取汁,以汁同黑米 50 克,冰糖少许煮粥,可作为夏日饮料或早点食用。

(6)润肠通便:将黑米 100 克煮粥,待粥将成时加入新鲜牛奶半升,同煮为粥,分早晚空腹食之。

薏 米

薏米又名薏苡、薏仁、六谷米等。薏米在我国栽培历史悠久,是我国古老的药食皆佳的粮种之一。由于薏米的营养价值很高,被誉为"世界禾本科植物之王"。在欧洲,它被称为"生命健康之禾",在日本,最近又被列为防癌食品,因此身价倍增。薏米具有容易被消化吸收的特点,不论用于滋补还是用于医疗,作用都很温和。

宜

(1)薏米因其热量较高,有促进新陈代谢和减少胃肠负担的作用,可作为病中或病后体弱患者的补益食品。

(2)经常食用薏米食品对慢性肠炎、消化不良等症也有效果。薏米能增强肾功能,并有清热利尿作用,对浮肿患者有疗效。

(3)薏米有防癌的作用。其抗癌的有效成分为"薏苡仁酯"、"薏苡仁内脂"等,能有效抑制癌细胞的增殖,可用于胃癌、子宫颈癌的辅助治疗。身体健康者常吃薏米,能使身体轻捷,减少肿瘤的发病率。

(4)薏米还是一种美容食品,常食可以保持人体皮肤光泽细腻,消除粉刺、色斑,改善肤色。

(5)薏米对于由病毒感染引起的赘疣等有一定的治疗作用。

(6)薏米中含有丰富的维生素 B_1,对防治脚气病十分有益。

(1)淘洗薏米的时候要注意,先用冷水轻轻淘洗,不要用力揉搓,再用冷水浸泡一会儿。

(2)泡米用的水要与米同煮,不能丢弃,这样可以避免薏米中所含的营养物质在浸泡中损失掉。

(3)由于薏米化湿滑利的效果显著,因此遗精、遗尿患者以及孕妇不宜食用,消化功能较弱的儿童和老弱病者也要忌食。

小偏方

(1)胃癌、宫颈癌:薏米 25 克,野菱角(带壳劈开)100 克,共煎浓汁,每日 2 次,连服 1 个月为 1 疗程。

(2)膀胱癌:薏米、赤小豆各 20 克,煮粥服。

(3)子宫肿瘤:薏米 500 克,三七 150 克,共研细末,开水冲服,每日 3 次,每次 5 克。

(4)胃癌、食道癌、直肠癌及膀胱癌:薏米、菱角、诃子各 20 克,水煎服,1 日 1 剂,疗程 1～2 个月。

(5)黄疸:薏米 60 克,水煎服,每日 2 次。

(6)腰痛:薏米 60 克,白术 45 克,水煎服。

(7)葡萄胎:薏米、赤小豆、冬瓜仁、鱼腥草各 30 克,黄芪、败酱草、白芷各 15 克,茜草、当归、党参、阿胶各 9 克,甘草 6 克,水煎服,用于防治恶性绒毛膜上皮癌及恶性葡萄胎。

高　粱

高粱是被民间誉为"铁杆庄稼"的高产作物,在我国粮食作物中占有一定位置。它的子实很像"粱"(即粟),植株高大,所以叫"高粱"。它的茎秆可榨汁熬糖,民间叫它"甜秫秸"。高粱在古书上还有叫蜀黍、木稷、荻粱、乌禾、芦穄等名称的,顾名思义,大都是以形态特征来命名的。高粱不仅可以直接食用,还可以制糖、制酒。加工成的高粱面,能做成花样繁多的食品。

(1)高粱中含有蛋白质、糖类、钙、磷、铁、维生素 B_2 等,具有健脾益中、止吐泻、利小便、补气、清胃的功效。

(2)高粱有治疗消化不良的作用,可作为脾胃虚弱患者的辅助食物。

(3)高粱是谷类食物中少有的偏热性食物,寒性体质的人不妨多吃。

(1)高粱中含有单宁,有收敛固脱的作用,慢性腹泻患者常食高粱米粥有明显疗效,但大便燥结者应少食或不食高粱。

(2)在使用铁剂和碳酸氢钠治疗疾病时,应停止食用高粱,因为高粱含较多的鞣酸,特别是杂交高粱,含鞣酸高达 2.3%,可使含铁制剂变质,不能吸收,还可使碳酸氢钠分解,降低疗效,并且还可使生物碱沉淀失去作用。

小偏方

(1)小便不通:高粱裤(即裹在高粱秆上的叶)5 个,加红糖 150 克,水煎服。

(2)膝痛、脚跟痛:高粱根 7 克,水煎去渣,用汤煮鸡蛋 2 个,加糖少许服。

(3)月经不调:红高粱花,水煎加红糖服。

(4)小便不通、浮肿气喘:红高粱根 50 克,萹蓄草 25 克,灯芯草 6 克,水煎服。

（5）腹泻：高粱米第二遍糠 30 克，放锅内炒至黄赤色，以有香味为度，除去上面多余的粗壳，每次食 3 克，每日 3 次。

（6）高血压病：高粱穗、茜草、茶叶、红糖各 10 克，水煎代茶饮。

（7）小儿腹泻：高粱米 6 克，放锅内炒至炸裂，石榴皮 15 克，水煎服，每日 1 剂。

（8）小儿消化不良：高粱 30 克，大枣 10 个，枣去核炒焦，高粱炒黄，共研末。2 岁儿童每次服 6 克，3～5 岁，每次服 9 克，每日服 2 次。

黄　豆

黄豆又称大豆，常被人赞誉为营养之花，豆中之王。黄豆以及人们用它加工而成的各式各样的豆制品，是餐桌上常见的美味佳肴。黄豆可以烹调成各种豆制品、酱黄豆、油炸黄豆等，是人们喜爱的食品。

（1）黄豆营养丰富，其含有的脂肪、蛋白质、皂苷、卵磷脂、维生素 B_1、维生素 B_2、维生素 E 及钙、钾、磷、铁等是人体必需的营养物质。尤其是蛋白质的含量，比许多动物性食品还高，并且是全价蛋白质，人体极易吸收。黄豆蛋白质中所含的必需氨基酸较全，尤其富含赖氨酸，正好补充谷类赖氨酸不足的缺陷，而黄豆中缺乏的蛋氨酸，又可得到谷类的补充。

（2）黄豆还有降低血脂的作用。每日摄入 30～50 克黄豆蛋白能显著降低有害的血清总胆固醇和甘油三酯。

（3）黄豆脂肪含量为 18％～20％。与动物性脂肪相比，含胆固醇少，而富含亚麻油酸及亚麻油稀酸，这类多不饱和脂肪酸使黄豆具有降低胆固醇的作用。黄豆所含卵磷脂也较多，这对神经系统的发育有重要意义。

（4）黄豆含有大量亚麻二烯酸，能降低胆固醇和血液的黏滞性。

把黄豆泡上一夜,然后晾干放在塑料袋中冰冻起来,随时可做各种菜。要想长寿的人应多吃黄豆,其原因在于黄豆是植物雌激素含量最高的食物之一,这对于女性的健康是极其重要的。此外,黄豆对预防和治疗肥胖等多种疾病都具有良好效果。

(1)黄豆质坚而硬,3岁以下的婴幼儿不宜食用。

(2)为了便于儿童消化吸收,充分利用黄豆蛋白质,应将干黄豆加工制成豆粉、豆干、豆腐等豆制品,根据儿童年龄选择食用。

(3)吃黄豆忌不搭配其他食物。黄豆蛋白质中赖氨酸较多,蛋氨酸却较少。在以植物食品为主的农村地区,食用黄豆制品时应注意与含蛋氨酸丰富的食品搭配使用,如米、面等粮谷类和鸡、鸭、鸽、鹌鹑等蛋类食品,以提高黄豆蛋白质的利用率。蛋、豆搭配食用,其营养价值与肉类蛋白质不相上下。

(4)烧煮黄豆忌时间过短。生黄豆中,含有抗胰蛋白酶因子,影响人体对黄豆营养成分的吸收。所以食用黄豆及豆制食品,烧煮时间应长于一般食品,以高温来破坏这些因子,提高黄豆蛋白的营养价值。

小偏方

(1)脚气:黄豆150克,水煮洗脚。

(2)膝痛湿痹:黄豆60克,炖服之。

(3)便秘:将黄豆碾碎,取黄豆末120克,水煎服,每日1剂。

(4)感冒:黄豆50克左右,加干芫荽5克,或加葱白3根,白萝卜3片,水煎温服。

(5)疔肿:黄豆适量,入水中浸软,加白矾少许共捣烂如泥,外敷患处。

(6)腹泻:黄豆皮,烧炭研末,每次服10克,每日2次,开水送服,对腹泻有辅助治疗作用。

食物养生宜忌与祛病偏方

赤　豆

赤豆又称赤小豆、饭赤豆、野赤豆、红小豆、红豆。赤豆分两种：一为赤小豆（米赤豆），皮色赤红如猪肝，小粒饱满，深红而暗者为药用佳品；一为赤豆（饭赤豆），皮色赤红而淡，平滑而有光泽，入药次之。

（1）赤豆在中医上，主要应用于行水祛水肿、利气祛脚气。古籍中用赤豆与鲤鱼煮烂食用，对于改善孕妇怀孕后期产生的水肿脚气，有很大的帮助。所以说赤豆不仅是一种粮食，还有一定的药物作用，能利尿消脚肿。注意用赤豆治疗水肿时，因本品药性平缓，必须多用、连用，方可奏效。

（2）甜味的赤豆汤可以解除女性经期中的疲劳。对于内脏下垂、畏寒体冷、低血压、易疲劳的人，赤豆甜点则非常合适。

（1）肥胖、高血压病、易上火的人，不能多吃赤豆。

（2）赤豆的主要食疗作用是利尿，所以中医主张盐与赤豆不可同食，赤豆如果加上盐，其药物作用就会减半，这是因为盐可促使体内水液潴留。

小偏方

（1）催奶：赤豆酒研，温服，以滓敷之。

（2）疰腮：赤豆末，和蜜涂之。

（3）脚气浮肿：赤豆 50 克，花生仁 30 克，谷芽、麦芽各 35 克，红枣 10 个，加水 2 000 毫升，煎至 500 毫升，每日 3 次。

（4）疖肿：赤豆同鲤鱼（或鲫鱼）煮汤服食，对利水消肿、治脚气甚为有效，兼治小儿夏日由血虚而致的多发性疖肿。

（5）水肿：赤豆 200 克，煮汤当茶饮。

（6）乳汁不通：赤豆 500 克，煮粥食，可通乳。

绿　豆

绿豆又叫青小豆,被人们称为消暑解毒的良药,在我国已有两千多年的栽培史。由于它营养丰富,用途广泛,被李时珍盛赞为"济世良谷"、"食中要物"、"菜中佳品"。自古以来被作为药用而备受重视。民间有多种多样食用绿豆的方法,绿豆既可做豆粥、豆饭、豆酒,也可磨成面,取粉,做馅制糕,制作粉皮等,亦可以水浸生芽做菜,其食用价值堪称谷豆中的佼佼者。

(1)绿豆其最突出的用处是作为解暑饮料。把绿豆淘洗干净,下锅加水,大火煮开,而后将汤放冷备用。赤日炎炎的夏天,人们在劳动之余,汗流浃背之时,喝上一碗这种甘凉可口的绿豆汤,顿时会觉得汗消热解,浑身爽快。

(2)绿豆的另一重要药用价值是解毒。李时珍曾指出:"绿豆肉平,皮寒,能解金石、砒霜、草木诸毒。"

(3)酒后之人,服用绿豆煎汤,可解酒精中毒(醉酒)等。

(4)民间常以绿豆皮做枕芯,有清火、明目、降血压之效。

常听人说:"吃中药不能吃绿豆,以免降低药效。"而民间也用煮绿豆汤来防治药物中毒。这到底有无科学依据呢?中医认为绿豆本身是一味中药,可清热解毒。如《本草纲目》说:"绿豆气味甘寒,无毒……解一切药草、牛马、金石诸毒。"也就是说在一般情况下,吃中药要忌喝绿豆汤,譬如患胃肠薄弱、肢酸乏力、全身畏寒、腰腿冷痛、大便溏泄等症者应禁食绿豆。否则,不仅降低药物疗效,而且会加重病情。但具体情况还要具体分析,如果患有外感风热、痈肿丹毒、暑热内侵等热性病,服中药时可照常服绿豆汤,有相辅相成的作用。所以不能一概而论。

食物养生宜忌与祛病偏方

（1）糖尿病：绿豆煮汁，饮之。

（2）中暑：①绿豆加水，大火一滚，取汤待冷，色碧食之。如多滚则色浊，不堪食矣。②绿豆100克，金银花50克，水煎服。

（3）乳部疮疖肿痛：生绿豆50克，研末，每次10克，开水吞服。

（4）腮腺炎：用生绿豆60克置小锅内煮至将熟时，加入白菜心2～3个，再煮约20分钟，取汁顿服，每日2次。

（5）铅中毒：每天取绿豆120克，甘草15克，煎汤，每日2次，15日为1疗程。

（6）食物及药物中毒：绿豆100克，生甘草100克，水煎服。

黑　豆

在农耕社会时期，人们发现，牲畜食用黑豆后，体壮，有力，抗病能力强，所以，那时黑豆主要被用做牲畜饲料，其实这是由黑豆的内在营养和保健功效所决定的。那时人们崇尚白色食品，只有贫者才食用黑豆。但医生和养生者们却发现并总结出黑豆有许多医疗保健作用。

（1）中医历来认为黑豆为肾之谷，具有健脾利水、消肿下气、滋肾阴、润肺燥、治风热而活血解毒、止盗汗、乌发黑发以及延年益寿的功能。正因为如此，黑豆一直被人们视为药食两用的佳品。

（2）黑豆中蛋白质的含量是牛肉、鸡肉、猪肉的2倍多，是牛奶的12倍，蛋白质不仅含量高，而且质量好。黑豆蛋白质的氨基酸组成和动物蛋白相似，其赖氨酸丰富并接近人体需要的比例，因此容易消化吸收。

（3）黑豆脂肪含有较多的不饱和脂肪酸，熔点低，易于消化吸收，不会沉积在血管壁上。其最大的特点是含有植物固醇，植物固醇不但可被人体吸收，而且能抑制胆固醇的吸收。因此，黑豆对于动脉硬化的中老年人来说，是一种理想的保健品。

（4）黑豆中富含的钙是人体补钙的极好来源。钾在人体内起着维持细胞内外渗透压和酸碱平衡的作用，可以排出人体多余的钠，从而有效预防和降低高血压。黑豆中的铁可预防人体缺铁性贫血，碘可预防甲状腺肿大。

（1）糖尿病：黑豆粉 50 克，天花粉 6 克，共煮粥食。

（2）牙齿肿痛：用黑豆以酒煮汁，漱之立愈。

（3）冠心病：黑豆煮熟，适加油、盐，当菜常食。

（4）多发性神经炎：黑豆、米糠各 50 克，水煎服。

（5）烫伤：黑豆 250 克，煮浓汁，涂患处。

（6）盗汗：黑豆、浮小麦各 50 克，水煎服。

（7）盗汗、自汗：①黑豆衣 10 克，浮小麦 10 克，水煎服。治阴虚盗汗、自汗，尤其是热病后虚汗。②黑豆 18 克，黄芪 10 克，或加浮小麦 6 克，可止盗汗，自汗病后体虚用黑豆可促进康复。

（8）闭经：黑豆 30 克，红花 8 克，水煎后冲红糖 50 克，温服。

（9）便血：黑豆 500 克，炒熟，热酒浸之，去豆饮酒。

（10）高血压病：黑豆 200 克，陈醋 500 克，浸一周后，每次嚼服 30 粒，每日 3 次。

（11）白癜风或头发早白：何首乌 1 000 克，食盐 60 克，共煮一锅水，滤去药渣，再加黑豆 5 000 克，药液量以能淹没黑豆为度，煮 30 分钟，捞出，阴至八成干。每次嚼食 25 克，早晚各 1 次，坚持食用。

（12）慢性湿疹、神经性皮炎：用黑豆皮、蚕豆皮、扁豆皮各 125 克，加水 2500 毫升，煎沸 25 分钟后离火待温，然后用敷料蘸上述煎液湿敷患处，每日 2 次。一剂可用 3～4 日。

蚕　豆

蚕豆又名胡豆、夏豆、罗汉豆。蚕豆是人们喜爱的食品，它不仅可以烧成各

食物养生宜忌与祛病偏方

种美味的菜肴,还可制成怪味豆、五香豆等副食品。

(1)蚕豆性平、味甘,含有蛋白质、糖类、钙、磷、铁、胡萝卜素、膳食纤维、维生素 B_1、维生素 B_2 等。蚕豆对由于蛋白质缺乏而出现的水肿、慢性肾炎有较好的调理效果,还能延缓动脉硬化进程。

(2)蚕豆中含植物凝集素,有消肿、抗癌的作用,尤其是对胃癌、食道癌、子宫颈癌等病症更有效。

(3)蚕豆中的膳食纤维,也可降低胆固醇,促进肠胃蠕动,起到通便的作用。

(4)蚕豆中含有大脑和神经组织的重要组成成分磷脂,并含有丰富的胆碱,有增强记忆力的作用。

(1)蚕豆不可生吃,应将生蚕豆多次浸泡或焯水后再进行烹制,也不可多吃,以防胀肚伤脾胃。

(2)少数人吃蚕豆后,可引起蚕豆病。这是因为其体内缺乏某种酶类,是一种遗传缺陷症状。症见发热、头痛、腹痛、黄疸、精神不振。发病急猛,如抢救不及时,严重者可导致死亡。多发于 13 岁以下的儿童,约 40% 的患儿有家族病史。故小儿第一次吃蚕豆,不宜多食,凡父母有蚕豆病史者,子女应慎食蚕豆。

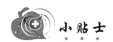

要使蚕豆可口,剥壳也很有讲究。一般来说,蚕豆一剥出来就应马上入锅烧炒,时间一长,豆皮就会变老。蚕豆剥壳后,如果发现顶头上有一条黑色的线,那就说明蚕豆变老了。这种豆烧煮后就像"五香豆"一样,往往是豆皮都皱拢来了,还不见其裂开缝。

(1)水肿:蚕豆 80 克,冬瓜皮 60 克,水煎服。

(2)高血压病、咯血:蚕豆花 10 克,开水泡代茶饮。

(3)秃疮:鲜蚕豆捣如泥,涂疮上,干则换之。如无鲜者,可将干豆用水泡开,捣敷亦效。

(4)黄水疮:蚕豆壳烧炭研末,加黄丹少许,用香油调敷患处。

(5)天疱疮:蚕豆壳烧炭研末,或加冰片少许,用香油调敷患处。

(6)胎漏:蚕豆壳炒熟研末,每次 10 克,加白糖少许,开水调服。

(7)产后腹痛:蚕豆梗苗 150 克,水煎加甜酒服。

(8)吐血、鼻血、白带过多:蚕豆花阴干研末,每次 10 克,用开水冲服。

扁　豆

扁豆为豆科扁豆属的一个栽培种,多年生缠绕藤本植物。扁豆又名白扁豆、蛾眉豆、鹊豆,其种子、花、种皮(扁豆衣)均可入药。扁豆原产于爪哇,南北朝时传入我国,目前南方地区栽培较多。扁豆是常见的带荚食用的豆类蔬菜之一,其荚形别致、风味独特,堪称盘中佳肴。

(1)扁豆有补脾和胃、消暑解毒、除湿止泻等功效,适用于治疗脾胃虚热、呕吐泄泻、口渴烦躁、酒醉呕吐、女性白带等症,还可用于解酒毒。

(2)扁豆皮作用虽次于扁豆,但无壅滞之弊。扁豆花有解暑化湿功效,适用于感冒暑热、发热、泄泻等症。

一般情况下,食用扁豆并不会引起中毒。但在食用秋季下霜后采摘的扁豆或吃了没有炒(煮)透的菜豆,便会引起中毒。因此,在食用秋季霜后摘的菜豆时,应先用开水烫煮一会,捞出后再行炒制,延长烹调时间,使之烧熟煮透,食用时就不会中毒了。

小偏方

(1)痘毒:扁豆粉干搽患处,能解毒生肌,并能辅助治疗痘毒引起的全身糜烂。

(2)腹痛吐泻:生扁豆荚30个,捣汁,用凉开水冲服,治疗暑湿腹痛、霍乱吐泻及因喝酒或吃鱼蟹所致之吐泻腹痛。

(3)乌肉中毒:生扁豆18克,晒干研粉,凉开水冲服。

(4)小儿消化不良、慢性腹泻:可用白扁豆60克,鸡内金30克,黑芝麻20克,糯米20克,分别炒焦,共研细末,每次5克,调入糖盐水成糊状,口服,日服2~3次。

(5)中暑湿热头痛、恶寒烦躁、口渴欲饮、胃腹疼痛、吐泻等夏天胃肠型感冒:取白扁豆花9克,藿香5克,竹叶9片,荷叶半张,葱白须5根,水煎代茶饮。

(6)暑热引起的身热头昏、心烦不安等症:取鲜白扁豆花1串,西瓜青皮50克,鲜荷叶1张,鲜竹叶19片,丝瓜皮19克,水煎代茶饮。

(7)脾胃虚弱:炒白扁豆60克或鲜白扁豆100克,粳米100克,同煮为粥,扁豆烧至烂熟方可食用。

豇 豆

豇豆俗称豆角,以嫩荚鲜食为主,亦可做加工菜。豇豆营养丰富,食味鲜美,在我国南北各地均有栽种,尤以南方为甚。豇豆有长、短豇豆之分,目前我国主要栽培长豇豆。

宜

(1)中医认为豇豆具有健脾益气、补肾益精的功效。其可治脾胃虚弱、呃逆呕吐、遗精、白带、白浊、小便频数等病症。

(2)豇豆含有丰富的蛋白质、脂肪、糖类、钙、磷、铁、硫胺素、核黄素、烟酸,此外还含有维生素C,可补充机体的营养成分。

(3)豇豆所含维生素B_1能维持正常的消化腺分泌和胃肠道蠕动,抑制胆碱酯酶活性,可帮助消化,增进饮食。

(4)豇豆中所含维生素 C 能促进抗体的合成,可提高机体抗病毒的能力。

(5)豇豆作为粮食,最适宜与粳米一起煮粥食。

(1)豇豆中含有血球凝集素 A,是一种毒蛋白,加热后毒性可大为减弱。所以豇豆一定要烧透,以防止中毒。

(2)长豇豆烹调时间不宜过长,以免造成营养损失。

(3)由于豇豆多食则性滞,故气滞便结者应慎食豇豆。

小偏方

(1)白带异常:豇豆、藤藤菜,炖鸡服。适量饮用。

(2)食积腹胀、嗳气:生豇豆适量,细嚼咽下。

(3)小便频数:豇豆 50 克,先将豇豆洗净,入锅加水煮熟,加盐适量即成,吃豆喝汤。此汤具有补肾固精之功。

(4)腰痛:豇豆 100 克,冬瓜 500 克,佐料少许,先将豇豆洗净泡涨,冬瓜去瓤洗净切小块,二物同放入锅中,加水 1000 毫升,煮至豆烂瓜熟,加入佐料调匀即成。此汤羹具有补肾消肿的作用,对于肾炎腰痛浮肿患者,食之有效。

(5)糖尿病:带壳豇豆 150 克,将带壳豇豆洗净,入锅中加水 500 毫升,煮约 15 分钟左右,去豆取汤,每日服 1 次。此汤具有降糖的作用,糖尿病患者可长期饮食。

(6)痱子、小疖肿:豇豆 30 克,绿豆 20 克,鲜荷叶 10 克,先将豇豆、绿豆洗净泡涨,入锅中加水 500 毫升,煮约 15 分钟,加入洗净的鲜荷叶,再煮 5 分钟左右,去渣取汤,白糖调匀,频频饮服。此汤具有清热解毒的功效,适用于小儿夏季好生痱子、小疖肿等病症。

色 拉 油

色拉油又译作"沙拉油",是植物油经过脱酸、脱杂、脱磷、脱色和脱臭等五道工艺之后制成的食用油。特点是色泽澄清透亮,气味新鲜清淡,加热时不变

食物养生宜忌与祛病偏方

色,无泡沫,很少有油烟,并且不含黄曲霉素和胆固醇。调和油即由色拉油级的多种植物油如花生油、芝麻油、黄豆油等调制而成的食用植物油,香味浓郁,营养均衡,少油烟,并富含维生素 E 及高度不饱和的脂肪酸。

色拉油和调和油中均不含致癌物质黄曲霉素和胆固醇,对机体有保护作用。它们含有丰富的亚油酸等不饱和脂肪酸,具有降低血脂和血胆固醇的作用,在一定程度上可以预防心血管疾病,还含有一定的豆类磷脂,有益于神经、血管、大脑的生长发育。

(1)油脂有一定的保质期,放置时间太久的油不宜食用。
(2)色拉油可以直接用于凉拌,但最好还是加热后再用。
(3)应避免反复使用高温加热后的油。
(4)色拉油食用过多对心脑血管会有一定影响,而且容易发胖。

香　油

香油是人们日常生活中最常用的调味油。尤其是香油在制作过程中烘炒、研磨时,芝麻中含有的芝麻酚素,很快会成为芝麻酚,使小磨香油具有浓郁奇特的香味,成为普通百姓最喜欢食用的调味油料之一。

(1)香油的营养价值很高,特别受欢迎。它所含的亚油酸比花生油、菜子油都高。由于小磨香油里的亚油酸为不饱和脂肪酸,熔点低,所以它在人体内的消化吸收率较高。
(2)香油里还有较多的维生素 E,能促进人体的生长发育,抗病延年。另外由于小磨香油还具有清热、润肠等药用功能,民间习惯滴少量香油于伤处,用鸡毛刷涂敷治疗烫伤。此外,用香油拌蜂蜜内服可以治便秘。小磨香油是难得的多功能佳品。

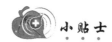

香油以其味香浓郁、点滴成香的特色赢得了"一味调百味,味味皆生香"的美名。磨香油的原料是芝麻,故制成品又称麻油,分小磨和大磨两种。大磨香油无异味、带清香,经火烤其香愈浓,用于制作糖果、糕点。小磨香油较之大磨香油味更纯正香烈,主要供厨师和家庭主妇烹调之用,面食、肉食、素菜、凉菜、汤中滴少许,食之顿觉香入肺腑。

小偏方

(1)鼻炎:将香油滴入每侧鼻腔2~3滴,每日3次。

(2)咽炎:蜂蜜20克,香油20克,混合搅拌均匀,含服,每日1次。

(3)便秘:香油70毫升,顿服。

(4)鹅口疮:用香油10毫升,冲入10毫升淡盐水中,每次滴入口内2~4滴,每日7~10次,连用3~4日。

(5)毛囊炎:香油煮沸,用葱白蘸油涂患处,每日涂1次,每次20分钟。

(6)久咳:香油30克,羊肝60克,一起炒熟加盐少许,内服。

花 生 油

花生油是人们经常使用的食用油。花生油具有花生的香味,是中国人日常生活中一种主要的食用油。花生油可提供给人体大量营养,而且能增加食品的美味,是构成人体内多种组织成分的重要原料。

宜

(1)花生油淡黄透明,色泽清亮,气味芬芳,滋味可口,比较容易消化。花生油中主要为不饱和脂肪酸,占80%以上(其中含油酸41.2%、亚油酸37.6%),而软脂酸、硬脂酸和花生四烯酸等饱和脂肪酸占19.9%。

(2)花生油可使人体内胆固醇分解为胆汁酸并排出体外,从而降低血浆中胆固醇的含量。

（3）花生油中还含有磷脂、维生素 E、胆碱等对人体有益的物质，经常食用花生油，可以防止皮肤皲裂老化，保护血管壁，防止血栓形成，有助于预防动脉硬化和冠心病。

（4）花生油中的胆碱，还可改善人脑的记忆力，延缓脑功能衰退。

（5）经常食用花生油能有效地补锌。

（1）花生油有许多好处，但是非常油腻，常吃花生油容易上火，所以营养学家主张夏天不宜食用花生油。

（2）花生油忌放置过久。须注意花生油越新鲜越好，因为花生油的香味物质在制油过程中，以吸附方式存在于油中，而这种香味物质易挥发和分解。如果花生油放置久了，就会自动氧化、分解，香味逐渐淡化直至消失，同时也会使酸值上升、过氧化物增多、口感变差、营养成分被破坏。所以说购买花生油时越新鲜越好，且忌长期存放。

小偏方

（1）胃及十二指肠溃疡：每日晨起漱口后，食花生油 2～4 匙，30 分钟后可饮食，连服 1 周可见效。

（2）慢性支气管炎：花生油 30 毫升，醋 50 毫升，鸡蛋 3 个，油炒鸡蛋，熟后加醋炖，口服 1 次，吃蛋喝汤。

（3）煤油中毒：花生油 250 毫升，1 次服下。

（4）机械性、蛔虫性肠梗阻：花生油 50～200 毫升，分 2 次顿服。服油后，一般于 6～10 小时内可使腹痛减轻或消失。

（5）烧伤、烫伤：花生油 200 毫升，浸入虎杖 30 克，煎熬至沸后，再煎 6～7 分钟，滤去渣，加入冰片 6 克，待冷却可外用。患处常规消毒后，将药油涂患处，每日 2 次。

（6）便秘：适量食用花生油可以治疗便秘。

（7）小虫入耳：如有小虫子钻进耳朵里，滴几滴花生油入耳，小虫子即可出来。

(8)蜂蜇：当人不慎被蜂蜇后，可以将花生油放入锅内烧热，放凉后以不烫手为宜，直接涂抹患处，很快就可达到止痛消肿的效果。

玉 米 油

玉米油，即玉米胚油，又称玉蜀黍油、粟米油。其是从玉米中分离的玉米胚芽，采用压榨方式精制而成。它既去除了油脂中的各种有害物质，又保留了玉米胚油所特有的营养与芳香，是为健康家庭所特制的高级食用油。事实上在欧美发达国家，玉米油作为一种具有更高营养、更有益于健康的食用油，享有"健康油"、"放心油"、"长寿油"等诸多美誉。

(1)玉米胚油中不饱和脂肪酸高达 80％ 以上，其中 50％ 是亚油酸，吸收率非常高，是高血压、高血脂、高胆固醇、冠心病和肥胖患者的理想食用油。它有防止衰老的功效，可降低人体内胆固醇的含量，增强人体肌肉、心脏和血管系统的机能，提高机体的抵抗能力。

(2)玉米胚油对于大多数人，特别是老年人来说是一种理想的食用油脂和保健油，而且玉米油中还含有婴儿成长所必需的脂肪酸，所以也是母乳化奶粉中理想的油脂配料，可以说玉米胚油是老少皆宜。

玉米胚油结构稳定。一般油脂在光的作用下，叶绿素能使其加速氧化，而玉米胚油中没有叶绿素，所以比较稳定。鉴于以上原因，玉米胚油即使在深度煎炸时也具有相当的稳定性，也比其他油有较长的保质期。玉米胚油很适合快速烹炒和煎炸用，它既可以保持蔬菜和食品的色泽、香味，又不损失其营养价值。

食物养生宜忌与祛病偏方

大　油

　　大油色泽白或黄白,具有特殊香味,深受人们欢迎。很多人都认为炒菜若不用大油,菜就不香,这是因为大油的油脂与一般植物油相比,有不可替代的特殊香味,可以增进人们的食欲,特别是大油与萝卜、粉丝及豆制品相配时,可以获得用其他调料难以达到的美味。

　　(1)大油中含有一种叫花生四烯酸的物质,它能降低血脂水平,并可与亚油酸、亚麻酸合成具有多种重要生理功能的前列腺素。

　　(2)大油中还含有一种能延长寿命的物质叫 α-蛋白,它可以预防冠心病和心血管病,而植物油中则没有这两种物质。因此,营养学家说:"为了您的健康,大可不必忌讳大油,只要食用适量,同样有益于人的健康。"

　　(1)大油不宜用于凉拌和炸食。用它调味的食品要趁热食用,放凉后会有一种油腥气,影响人的食欲。大油热量高、胆固醇高,故老年人、肥胖和心脑血管病患者都不宜食用。

　　(2)一般人食用大油不要过量,尤其是糖尿病患者不可多食。

 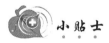

　　　　大油的制取非常简单,将切好的肥肉块,放入锅内,锅中提前放一定量的水,慢慢熬即可。经验告诉我们,如果先加点水,一方面可避免大油分解,另一方面水还会"钻"到残余的细胞中,把那些赖着不肯出来的大油挤出来,使熬得的大油较多。

（1）牙痛：生大油、新棉花各少许，用棉花裹大油烤热，咬在牙痛处片刻，1次1换，反复数次。

（2）冻伤：对冻伤未破者，外擦大油蜂蜜膏（即 30％ 的大油与 70％ 的蜂蜜混合）。

（3）胃溃疡：韭菜白 300 克，鲜蜂蜜 250 克，鲜大油 200 克，将前一味药烤干研粉，后两味拌匀成蜜油。每次服蜜油 9 克加韭菜白 6 克，每日 3 次，连用 1～3 周。

（4）烫伤：在伤处擦上大油可消炎止痛。

（5）美容：木瓜 1 个去皮，加 100 克核桃仁，50 克松子仁，捣碎，与 50 克大油一起混匀，每晚擦脸，早上用温水洗净，一星期之后皱纹会减少，坚持使用半月后，皱纹基本消失。此方法花钱不多，制作方法简单。

（6）皮肤瘙痒：大枣 20 枚，绿豆 100 克，猪油 1 匙，冰糖适量，加水共煮至绿豆开花即可服用，每天服 1 剂，分次服下，一般服药 3 日即可减轻瘙痒感。

（7）皮肤皲裂：熟大油 40 克，加热融化，加入马勃粉 20 克调匀，冷却成膏状后敷于患处。

牛　油

牛油又叫牛脂。精制后的牛油色泽黄白，质地细腻，又称做黄油，是西方人餐桌上的常用食物。它既可直接食用，也可用于热炒、烘烤食品。奶油是从牛奶或羊奶中提炼的油脂，也是提炼黄油的原料之一，其色泽白皙或微黄，有特殊的乳香味，常用以制作糕点甜食。

（1）牛油溶化温度比猪油高（35℃～50℃），在口中的溶化性不那么好，其中一部分也可用来做人造酥油和人造奶油，但大部分用来做肥皂。因为它的脂肪酸中硬脂酸、软脂酸等饱和脂肪酸较多。牛油起酥性不好，但融合性比较好，常作为加工高溶化温度的人造奶油或起酥油的原材料。

（2）牛油中的胆固醇是人体组织细胞的重要成分之一，是合成胆汁和某些激素的重要原料，而这些往往被人们忽视了。中老年人可以适量食用含牛油食品。

 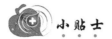 小贴士

不少中老年人很担心自己胆固醇增高，影响心脏和血压，所以将吃牛油视为禁忌，沾也不敢沾，其实这样是不符合营养食谱均衡的科学道理的。长期不食动物油，会使机体长期处于低胆固醇的状态。长期低胆固醇会导致食欲不振、伤口不易愈合、头发早白、牙齿脱落、骨质疏松、营养不良等现象，还会增加多种致病菌感染的危险。

（1）牛油不宜用于凉拌和炸食。用它调味的食品要趁热食用，放凉后会有一股油腥气，影响人的食欲。

（2）牛油不宜作为油炸食品油，因为它在口中的溶化性不好，特别是放凉后很难吃，所以不太使用，但常用来做油茶。

（3）牛油热量高、胆固醇高，故老年人、肥胖和心脑血管病患者都不宜多食。

（4）正常人食用牛油也不可过量。美国人早期常吃牛油加面包，但如今吃纯牛油的美国人并不多见。在超级市场出售的大部分是人造牛油，即在植物油中掺入一定比例的动物油，其中含 25% 动物油的人造牛油就颇受人们欢迎。

（5）牛油火锅不宜长吃。传统的牛油火锅存在一个不利的因素就是回收老油，因为只有回收老油才能使传统的牛油火锅保持它特有的风味，但回收老油不卫生，锅底在反复的煮烫过程中还会产生许多有害物质。所以营养学家告诫大家，传统牛油火锅不宜长吃。

（6）如果长期食用牛油脂肪，其胆固醇、甘油三酯等脂质的摄入和吸收就会增加，血液中的胆固醇、甘油三酯就会相应增高，而进食高胆固醇、高脂肪（主要是动物脂肪）的食物可引起高脂血症。

小偏方

冻疮:用1块生牛油,在洗净的冻疮处擦拭,然后用火烤,3～5次可治好冻疮。

橄　榄　油

橄榄油被认为是迄今所发现的油脂中最适合人体营养的油脂。由于橄榄油在生产过程中未经任何化学处理,所以其天然营养成分保存得非常完好。橄榄油对婴幼儿的发育极为适宜,它的基本脂肪酸的比例与母乳非常相似。无论是老年时期,还是生长发育时期,橄榄油都是人类的最佳食用油。

(1)橄榄油可以给任何烹饪物增添独特风味,从浅淡到浓烈,从甜蜜到辛辣,样样俱全,品种多样。它能增进消化系统功能,激发人的食欲,并易于被消化吸收。

(2)橄榄油中含有一种多酚抗氧化剂,它可以抵御心脏病和癌症,并能与一种名叫鲨烯的物质聚合,从而减缓结肠癌和皮肤癌细胞的生长。

(3)橄榄油具有良性的"双向调节"作用,可降低血黏度,有预防血栓形成和降低血压的作用。

(4)世界卫生组织的调查结果表明,以橄榄油为食用油的希腊,心血管系统疾病和癌症的发病率极低。究其原因,这与希腊当地居民长期食用橄榄油有密切关系。

(5)橄榄油被西方人誉为"美女之油"和"可以吃的化妆品",可以直接作为美容护肤品使用。无论食用还是外用,都能防止皮肤皱纹的出现,使皮肤恢复自然弹性,变得光泽而柔嫩,同时还有利于减肥。

(6)橄榄油带有橄榄果的清香,特别适合凉拌,也可用于烧煮煎炸。

（1）橄榄油一加热就会膨胀，所以烹制同一个菜，需要的量就比其他的油少。

（2）因橄榄油中的果味易挥发，保存时忌与空气接触，忌高温和光照，且不宜久存。

（1）除妊娠纹：用1匙橄榄油擦于妊娠纹处，轻轻按摩，长期坚持，可去除妊娠纹或使之变浅。

（2）眼角皱纹：用橄榄油在眼角皱纹处轻轻按摩。

（3）保养皮肤：皮肤粗糙，特别是腿部及臂部位置容易干燥，橄榄油具有滋润及保养作用，普通干燥的可每星期用3次，特别干燥的可每日擦用。

（4）美白护肤：将1匙砂糖和橄榄油混合在一起，可制成美白面膜，每周用3次，不但能收缩毛孔，还有显著的美白效果。

（5）美容护肤：手中放一些盐粒及橄榄油，淋浴时用它们摩擦皮肤就可以了。

菜 籽 油

菜籽油就是我们俗称的菜油，又叫油菜籽油、香菜油，是用油菜籽榨出来的一种食用油。菜籽油色泽金黄或棕黄，有一定的刺激气味。这种气味是其含有的芥子素所致，但特优品种的油菜籽油则不含这种物质。

（1）菜籽油中含花生四烯酸、油酸、亚油酸、芥酸、亚麻酸。从营养价值方面看，人体对菜籽油消化吸收率非常高，并且有利胆功能。

（2）菜籽油所含的亚油酸等不饱和脂肪酸和维生素E等营养成分能很好地被机体吸收，具有一定的软化血管、延缓衰老的功效。

(3)菜籽油还含有一定量的磷脂,对血管、神经、大脑的发育十分重要。菜籽油中胆固醇的含量很少或几乎不含,所以更适合于高胆固醇症的人食用。

(1)油脂有一定的保质期,不要食用放置时间太久的油。因为有一些"青气味",所以不适合直接用于凉拌菜。

(2)高温加热后的油应避免反复使用。

(3)菜籽油中缺少油酸等人体所必需的脂肪酸,且构成也不平衡,营养价值要略低于一般植物油,因此在有条件的情况下以少食用菜籽油为宜。

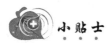

国内外不少心血管专家对心脏病患者的调查表明,心脏病患者不可多吃菜籽油,这是因为菜籽油含有 40% 的芥酸。对于正常人来说,芥酸并不可怕,但对于心脏病患者则可造成"心肌脂肪沉积"现象,直接危害身体健康。所以,患有各类心脏病,尤其是冠心病、高血压病的人在日常吃油时,应尽量少吃或不吃菜籽油。这也是联合国粮农组织及世界卫生组织对菜籽油中芥酸含量作出限量的原因。

(1)婴儿湿疹:五倍子 10 克,生白矾 5 克,研末,菜籽油调敷。

(2)小儿蛔虫腹痛:葱白 200 克,捣烂绞取汁,调入菜籽油 1 匙,空腹服下,每日服 1 次,连服 2 日。

(3)飞虫入耳:菜籽油滴入耳内 1~2 滴(注:不宜过多),虫自会爬出。

豆　油

豆油是从大豆中提取的油脂,有一定黏稠度,呈半透明状,颜色由淡黄至深褐色。豆油应用广泛,大致可分为食用油、工业用油及医药用油。其中食用油是豆油消费的主要方式。据统计,全球食用豆油的消费量约占豆油总消费量的95%,我国占到豆油消费总量的90%。

(1)豆油味辛、甘,性温,供食用,可疗疾。

(2)从营养价值看,大豆油中含棕榈酸、硬脂酸、花生四烯酸、油酸、亚油酸及亚麻酸,是脂肪酸构成较好的油,有显著的降低血清胆固醇含量、预防心血管疾病的功效。

(3)大豆中还含有大量的维生素 E、维生素 D 以及丰富的卵磷脂,对人体健康非常有益。

(4)人体对大豆油的消化吸收率较高,它也是一种营养价值很高的优良食用油。

(5)中医认为大豆油还具有润肠通便、解毒、润燥、消肿的功效,对便秘、肠道梗阻症、蛔虫性肠梗阻、腹绞痛、吐血、疥疮、烧伤、烫伤也有很好的治疗作用。

 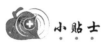

大豆油的色泽较深,有特殊的豆腥味,热稳定性较差,加热时会产生较多的泡沫。大豆油含有较多的亚麻油酸,较易氧化变质并产生"豆臭味"。从食用品质看,大豆油不如芝麻油、葵花籽油、花生油。

(1)好的大豆油呈黄色至橙黄色,完全清晰透明,具有大豆油固有的气味。质次的大豆油呈棕色至棕褐色,稍浑浊,有少量悬浮物,大豆油固有的气味平淡,微有异味,如青草等味。尽管豆油对人体有好处,但生活中食用油类也不能长期仅用豆油,因为每一种植物油都有自己的独特之处,最好的选择是各种油换着吃。

(2)有汽油味的豆油不能食用。这种食用豆油是用浸出法生产的。以浸出法生产食油的常用溶剂是轻汽油,主要成分为己烷和庚烷。不纯的溶剂往往会含有一些有害的物质如苯和多环芳烃等。我国规定溶剂残留不得超过50毫克/千克。

有汽油味的豆油中含有的溶剂残留超过标准很多,不宜食用,如食用这种溶剂残留量超标的豆油会引起疲乏无力、体重减轻、贫血、精神过敏、肢体疼痛、麻木和感觉异常,严重者还会引起呕吐、腹痛、共济失调等。

小偏方

(1)大便不通:生豆油120克,饮下即通。

(2)肠套叠:生豆油250克,加温顿服,服后经1～3小时即通。

(3)肠梗阻:豆油250克,每次服80毫升,连服2次,即通。通后再服80毫升。

(4)小儿蛔虫性肠梗阻:豆油和生葱等量,3～4岁各45克,5～7岁各60克,8～9岁各75克,10岁以上各90克,用时先将葱捣烂挤汁,和油服下。服后不要躺下以防油吐出,如吐掉可重服。一般服油后10分钟须用手按摩腹部,促使结聚的虫团散开。一般服后2小时腹痛即止。

(5)摔伤、发怒吐血:黄豆油,每次温服10克,每日服1次,连服3日。

豆 腐

豆腐为一种常见的豆制品,是我国使用最广、最大众化的烹饪原料之一。豆腐因加工方法不同,分为北豆腐、南豆腐两大类。北豆腐又称老豆腐,含水分较少,色乳白,味微甜略苦,烹调宜厚味久炖或做馅料。南豆腐又称嫩豆腐,水分含量达90%,色雪白,质细嫩,味甘鲜,烹调宜拌、炒、烩、做羹汤等。

宜

(1)豆腐及豆腐制品的蛋白质含量比大豆高,而且豆腐蛋白属完全蛋白,不仅含有人体必需的八种氨基酸,而且其比例也接近人体需要,营养性价较高。豆腐还含有脂肪、糖类、维生素和矿物质等。

（2）中医理论认为豆腐味甘、性凉，入脾、胃、大肠经，具有益气和中、生津润燥、清热解毒的功效，可用来治疗赤眼、糖尿病等。

（3）据肿瘤专家和营养学家共同研究证实，豆腐中的维生素E可预防胃癌、肠癌。

（4）专家认为乙酰胆碱缺乏是阿尔茨海默病发生的主要原因，而豆腐中的卵磷脂，又恰恰能使乙酰胆碱增加，因此，豆腐对于中老年人来说，又可作为"增智防痴"的"食疗"佳品。

（5）在夏天，麻油醋蒜凉拌豆腐无疑是防暑降温的美味佳肴。

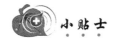 小贴士

（1）萝卜＋豆腐　此二物相配益于食疗。豆腐属于植物蛋白，多吃会引起消化不良。萝卜，特别是白萝卜的消化功能很强，若与豆腐伴食，有助于人体吸收豆腐的营养。

（2）豆腐＋鱼　此二物相配益于食疗。豆腐中蛋氨酸含量较少，而鱼体内氨基酸含量非常丰富。豆腐含钙较多，而鱼中含维生素D，两者合吃，可提高人体对钙的吸收率。豆腐煮鱼还可预防儿童佝偻病、老年人骨质疏松症等多种骨病。

 忌

（1）豆腐是人们公认的保健佳品，它在防病保健上的贡献是多方面的，适量地食用豆腐确实对人体健康大有好处。但是，食豆腐并非多多益善，过量也会危害健康。

（2）制作豆腐的大豆，含有一种叫皂角苷的物质，它能预防动脉粥样硬化，又能促进人体内碘的排泄。长期过量食豆腐很容易引起碘的缺乏，发生碘缺乏病。

（3）豆腐中还含有极为丰富的蛋白质，一次食用过多，不仅阻碍人体对铁的吸收，而且容易引起蛋白质消化不良，出现膨胀、腹泻等不适症状。

（1）嫩肤：豆腐弄碎装在薄的纱布袋里，洗脸过后用来揉搓脸部。或者在弄碎的豆腐中加入一些面粉和蜂蜜，再敷到脸上，保留20分钟后洗掉。

（2）痰喘：豆腐500克，和红、白糖各60克，同炖服之。

（3）脚膝肿痛：豆腐渣，炒热，敷患处，每日1次，每次20分钟。

（4）产后乳少：①鲜豆腐200克，红糖120克，同煮数沸，1次服用。②豆腐500克，炒王不留行50克，煮汤，喝汤食豆腐。

（5）支气管哮喘：豆腐500克，麦芽糖100克，生萝卜汁1杯，混合煮开，每日2次分食。

（6）胃出血：豆腐500克，红糖60克，煮汤食，能辅助治疗吐血（胃出血）、白浊、便血（解黑大便）等症。

（7）小儿夏季发烧：豆腐500克，黄瓜250克，煮汤代茶饮，治小儿夏季发烧不退，口渴饮水多。

（8）烧烫伤：鲜豆腐、白糖适量，共捣烂调匀敷患处。

（9）下肢溃疡：先将患处用淡盐水或浓茶水洗干净，将豆腐渣敷患处，每天换1次。

（10）阳痿、遗精：豆腐、羊肉、虾、生姜、香葱各适量，同煮熟后加入食盐调味食用。

（11）月经不调：羊肉50克煮熟，加入豆腐200克，生姜15克，适量食盐调味食用。

（12）肺痿、肺痈：天冬、麦冬、百部各15克，水煎去渣取药汁，加入豆腐500克煮熟食用，每日1次。

（13）水土不服：煮食豆腐可解旅行或迁移新居所引起的水土不服、呕吐等症状。

（14）大便下血：豆腐渣炒焦研细，每次5克，每日2次，用红糖水送服。

食物养生宜忌与祛病偏方

豆　浆

豆浆是人们喜爱的一种饮品，又是一种老少皆宜的营养食品，在欧美享有"植物奶"的美誉。鲜豆浆起源于中国，相传为西汉淮南王刘安始创。刘安是大孝子，其母患病期间，刘安每天用泡好的黄豆磨豆浆给母亲喝，刘母的病很快就好了，从此豆浆就渐渐在民间流传开来。

（1）豆浆营养丰富，味美可口，富含人体所需的植物优质蛋白、八种必需氨基酸、多种维生素及钙、铁、磷、锌、硒等微量元素，不含胆固醇，但含有降低人体胆固醇的物质。

（2）鲜豆浆的大豆营养易于消化吸收，经常饮用，对高血压病、冠心病、动脉粥样硬化及糖尿病、骨质疏松等大有益处，还具有平补肝肾、防老抗癌、降脂降糖、增强免疫的功效。

（3）豆浆中还含有谷氨酸及天门冬氨酸，对脑神经细胞的代谢有良好作用，是中老年人理想的辅助食品。

（4）豆浆可调养贫血患者，作用比牛奶要强。以喝热豆浆的方式补充植物蛋白，可以增强人体抗病能力，调节中老年女性内分泌系统，减轻并改善更年期症状，延缓衰老，减少青少年女性面部青春痘、暗疮的发生，使皮肤白皙润泽。

（5）糖尿病大多是由于长期不科学的饮食造成的，不当的饮食往往会影响镁、磷、铜、锌、铬、钴、锗等元素的吸收，最终导致糖尿病的发生。最近国外有学者研究证实，豆品饮料具有降血糖作用，因为大豆富含水溶性纤维，糖尿病患者食用后，有助于控制血糖。

（1）脾胃虚寒者忌过量饮用豆浆。豆浆性平、偏寒而滑利，所以平常胃寒，饮后有发闷、反胃、嗳气、吞酸的人忌食。

（2）脾虚易腹泻、腹胀的人以及夜间尿频、遗精肾亏的人，均不宜饮用豆浆。

（3）豆浆不能与药物同饮。有的中老年人在有病喝豆浆的时候，会与药物一同服用,这是不好的饮食习惯。有些药物会破坏豆浆里的营养成分,如四环素、红霉素等抗生素药物。

（4）豆浆中不宜冲入鸡蛋。有的中老年人喜欢在饮用豆浆的时候冲入鸡蛋,其实是不好的饮食习惯,鸡蛋中的鸡蛋清会与豆浆里的胰蛋白酶结合,产生不易被人体吸收的物质。

小偏方

（1）体虚哮喘:麦芽糖 1 汤匙,冲入滚沸的豆浆搅匀饮服。其有补虚益阴之作用,适用于体虚哮喘经久不愈以及胃痛等症。

（2）女性白带过多:白果(去心、皮)10 粒,打碎,豆浆炖熟服用,每日 1 次,连续 3 日。

（3）血崩:豆浆 1 碗,韭菜汁半碗,调匀,空腹服下。

（4）营养不良、消瘦:新鲜豆浆适量,粳米 100 克,同煮成粥,冰糖适量调味食用。其有健脾、养胃、润肺、补虚之作用。适用于年老体衰、久嗽、大便燥结者。

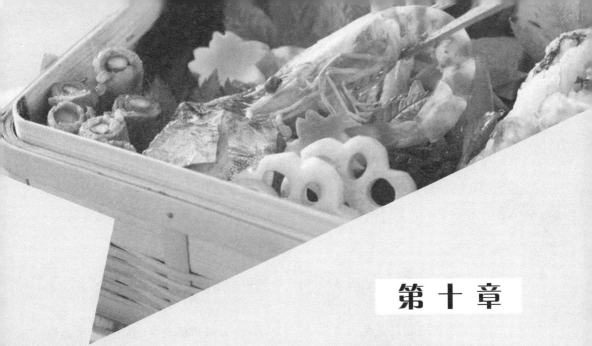

第十章

奶蛋酒水篇

　　奶类为各种哺乳动物哺育其幼仔最理想的天然食物。它所含的营养成分齐全且组成比例适宜，易消化吸收，能适应和满足初生幼仔生长发育的全部需要。奶类对人的保健作用极为显著，中医认为奶类具有补虚益胃、益五脏的作用，是生津润肤的美容食品，对老年人的皮肤干燥和便秘有特效，是补虚长寿之佳品，也是生活保健之必需品。

　　蛋类蛋白质含有极丰富的必需氨基酸，而且组成比例非常适合人体需要，这种蛋白质在人体内的利用率最高。蛋中的脂肪绝大部分在蛋黄内，且分散成细小颗粒，极易被吸收。蛋黄中脂肪和胆固醇的含量都比较高，无机盐和维生素也主要集中在蛋黄内。另外，蛋白脂肪较少，是肥胖者最佳的蛋白质来源，而蛋黄的脂肪较多，适用于补充体力。

　　中医认为，酒为水谷之气。适量饮酒有畅通血脉、活血行气、祛风散寒、健脾胃及引药上行、助药力之功效，大量酗酒则适得其反。现代医学认为，酒对人有益还是有害，取决于"量"的大小，而且还取决于生活中与其所搭配的食物。

牛　奶

　　牛奶是营养丰富的食品,更是老年人最佳的长寿食品。因为牛奶中含有人体所必需的一切营养成分,这些营养成分的质量和构成比例均适合人体需要,尤其适合老年人。它吸收率高,利用率高,是既经济又安全的营养保健食品。

　　(1)牛奶中的蛋白质占3.5％,而且牛奶中的蛋白质是优质蛋白质,其含量高于母乳。

　　(2)牛奶中的脂肪约为3.4％~3.8％,牛奶的脂肪熔点低,颗粒小,呈高度分散的胶体状态,易消化吸收,脂肪中还含有必需脂肪酸和少量卵磷脂、胆固醇,牛奶中的胆固醇比畜肉和蛋类要低得多。

　　(3)牛奶中的糖主要是乳糖,约含4.6％,乳糖有刺激肠蠕动和消化腺分泌的作用,还有助乳酸菌生长,抑制腐败菌的作用。

　　(4)100克牛奶中含钙120毫克,是母乳的3倍。如每天饮用两袋奶,可提供300毫克的钙,奶中钙呈溶解状态,磷是母乳的6倍,钙磷比是1.4∶1,所以钙的吸收率高。奶是老年人补充钙的最佳食品。

　　(5)牛奶中的钙可抑制升压激素的分泌,患高血压病的老年人如每天饮用1~2袋牛奶,对高血压病有辅助治疗作用。

　　(6)牛奶中的矿物质是以碱性元素为主,所以牛奶是碱性食品,有调节人体酸碱平衡的作用,而体内环境稳定是防病抗病的基础,也是抗疲劳、延缓衰老的基础。此外,牛奶中还含有钾、钠、镁、铁、锌、铜、硒等元素。

　　(7)牛奶中几乎含所有已知的维生素,以维生素A、维生素D、维生素B_1、维生素B_2、维生素B_6、维生素B_{12}、维生素E和胡萝卜素含量较高。这些维生素对钙的吸收利用,对防治心脑血管疾病和抗肿瘤很有帮助。一项新的研究还认为,牛奶不但能强身壮骨,还很有可能会预防结肠癌。

　　(8)中医认为牛奶味甘、性平,有补气养血、补肺壮阳、生津润肠的功效。对虚弱、肺结核、反胃噎嗝、便秘等患者甚为适宜。

　　(9)牛奶还有催眠作用,故能辅助治疗失眠症。

食物养生宜忌与祛病偏方

（1）煮牛奶时加糖是不少人的习惯做法，他们认为这样做能使糖尽快溶化，但营养学家说这其实是一种不科学的做法。这是因为牛奶中含有赖氨酸，白糖中含有果糖，这两种物质在高温下会形成结合物——果糖基赖氨酸，这种物质不能被人体消化吸收，还破坏了牛奶中蛋白质的营养价值，更大的缺点是对人的健康还有一定的损害。所以营养学家提醒煮牛奶加热时千万不要放糖，即使想喝加糖的牛奶，也要在牛奶稍凉后再加糖，而且放凉的牛奶加糖时也不可过量。

（2）有的人喜欢一边饮酒一边喝牛奶，这其实是一种不好的做法。因为奶味甘、微寒，能补虚润肠，清热解毒；而白酒甘辛、大热，能散冷气，通血脉，除风下气。两者性味功能皆相佐，所以中医主张两者不要同食。另外从现代营养学观点分析，乙醇有抑制脂肪氧化分解和促进脂肪合成的作用，它可使脂肪在肝脏中蓄积，从而诱发脂肪肝的形成。而奶类多含脂肪，若与乙醇合饮，更促使脂肪向肝中的流入量增加。除此之外，白酒中除乙醇外，还含有一些有害成分，如甲醇、醛类、铅（由蒸馏污染）等，其中醛类是有毒物质，如甲醛是细胞原浆毒，能使蛋白质凝固。因此，酒类和奶类合饮，不仅能降低奶类的营养价值，而且有害健康。

（3）患消化性溃疡的中老年人不宜饮用牛奶，因牛奶使胃酸分泌增加，不利于溃疡面修复。

小偏方

（1）慢性胃病：牛奶 1 小袋，韭菜汁 50 克，拌匀温服。

（2）电光性眼炎：鲜牛奶点眼，每只眼滴 2～3 滴，3 小时点 1 次。

（3）气血不足：牛奶 500 毫升，大枣 25 克，大米 100 克，先将大米与大枣同煮成粥，然后加入牛奶，烧开即可。其可补气血、健脾胃。适用于过劳体虚、气血不足等症。

（4）便秘：鲜奶或冲泡之牛奶煮热后，加入燕麦煮至稠粥状，亦可加入少许蜂蜜调味，其可当早餐食用。燕麦为高纤食品，牛奶可助肠道之蠕动，适用于各型便秘。

(5)呕吐、反胃：把牛奶烧开加入 3％～7％ 的淀粉或糕干粉、藕粉等，使牛奶变稠，稍加糖即可。

羊　奶

羊奶同样是营养丰富的食品，更是中老年人最佳的长寿食品，因为羊奶含有人体所必需的一切营养成分，这些营养成分的质量和构成比例都适合人体需要。羊奶吸收率高，利用率高，是既经济又安全的营养保健食品。但由于羊奶中的铁含量较低，所以相对牛奶来说，不能成为中老年人、婴幼儿的首选奶类。

(1)羊奶中含有丰富的营养成分，其蛋白质、脂肪、钙、磷等矿物质的含量较高。且羊奶中的脂肪球较小，容易被人体吸收。羊奶中蛋白质、脂肪、钙、维生素 C 等成分的含量均比牛奶高，而蛋白质中不易消化的酪蛋白较牛奶低，含钙量约为母乳的 5 倍，比牛奶多 15％。可见，羊奶比牛奶更适宜作为病弱者的营养品。

(2)中医认为羊奶味甘、性温，具有润心肺、治糖尿病、疗虚劳、益精气、利大肠等功能。《本草纲目》说："羊乳甘温无毒，补寒冷虚，润心肺，治糖尿病，疗虚劳，益精气，补肺肾气及小肠气。"据此，自古以来人们皆认为羊奶是能治百病兼补身的圣品。

(3)羊奶还是一种天然抗生素。有的专家还认为，山羊奶本身就是一种独特的天然抗生素，尤其在防治肺炎及其他呼吸道疾病方面，更具有较好的疗效。

(4)经常饮用可增加身体的抵抗力。有报道说，德国、法国、卢森堡等国盛行喝山羊奶，这是因为有学者研究指出，山羊奶除含多种维生素外，还含有抗癌的活性物质。

(1)对于贫血患者，喝羊奶的效果不如牛奶。最适合的奶类仍为牛奶，这是因为羊奶中含叶酸少，含铁质亦低，而相当一部分的中老年人易患贫血，所以患有贫血的中老年人还是以喝牛奶为好,在选择奶类时应权衡利弊。

(2)羊奶不适合长时间高温蒸煮,否则容易产生沉淀物,也会使其中的营养流失。若是用微波炉加热,时间也不宜过长,以免营养素被破坏殆尽。而加热时,最好的方法就是隔水加热,约5分钟即可。羊奶一开封就应立即喝完,如需冷藏,则温度最好为4℃。

(3)如果要给儿童饮用羊奶,建议选择有加强配方的羊奶,因为羊奶中的蛋白质及矿物质含量太高,对肾脏尚未发育完全的婴儿来说负担太大,不宜让婴儿饮用。

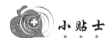小贴士

羊奶与空气接触越久,越容易产生羊腥味,而新鲜的羊奶则没有羊腥味,可以以此作为判断的标准。购买时须注意制造日期与保存期限,若是铁罐包装,则应选罐身无变形、生锈、膨胀的,纸盒则以包装良好无破损为佳。

小偏方

(1)干呕不止:羊奶1杯,空腹饮之。

(2)急、慢性肾炎及浮肿:鲜羊奶煮沸饮用,每日早上服500毫升,重病可增至1 000毫升,早晚分服,持续服用5~7周。

(3)小儿口疮:羊奶细细沥口中。

鸡　蛋

鸡蛋是自然界的一个奇迹,一个受过精的鸡蛋,在环境、温度合适的条件下,不需要从外界补充任何养料,就能孵出小鸡,这就足以说明鸡蛋的营养是非常完善的。鸡蛋不仅是人们所喜欢的一种高营养食物,而且还是一种药物。古代名医张仲景创立"苦酒汤",由蛋清、半夏、苦酒组成,治疗语言不利。以蛋清

和黄连水滴眼,能辅助治疗结膜炎,在眼药水大量上市的现代,这种方法已使用不多,但鸡蛋的药用价值却不曾被人忘却,且千百年来民间积累了无数鸡蛋养生治病的经验。

(1)从营养角度来看,鸡蛋内含有蛋白质、脂肪、卵磷脂、卵黄素、维生素 A、维生素 D、B 族维生素和铁、钙、磷、钾、硒等,且易被人体吸收,不论是蛋黄还是蛋清,人体利用率均在 95% 以上。

(2)鸡蛋的维生素含量比瘦肉多,价钱比瘦肉便宜,所以不论是普通人还是患者、儿童、孕妇、老年人,鸡蛋都是理想的营养食品。不少长寿老人延年益寿的经验之一就是每天必食 1 个鸡蛋。

(3)卵磷脂可在脑内转化为乙酰胆碱,而蛋类食品就富含卵磷脂。目前有科学家拟从蛋黄中提取卵磷脂,作为治疗老年人痴呆的药物。因为卵磷脂对神经系统和身体发育有很好的作用,能健脑益智,避免老年人智力衰退,并可改善各个年龄段的记忆力,也可增强记忆力和思维分析能力,使人变得聪明。

(4)鸡蛋中含有较多的维生素 B_2,它可以分解和氧化人体内的致癌物质,鸡蛋中的微量元素也具有防癌的作用。

(5)鸡蛋蛋白质对肝脏组织损伤有修复作用,蛋黄中的卵磷脂可促进肝细胞的再生。

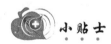

　　医学家曾经做过实验,给 60~80 岁的老人(其中包括患动脉硬化、冠心病、高血压病的老人)每天吃 2 个鸡蛋,3 个月后检查血清胆固醇和血脂均未增高。还有科学家从鸡蛋中提取胆固醇粉用于治疗动脉硬化患者取得了很好的疗效,这说明鸡蛋中的胆固醇不但无害,反而有治疗作用。

(1)吃蛋必须煮熟,不要生吃,打蛋时也须提防沾染到蛋壳上的杂菌。婴幼儿、老人、患者吃鸡蛋应以煮、卧、蒸、甩为好。毛蛋、臭蛋不能吃。

(2)患有肾脏疾病的人应慎食鸡蛋。

(3)煎鸡蛋应以蛋黄凝固为度，不可过嫩，也不应煎炸到过度焦黄的程度。

(4)茶鸡蛋是民间的通俗食品，但浓茶中含大量的单宁酸，它可以使蛋白质形成不易消化的凝固物，影响人体吸收，故不宜多食茶鸡蛋。

(5)有人为了增加营养，用糖水煮荷包蛋，蛋白质中的氨基酸易与糖结合成果糖赖氨酸复合物，这对人体的健康不利，又影响氨基酸的吸收。如果一定要加糖，也应等到鸡蛋煮熟时再加。

小偏方

(1)女性产后口干舌燥：鸡蛋1个，水1盏冲服，每日1次。

(2)妊娠胃痛：鸡蛋1个，用酒调服。

(3)感冒：鸡蛋1个，冰糖25克，将鸡蛋打散，混合冰糖，临睡前开水冲服，取微汗。

(4)疟疾：鸡蛋2个，打开调匀，和醋100克，砂锅内煎开，等稍冷服。

(5)咳嗽：鸡蛋1个，打碗内，加白糖30克，小磨香油1汤匙，蒸食。

(6)心律不齐、心区痛：每次服鸡蛋黄10～15毫升，每日3次。

(7)烧烫伤：鸡蛋黄外涂患处，每日2次，有辅助治疗作用。

(8)胃痛吐酸水、骨折愈合迟缓：鸡蛋皮晒干研末，炒熟，每次服3克，日服2次。

(9)赘疣：鸡蛋煮熟后，打碎蛋壳，浸入食醋中24小时，于每日早晨空腹吃鸡蛋2个，并服食醋2匙，连服2～3周。

鸭　蛋

除咸鸭蛋和松花蛋以外，人们是不大喜欢吃鸭蛋的，有的人是因为鸭蛋有腥味，有的人认为鸭蛋的营养不如鸡蛋。其实，据科学分析，鸭蛋同样富有营养，完全可以和鸡蛋媲美。用鸭蛋制作的松花蛋又叫皮蛋，是用石灰等原料腌制后的蛋类食品。因剥开蛋壳后胶冻状的蛋白中常有松针状的结晶或花纹而得名。松花蛋一般可分为硬心和汤心两大类。松花蛋个大，色泽好看，蛋白为茶色或琥珀色的胶冻状，半透明。蛋黄为深绿色或五彩色，黏度适宜，吃起来味美清香，凉爽可口，颇有特色。

（1）鸭蛋中的蛋白质和鸡蛋一样，有强壮身体的作用。鸭蛋中各种矿物质的总量超过鸡蛋很多，特别是身体中迫切需要的铁和钙在鸭蛋中更是丰富，对骨骼发育有益，并能预防贫血。鸭蛋含有较多的维生素 B_2，是补充 B 族维生素的理想食品之一。

（2）中医认为鸭蛋有大补虚劳、滋阴养血、润肺美肤的功效。

（3）松花蛋中的蛋白质分解的最终产物氨和硫化氢有独特风味，能刺激消化器官，增进食欲，使营养易于消化吸收，并有中和胃酸、清凉降压的作用。

（1）鸭蛋腥气较重，不宜吃得过多。

（2）鸭蛋性偏凉，故脾阳不足、寒湿下痢者不宜吃。

（3）鸭蛋的胆固醇含量也较高，有心血管病、肝肾疾病的人应少吃。

 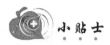

松花蛋在传统制作工艺中，要加入氧化铅，而氧化铅是一种有毒物质，容易透过蛋壳渗入蛋内，虽然只是很少量，但如果吃松花蛋过多，也会造成有毒物在体内逐渐蓄积，达到一定程度，就很容易对人体的神经系统、造血系统和消化系统造成危害。如果松花蛋在制作过程中蛋壳破裂，就容易引起铅的污染。所以在食用前应仔细检查，检查方法是：不要过早敲开蛋壳，应先轻轻地剥掉外面的泥糠，剥完后，用水洗干净，看看蛋壳上是否有裂缝。如有裂缝就说明早已破裂，不要再食用。

（1）痢疾：松花蛋 3 个，白糖 60 克，先让患者停食半天，待觉饿欲食后，把蛋剥开蘸糖吃。

（2）脚后跟痛：高粱根数个，鸭蛋 2 个煮汤，滤去渣，加白糖调服。女性在坐月子时常会落下脚后跟、脚底板痛的毛病，用此小验方能起辅助治疗作用。

（3）头昏眼花、眩晕：青壳鸭蛋 1 个，红枣 10 个，加少许水搅匀蒸熟，早晨空腹服用，连用 5 天有特效。忌辣物。

（4）久咳：将鲜鸭蛋 1 个打入锅内，搅拌均匀之后，用勺子翻炒，注意不要炒糊，炒至半熟，再加入 20 克陈米醋，继续翻炒至熟。要趁热吃，早晚各 1 次。

鹌 鹑 蛋

鹌鹑蛋与鹌鹑肉一样，自古以来，都是食物中的珍品，且具有很高的药用价值，古代为帝王将相食用，故有"宫廷珍贵食品"之称。鹌鹑蛋外壳为灰白色，并夹杂有红褐色和紫褐色的斑纹。现代养生学也认为鹌鹑蛋是一种很好的滋补品，在营养上有独特之处，将其称为"卵中佳品"。

（1）国内外临床证实，鹌鹑蛋可辅助治疗浮肿、肥胖型高血压病、糖尿病、贫血、肝大、肝硬化、腹水等多种疾病。因此，鹌鹑蛋是心血管病患者的理想滋补品，是老幼病弱者的上佳补品。鹌鹑蛋中所含丰富的卵磷脂和脑磷脂，是高级神经活动不可缺少的营养物质，具有健脑的作用。

（2）鹌鹑蛋的营养价值比鸡蛋高。虽然它们的营养成分大多相似，但由于鹌鹑卵中营养分子较小，所以比鸡蛋营养更易被吸收利用。一般 3 个鹌鹑蛋的营养含量相当于 1 只鸡蛋。

（3）中医认为鹌鹑蛋具有补五脏、益气养血、强筋骨、耐寒暑、健脾胃的作用，对泻痢、疳积、肾虚腰痛、湿痹、水肿、食欲不振、营养不良、久病体虚、易倦乏力、贫血萎黄、咳嗽、哮喘、白细胞减少症、神经衰弱、过敏性皮炎、胃病、肺病、高血压病、糖尿病等有辅助治疗作用。

据营养学家测定,在各种食品中,鹌鹑蛋含胆固醇的比例最高。每100克鹌鹑蛋中就含有 3 640 毫克胆固醇,也就是说,鹌鹑蛋的胆固醇含量是牛奶的 280 倍,瘦猪肉的 61 倍,鸡蛋黄的 3.1 倍,而人体内胆固醇的升高,是引起动脉硬化的主要原因。因此,老年人,尤其是患有脑血管疾病的人,不要过量食用,每次以食用少量鹌鹑蛋为好。

小偏方

(1)高血压病、神经衰弱、贫血、营养不良性水肿、支气管哮喘:鹌鹑蛋 2～6 个,白糖 30 克,开水冲服,或煮食,每日 1 次。

(2)腹泻、痢疾:赤小豆 20 克,煮汤至熟烂时,打入 2 个鹌鹑蛋同煮,煮熟后食用,有健脾除湿利水的作用。

(3)过敏性哮喘:鹌鹑蛋 1～2 个,打开生吃,有滋阴补虚的作用,可防治因吃鱼虾后引起的风疹块和过敏性哮喘。

(4)月经不调、痛经:鹌鹑蛋 2～5 个,益母草 30 克,加 1 000 毫升水煎取浓汁,用浓汁煮蛋食用。

(5)体弱多病:①鹌鹑蛋 2 个,打入杯内,加入麦乳精(或奶粉)一汤匙,白糖适量,用煮沸的开水冲满 1 杯,饮用。其有滋养五脏之作用,适用于老年人或体弱多病者作调补之用。②鹌鹑蛋 3 个,打入沸水中煮成荷包蛋,加入适量食盐(或白糖)调味食用。

(6)慢性胃炎:牛奶 250 克(或奶粉 1 汤匙)煮开后,打入鹌鹑蛋 1 个,煮成荷包蛋食用。其有和胃补虚之作用,适用于慢性胃炎,连服半年左右。

(7)虚寒哮喘:鹌鹑蛋 2 个,打入杯内,加入冰糖(或白糖)适量,冲入煮沸的开水,拌匀服用。

(8)过敏症:据国外报道,生食鹌鹑蛋数枚,可在几星期甚至几个月内不发生过敏反应。

食物养生宜忌与祛病偏方

鸽　蛋

鸽蛋被誉为动物之人参。但鸽子的卵巢和其他鸟类一样，其卵泡并不是用之不竭的，鸽子自一出生，它的卵巢上的卵泡数量就已经注定了它这一生里所要产蛋的数量。一旦这些卵泡消耗殆尽，雌鸽也就失去了产蛋能力，卵巢表面的一些负责分泌雌性激素的组织也会完全耗尽。

(1)鸽蛋的营养成分和功用与鹌鹑蛋相似。鸽蛋也含有优质的蛋白质、磷脂、铁、钙、维生素 A、维生素 B_1、维生素 D 等营养成分，亦有改善皮肤细胞活性、皮肤弹性和纤维性，增加面部红润(改善血液循环、增加血色素)等功能。

(2)鸽蛋能增强人体的免疫和造血功能，对手术后的伤口愈合，产妇产后的恢复和调理，儿童的发育成长更具功效，是老少皆宜的食物。

(3)有贫血、月经不调、气血不足的女性常吃鸽蛋，不但有美颜滑肤的作用，还可以治愈疾病，使身体变得强壮。

(4)鸽蛋还有滋补、助阳提神、解疮毒、治阳痿、防治营养不良的作用。

(5)《随息居饮食谱》介绍鸽蛋时说："鸽蛋性味甘平，清热，解毒，补肾益身。"《本草适原》说鸽蛋"久患虚羸者，食之有益。"

鸽蛋不宜多吃，一天最好不要超过 5 个，尤其是肝炎、过敏、高血脂、高热、肾脏病、腹泻患者更不宜多吃。虽然鸽蛋中含大量蛋白，但它们属于异性蛋白，有相当一部分人吃了异性蛋白质后会出现病态反应。

小偏方

(1)性欲减退、阳痿：鸽蛋 2 个，大茴香、小茴香各 9 克，川椒、生姜各 3 克，将小茴香、大茴香、川椒、姜用纱布袋装好，放入锅中，加适量的水，煮取药汁约 300 毫升。滤药液，再入锅中烧沸，将鸽蛋打入，煮熟即成。食蛋喝汤，每日早晨 1 次。

（2）阳痿：白鸽蛋 2 个，枸杞子 10 克，龙眼肉 5 克，煲白鸽蛋服用，食用时可加入少许冰糖，不喜食甜者，可放入少许细盐调味。

白　酒

早在远古时代，人们就通过饮酒来防治疾病，酒与医结下了不解之缘，酒为水谷之精气，五味之精华，对于健身强体，甚为有益。正如《养生正要》所言，酒"能益人，亦能损人"。可以说几个世纪以来，人们对于酒功能的研究，早已有了深刻的认识。

（1）中医认为酒具有宣散药力、温通气血、舒经活络的作用，能达四肢百骸、五脏六腑。适量饮用，可通利血脉，振奋精神，所以临床上常将其用做强身保健、延缓衰老之滋补佳品。

（2）现代研究证实，酒虽乃穿肠之物，浅饮的人比滴酒不沾或酗酒者的心血管疾病的死亡率低，而且小量低浓度的酒可刺激胃液、胃酸分泌，增加胃部消化能力。

（3）饮酒时，最好以带糖的食物、碱性食品、绿叶蔬菜和水果为下酒菜，从而进一步减轻酒精对人体带来的副作用。

（1）忌过量饮酒。过量饮酒是影响中老年人身体健康最重要的因素之一，影响程度与酗酒者的欲望、酗酒者的酒量的关系很大。要严格控制自己的饮酒量，切不可自恃酒量而尽兴狂饮，长此以往，会对身体造成不必要的伤害。古代医家对过量饮酒早就有所认识，认为过量饮酒，危害无穷，甚至丧命不可救。

（2）不要空腹饮酒，空腹饮酒对人同样具有伤害。

（3）饮酒忌不选择合适的时间。每周饮酒不应超过 3 次，而且时间最好在午后，其次是晚上，不应在早上喝酒。

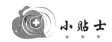 小贴士

饮酒应有所选择。由于酒的种类不同,其功效也就有所不同,中老年人应根据自身的状况,选择不同类别的酒,以起到保健养生的作用。酒有白酒、果子酒、黄酒、啤酒等不同种类,其酒精浓度不同,作用亦有别。白酒乙醇浓度较高,辛热之性较强,温通之力较盛,温阳散寒,通行气血,用之较宜。

小偏方

(1)晕厥:在缺少药物的情况下,灌1小杯烈性酒,可兴奋呼吸中枢,使患者苏醒。

(2)牙痛:烧酒浸花椒,频频漱口。

(3)关节痛、关节扭伤肿痛:白酒点燃,以酒火洗患处。

(4)冻疮:白酒100毫升,浸入生姜30克,浸7日后,用姜酒涂患处。

(5)痛经、跌打损伤疼痛:白酒温饮,每次20毫升。

啤　酒

啤酒素有"液体面包"的美誉,被各国医学家称为"营养食品"。啤酒家族十分兴旺,市场上的啤酒种类繁多,有生啤酒、熟啤酒、无醇啤酒和运动啤酒等。啤酒酒标上的度数与白酒酒标上的度数不同,它并非指酒精,而是原麦汁浓度,即啤酒发酵进罐时麦汁的浓度,主要有18、16、14、12、11、10、8度啤酒。日常生活中我们饮用的啤酒多为11、12度啤酒。啤酒的分类方法较多,有根据啤酒色泽分类的,有根据杀菌方法分类的(如分为鲜啤酒与熟啤酒),也有根据生产方式分类的等。

 宜

(1)啤酒营养丰富,含有17种氨基酸,其中8种是人体所需的。此外还有

维生素 B_1、维生素 B_2、维生素 B_6、维生素 C 以及其他营养物质。

（2）啤酒具有较高的含水量（90％以上），喝起来清火润喉，夏日 1 杯啤酒，恰似清凉爽心头，其感觉美不胜收。

（3）啤酒中的有机酸具有清新提神的作用。一方面适量饮用可减少过度兴奋和紧张情绪，并能促进肌肉松弛。另一方面，能刺激神经，促进消化。

（4）生产啤酒用的主要原料是大麦、醇类、酒花和多苯酚物质，能增进胃液分泌，兴奋胃功能，提高其消化吸收能力。

（5）啤酒中低含量的钠、酒精、核酸能增加大脑血液供给，扩张冠状动脉，并通过血液对肾脏的刺激而加快人体的代谢活动。

（6）在各种减肥方法中，啤酒能起到很好的减肥效果。这是因为它含有非常少的钠、蛋白质和钙，不含脂肪和胆固醇，对抑制体形的过快增长非常有效。

（7）适度饮啤酒的人与禁酒者和嗜酒狂相比，可减少心脏病、溃疡病的几率，而且可预防高血压病和其他疾病。

（1）饮啤酒不宜过量。一次饮用啤酒过多会使血铅含量增高，若长期饮用可导致脂肪堆积而阻断核糖核酸合成，造成"啤酒心"而影响心脏功能和破坏脑细胞。

（2）消化系统疾病患者不宜饮酒。凡慢性胃炎、十二指肠溃疡病患者过量饮用，二氧化碳就会使胃肠的压力增加，易诱发十二指肠球部溃疡穿孔而危及生命。

（3）不宜用啤酒送服药品。啤酒与药物混合将产生不良作用，既能增加酸度而使药物在胃中迅速溶解，又能破坏血液吸收而降低药品疗效，甚至殃及生命。

（4）不宜与烈性酒同饮。有些人习惯于喝了啤酒随即又饮烈性酒，这样会对胃肠道产生刺激，容易引起消化功能紊乱。

（5）大汗之后不宜饮用啤酒。人体大量出汗后，汗毛孔扩张，此时饮啤酒将导致汗毛孔因骤然遇冷而引起即速闭塞，从而暂时中止出汗，造成体温散发受阻，可诱发感冒。

（6）不宜饮用超期久贮的啤酒。市场上销售的普通啤酒保存期为 2 个月，优质的可保存 4 个月,散装的为 3～7 天。超期久贮的啤酒其多酸物质极易与蛋白化合,易氧化聚合而浑浊。

(7)不宜饮用冷冻啤酒。贮存啤酒的温度,冬春为 9℃～10℃,夏秋为 5℃～10℃,冷冻后的啤酒蛋白质与鞣酸会产生沉淀,易致胃肠不适引起食欲不振。

(8)不宜饮用热水瓶贮存的啤酒。因热水瓶胆内积集着水垢,当啤酒存放瓶内后,其水垢中所含的汞、镉、砷、铅、铁等多种金属成分,即可被啤酒中的酸性物质溶解而混在啤酒中,饮后对人体有危害,往往导致人体金属中毒。

(9)肝病患者、有急慢性肝炎的人,其肝脏功能不健全,乙醇和乙酸代谢生成的乙醛可导致肝细胞坏死或变性,同时也影响肝脏对蛋白质、胆红素、药物等的代谢功能,导致肝病复发或加重,而且还容易引起酒精性肝炎的发生。

小贴士

用啤酒代水焖烧牛肉,是由于啤酒中的酶能把牛肉中的蛋白质分解为氨基酸,使烹制出来的牛肉更加鲜美,异香扑鼻。将鱼加工整理好后,加入适量啤酒烹炖。在炖制过程中,啤酒和鱼能产生脂化反应,使鱼别具芳香。

葡 萄 酒

葡萄酒是以新鲜葡萄或葡萄液经发酵酿制的低度饮料酒,是佐餐酒的一种。凡掺用葡萄以外的其他水果酿制的酒类以及不经发酵和兑配的都不能称为葡萄酒。严格来讲,上等的葡萄酒应由 100% 新鲜的葡萄原液经发酵酿制而成,而葡萄的品种、种植的地理条件、气候条件和酿制的技艺标准决定了葡萄酒的品质。

葡萄酒已有六千多年历史,在我国用葡萄酿酒也有很长的历史,西汉年间就有关于葡萄酒的正式记载,并对它有很高的评价。唐代的“葡萄美酒夜光杯”成了葡萄美酒最完整的写照。明代医学家李时珍也道出了“葡萄酒驻颜色、耐寒"的特点,可见葡萄酒早已被列为保健饮品了。

葡萄酒可根据其色泽、含糖量、酿制方法来分类,如根据色泽可分为白葡萄酒、红葡萄酒和介于红、白中间的桃红葡萄酒,而各种色泽的葡萄酒又可按含糖量分为干型、半干型、半甜型、甜型葡萄酒,这些类型的葡萄酒又可按酿制方法分为天然葡萄酒、加强葡萄酒和加香葡萄酒。随着人们对葡萄酒的不断认识和对健康理念的追求,天然的、低糖的、低热量的干型葡萄酒逐渐受到人们的青睐。

(1)红葡萄酒含有人体维持生命活动所需的三大营养素——维生素、糖及蛋白质。在酒类饮料中,它所含的矿物质亦较高,而它丰富的铁元素和维生素 B_{12} 能治贫血。

(2)红酒的酸碱度跟胃液的酸碱度相同,可以促进消化、增加食欲、降低血脂、软化血管,对治疗和预防多种疾病都有作用。

(3)经测定葡萄酒中含 250 种以上的营养成分,有活血化瘀、降血脂、软化血管等多种功效。

(4)科学研究证实,日饮三杯干型葡萄酒,可降低心血管病及癌症的死亡率达 50%,可使老年痴呆症减少 3/4,对于 65 岁以上的老人,可使他们的衰老速度减缓 80%。

(5)国外专家发现,葡萄酒含有一种可以抗癌的物质,这种物质来自红葡萄皮,经提炼酿制后可高度浓缩于葡萄酒内,起防癌作用。

(6)饮葡萄酒有利于长寿。地中海沿岸诸国之所以能成为世界长寿地区,显然也与喜饮葡萄酒之习惯有关。

(7)适量饮用葡萄酒可减少心脏病猝发的危险性,也能调养心血管系统疾病。但服酒量不宜过多,每次服用 25~50 克即可,每天服 1~2 次。

(8)白葡萄酒味甜,略带酸味,饮后可刺激胃液、胆汁分泌,善解油腥,对鱼肉等油腻饮食尤佳。

(9)葡萄酒除含有糖分、氨基酸外,尚含丰富的维生素 B_{12}、维生素 B_1、维生素 B_2 及维生素 C,故对贫血有一定疗效。

食物养生宜忌与祛病偏方

（1）虽然葡萄酒有很多好处，但不要忘了它还是酒，只要有酒精成分，多少都会对肝脏造成威胁，所以在饮用时也要有所节制，并不是人人都可以喝的。

（2）每日的小酌固然可以养生，但若是肝功能不佳，或是有任何急慢性肝炎、经常酗酒的人，这时只要再多喝一点酒，对他们人来说都可能是毒药。

（3）慢性胃炎、痛风、糖尿病、心脏病、溃疡病等患者及哺乳期女性更要慎饮，同时要做到三忌：忌剧烈运动后饮，忌与白酒同饮，忌同时食用海鲜。此外，可根据需要将葡萄酒和啤酒加热，以减轻对胃肠的冷刺激。

（4）在迫不得已的交际应酬中，若能以葡萄酒来代替其他的酒类是最好不过的，因为与其他酒类相比，葡萄酒还是对人体比较有益的。若是为了保护心脏、促进体内血液循环而采用的每日小酌，也最好不超过 50 毫升，并且最好能在饭后饮用，切忌空腹饮酒。

 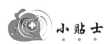

　　红葡萄酒＋花生米　此二物相配益于食疗。红葡萄酒中含有气皮酮与阿司匹林等有益成分，前者属于抗氧化剂，后者有防止血栓的作用，两者结合可保心血管畅通无阻，再加上花生米可大大降低心脏病的发病率。

小偏方

（1）流行性感冒：每次取红葡萄酒 30～90 毫升，稍加温服之。每天 2～3 次。

（2）感冒：可将一小杯红葡萄酒放置在文火上烘热。接着再往酒里打入一个鸡蛋，然后用羹匙稍加搅动成糊状，烧沸即可，稍凉后饮用。

（3）白内障、老年痴呆症：每天喝少量葡萄酒。

（4）糖尿病、夜晚尿频症、失眠：喝葡萄酒泡洋葱可以降血压，辅助治疗糖尿病、夜晚尿频症、失眠等症。

(5)贫血、血小板减少：红葡萄酒,早晚各饮 15 毫升,连服有效。

咖　啡

咖啡的起源可追溯至百万年以前,事实上它被发现的真正年代已不可考,仅相传咖啡是衣索比亚高地一位名叫柯迪(Kaldi)的牧羊人,当他发觉他的羊儿在无意中吃了一种植物的果实后,变得非常活泼,充满活力,从此发现了咖啡。传统的咖啡讲究的是咖啡的种类和调配方法,如今在这个速度和效率至上的时代,人们创造出了许多新的口味、新的喝法,如咖啡奶茶、巧克力咖啡、奶特咖啡、香草咖啡等新口味。

(1)咖啡能帮助消化,特别是在肉类吃多了的时候,可促使胃液分泌旺盛,促进消化,减轻胃的负担。因为咖啡因有分解脂肪的功效,所以吃过高热量的食物后,不妨喝些咖啡。

(2)咖啡还有消除大蒜臭味的效果。吃了带蒜味的菜后喝些咖啡是必不可少的。

(3)咖啡还可用做烧菜的调料。例如在煮排骨时,在汤里放些速溶咖啡,或在烧肉时将肉上蘸些咖啡,烧出来的肉味尤为喷香。

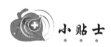小贴士

咖啡＋糙米＋牛奶　此三种食物相配益于食疗。把糙米蒸熟碾成粉末,加上咖啡、牛奶、砂糖食用。糙米营养丰富,对医治痔疮、便秘、高血压等有良好的作用。咖啡极有营养,又能提神,伴以糙米,口味更佳。

(1)饮用咖啡要适量。咖啡的陶醉感和刺激感如同酒精和香烟一样,咖啡因具有兴奋剂作用,可刺激中枢神经和肌肉,因而具有缓解肌肉疲劳、控制睡

眠、激发头脑的功能。一方面提高心脏机能,扩张血管,促进血液循环,使人感到清爽。另一方面,可刺激交感神经,使副交感神经兴奋引起的阵发性呼吸很难得到控制。所以饮用咖啡要适量。

(2)咖啡因有刺激性,能刺激胃部蠕动和胃酸分泌,引起肠痉挛,常饮咖啡的儿童容易发生不明原因的腹痛,长期过量摄入咖啡因则会导致慢性胃炎。

(3)咖啡因能使胃肠壁上的毛细血管扩张,刺激肾脏机能,使肾水流量增加,导致小孩多尿,钙排出量随之增多,儿童的骨骼发育也会因此受到影响。同时,咖啡因还会破坏儿童体内的维生素 B_1,引起维生素 B_1 缺乏症。

小偏方

(1)酒醉不醒:浓咖啡用开水泡,频频饮服。

(2)慢性支气管炎、肺气肿:炒咖啡豆,每日 10 克,煎浓汁饮。

(3)嗜睡:咖啡有较强的兴奋作用,为醒脑提神之佳品。若用于治嗜睡症,单用浓煎,频频适量饮用即可。

(4)水肿、小便不利:水肿患者经常适量饮用,有辅助治疗作用。

茶

唐代陆羽于公元 758 年左右写成了世界上最早的茶叶专著《茶经》,系统而全面地论述了栽茶、制茶、饮茶、评茶的方法和经验。根据陆羽《茶经》推论,我国发现茶树和利用茶叶迄今已有四千七百多年的历史。我国人民历来就有"客来敬茶"的习惯,有以茶代酒的说法,这充分反映出中华民族的文明和礼貌。养生家认为"茶"有十德,认为饮茶除了可健身外,还能"以茶表敬意","以茶可雅心","以茶可行道"。唐宋时期众多的文人雅士不仅酷爱饮茶,而且还在自己的佳作中歌颂和描写过茶叶。

宜

(1)绿茶可以说已经成为茶界的明星,许多中老年人都爱喝。绿茶性凉而微寒,味略苦,但它的营养成分较其他茶品多,适合胃热者饮用,由于其性味偏于寒凉,所以脾胃虚寒者不宜过多饮用。另外冬天饮用绿茶容易造成胃寒,还可能影响食欲。而夏季炎热时,喝绿茶正好取其苦寒之性,以消暑解热,生津止渴。

饮用绿茶以淡茶为宜。西湖龙井是绿茶的代表品种。绿茶属于不发酵茶,所以此类茶叶内的天然物质,如茶多酚、咖啡因及大部分维生素都能得以保存,它还含有丰富的维生素C。医学研究发现,在降低人体胆固醇含量方面,喝绿茶较服用昂贵的药品更有效。喝起来清而涩的绿茶,可降低人体胆固醇含量,还能显著降低血清甘油三酯,可以预防和缓解脂肪肝、高脂血症、动脉粥样硬化症以及心血管病等。

(2)黄茶为轻发酵茶,基本制作工艺流程同绿茶,在制作过程中经闷黄时,因其叶色变黄而得名,其特点为黄汤黄叶。君山银针、温州黄汤、霍山黄芽、广东大叶青等是黄茶的主要品种。黄茶性凉、微寒,适合胃热者饮用。

(3)青茶是由新鲜的茶叶经过晒青、晾青、摇青、杀青、揉捻、干燥等工艺制得的茶叶。青茶汤色清澈金黄,既具有绿茶的清香和花香,又具有红茶的醇厚滋味,是很多中老年人常喝的茶料,如铁观音、黄金桂、铁罗汉、乌龙茶等。青茶属于半发酵茶,综合了绿茶及红茶的制法,品质介于绿茶和红茶之间。青茶性味不寒不热,能消除人体内的燥热,达到清燥生津之功效。一般主张秋天饮用青茶。

乌龙茶是常饮的青茶之一,是中国诸大茶种中特色鲜明的种类,往往是"茶痴"的最爱。乌龙茶既有红茶的浓鲜味,又有绿茶的清香,味道较为清淡。乌龙茶不寒不热,是一种中性茶,适合大多数人饮用,对分解脂肪及减肥都有一定作用。

(4)白茶因其成茶外表披满白色茸毛,呈白色隐绿,故名白茶。其主要品种有白牡丹、白毫银针、贡眉、寿眉等。白茶在制作时只经过萎凋和晾干两个过程,属于不发酵茶。其性清凉、平缓,味甘甜。白茶能清热气,性质与绿茶相似,但不及绿茶般寒凉,于夏天饮用有退热降火之功效,为夏季消暑佳饮。寿眉能化痰,适合中老年人饮用。

(5)新鲜的茶叶经过萎凋、揉捻、发酵、烘干等工艺制得的茶为红茶。这种茶属全发酵茶,在制茶过程中茶叶内的儿茶素、咖啡因及茶黄素产生化学反应,所以使红茶具有红茶、红汤、红叶和香浓味醇的特征。

(6)黑茶因茶色黑褐而得名。黑茶采用较粗老的原料,经过杀青、揉捻、渥

食物养生宜忌与祛病偏方

堆、干燥工序加工而成。黑茶属于后发酵茶,是我国特有的茶类,其成茶多压制成型,如常见的有砖茶、饼茶、沱茶等。黑茶的主要品种有云南普洱茶、湖南黑茶、湖北佬扁茶、四川边茶、广西六堡散茶等。

其中,云南普洱茶古今中外久负盛名,其药理功用古书早有记载。经现代医学研究证实,普洱茶有三大功能:其一,止渴、提神、醒酒;其二,消食化痰,清胃生津;其三,防癌抗癌。黑茶内的单宁酸含量较高,故有消滞、生津及清理肠胃的作用,适宜于饭后饮用,如果吃得过饱,用它来消滞最好不过。它性质较温和,适合男女老少四季饮用,是中老年人喜欢饮用的茶品。此外,现代医学还发现,黑茶对抑制腹部脂肪的增加有明显的效果。

(1)注意品种选择。在品种选择上,要结合体质、病情,因人而异。一般而言,对阴虚火盛的人宜用绿茶,特别是半生茶,如黄山毛峰、西湖龙井。脾胃虚寒、溃疡病、慢性胃炎患者,宜饮用红茶。花茶(如茉莉花茶)是茶叶经花露熏制得到的,其性味微寒,或比较平和,适用范围较广。如果饮茶是为了降血脂、减肥,宜选乌龙茶,尤以铁观音为上乘佳品。

(2)饮茶不宜过浓。茶能增强心室收缩,加快心率,浓茶会使上述作用加剧,血压升高,引起心悸、气短及胸闷等异常现象,严重者可造成危险后果。由于浓茶中含大量的鞣酸,会影响人体对蛋白质等营养成分的吸收,也会引起大便干燥。因此,冠心病患者饮茶宜清淡,不宜过浓。

(3)饮茶不宜过多。过多地饮茶,入水量太多,会加重心脏和肾脏的负担,饭前、饭后大量饮茶也会冲淡胃液,影响消化功能,老年人多便秘,茶叶泡煮太久,因其析出鞣酸过多,不但影响食欲,而且加重了便秘。所以,我们饮茶应掌握清淡为好、适量为佳、即泡即饮的原则。

(4)睡前不宜饮茶。浓茶中含大量咖啡因、茶碱,对心脏起兴奋作用,能引起心跳加快,甚至早搏、失眠,使病情加重。茶叶中含有一定量的咖啡因,可兴奋中枢神经,加快心率,增加心脏负担。因此,睡前最好不要喝茶,以免影响睡眠。

小偏方

(1)口疮、口腔炎、牙龈炎:浓茶含漱,每日 10 余次。

(2)菌痢、急性肠炎:细茶 10 克,生姜 5 克,红糖 30 克,沸水冲泡,待浓时 1 次服(约半碗),连服 2 次。

(3)羊水过多症:在临产前数周即酌饮红茶,早晚各 1 次,每次约 100 毫升,连续 7～20 日。

(4)外感声嘶:茶叶 3 克,盐 5 克(炒红),苏叶 3 克,水煎服。

(5)解毒:茶叶 1～2 克,沸水冲泡,常饮有效。

(6)风寒感冒、咳嗽:红茶 6 克,生姜 10 克,水煎服。

(7)止痢:陈红茶放入土罐以明火煮沸 10 分钟后,冷却至 30℃左右口服,连续 2～3 次即可痊愈。

(8)止泻:患有腹泻大便如水者,取晒青毛茶 10 克左右放入土罐在炭火上均匀转动,待茶叶烤黄略显焦味时,沏入少量沸水,等土罐冷却再倾满开水,煮 2 分钟左右,放入用火烤红的盐巴一小块(盐的数量视土罐大小而定),饮服 2～3 次即可痊愈。

(9)消炎:患有皮肤病的人,用茶水(红茶、绿茶、晒青茶均可)洗涤皮肤,经常坚持可使皮肤病消退甚至痊愈。因燥热而引起的眼膜枯燥、发红、眼皮红肿的患者,用晒青茶水洗涤后,将茶渣敷在眼眶上,连续数次,可使红肿消退,眼睛恢复正常。

(10)润肺:经常感到胸部燥热者,每次晚饭后取茶叶 3 克左右泡在杯里,放入 1 勺蜂蜜,搅匀后服用,坚持数日,胸部燥热可好转,起到止渴养血、润肺益肾的作用。

(11)化痰:将柿饼切细煮烂,加适量冰糖和茶,每日饭后 1 杯,可理气化痰、益脾健胃,人称化痰茶,老年人乐喝。

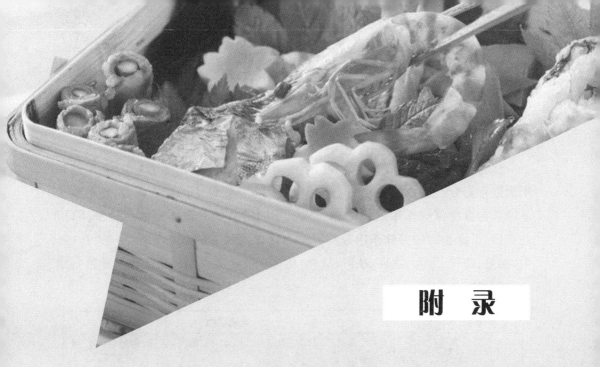

附　录

常见食物功效表

　　只有将各种食物合理搭配，尽量做到食物的多样化，才能使人体得到各种不同的营养，才能满足各种生命活动的需要。谷、果、肉、菜合理搭配，食谱宽广，五味具备，各入五脏而补精气，可满足人体的营养需求，从而使体内"阴阳平衡"。

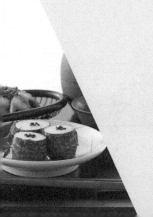

常见食物养生作用表

食物的分类依其要求不同而有多种方法。在以往有关食疗文献中,多按其来源进行划分。这种分类方法,虽有其优点,但从保健学的要求来看,其不利于系统掌握食物保健作用的规律和特点。不同的食物具有不同的保健作用,因此,也可根据食物的保健作用分类。作为饮食保健学的食物分类,一般可从补益、温里、理气、理血、消食、祛湿、清热、化痰止咳平喘、解表、收涩等方面进行划分和归类。

类 别		常见食物
补气类		人参、山药、马铃薯、香菇、大枣、栗子、鸡肉、猪肚、猪肾、牛肉、鳝鱼、泥鳅、粳米、扁豆、蜂蜜
补阳类		冬虫夏草、胡桃仁、韭子、麻雀肉
补血类		胡萝卜、菠菜、龙眼肉、荔枝、葡萄、花生、猪肝、猪心、猪蹄、阿胶
补阴类		银耳、黄精、百合、枸杞子、松子、葵花籽、乌骨鸡、鸡蛋、鸭肉、猪肉、牛奶、龟肉、鳖肉、鲍肉、牡蛎肉、淡菜、黑芝麻
温里类		韭菜、辣椒、鲢鱼、草鱼、肉桂、干姜、茴香、花椒、赤砂糖
理气类		橘子、荞麦、刀豆、豌豆、木香、玫瑰花、茉莉花
理血类	止血类	小蓟、藕、马兰、茄子、黑木耳、猪肠、槐花
	活血类	慈菇、桃仁、河蟹、醋、红花
消食类		萝卜、山楂、鸡内金、麦芽、谷芽、锅焦
祛湿类	利水渗湿类	冬葵叶、茵陈蒿、荠菜、金针菜、莴苣、冬瓜、鲤鱼、薏苡仁、赤小豆
	芳香化湿类	砂糖、白豆蔻、草豆蔻、草果
	祛风湿类	海棠、鹿蹄肉、金环蛇、虎骨
清热类		水芹、椿叶、蕹菜、马齿苋、蒲公英、茭白、苦瓜、黄瓜、西瓜、香蕉、甘蔗、橄榄、蚌肉、粟米、绿豆、豆腐、金银花、茶叶
化痰止咳平喘类	化痰类	桔梗、龙须菜、紫菜、昆布、海蜇头、芋、笋、丝瓜、芥菜、梨、冬瓜子
	止咳平喘类	甜杏仁、银杏、枇杷、罗汉果、柿饼、猪肺
解表类	辛温解表	紫苏叶、荆芥、香薷、生姜、葱白、白芷
	辛凉解表	桑叶、菊花、薄荷、葛根、淡豆豉
收涩类		山茱萸、莲子、芡实、酸石榴、乌梅、鸡肠、浮小麦

食物养生宜忌与祛病偏方

常见食物的养生功效

只有将各种食物合理搭配，尽量做到食物的多样化，才能使人体得到各种不同的营养，才能满足各种生命活动的需要。正因为如此，我国现存最早的医学典籍《黄帝内经》中就设计了一套甚为适合人们饮食养生的基本食谱。这就是"五谷为养，五果为助，五畜为益，五菜为充，气味合而服之，以补精益气。"谷、果、肉、菜合理搭配，食谱宽广，五味具备，各入五脏而补精气，可满足人体的营养需求，从而使体内"阴阳平衡"。具体来说，不同食物各有其不同功效。

食物类别	功　效
五谷类	玉米补中健胃，除湿利尿；黄豆补中益气，清热解毒，利湿消肿；黑豆补肾滋阴，补血明目，利水消肿；绿豆补中益气，调和五脏，清凉防暑，利尿生津；粳米补脾养胃，益气血，和五脏；糯米补中益气，温脾暖胃；小麦养心安神，益脾厚肠，补气养血；粟米补中益气，养胃益肾；高粱健脾益气，温中固肠
蔬菜类	韭菜温阳补虚，行气理血；莴笋利五脏，通经脉，强筋骨，宽胸理气；大蒜温中散寒，行气消积，解毒杀虫；大葱发表散寒，通阳利窍；胡萝卜益气生血，健脾消食，明目养肝；萝卜宽中下气，化痰消积，清热解毒，凉血生津；马铃薯健脾益气，和胃调中；莲藕健脾开胃，润肺生津，凉血清热；木耳益气补脑，润肺生津，止血凉血；香菇补气健脾，和胃益肾；海带消痰软坚，清热利水；冬瓜益气生津，清热利水；黄瓜清热止渴，利水解毒；南瓜补中益气，利水解毒，杀虫；番茄健脾消食，生津止渴，清热利尿，凉血平肝；茄子清热和血，宽肠解毒；辣椒温中散寒，开胃消食，除湿发汗
水果类	杏生津止渴，润肺定喘；栗子补肾强筋，健脾益气，活血止血；西瓜清热解暑，生津利尿；梨养阴生津，润肺止咳，清热化痰；桃益气生津，活血消积，润肠通便；李清热生津，利水行瘀

参考文献

[1] 王强虎. 中老年健康有约丛书[M]. 西安:世界图书出版公司,2004.

[2] 王强虎. 生活中的食物禁忌[M]. 西安:第四军医大学出版社,2006.

[3] 王强虎. 轻松读懂营养素丛书[M]. 西安:西安交通大学出版社,2006.

[4] 梁邦祯. 黄帝内经素问临床解读[M]. 北京:中医古籍出版社,2006.

[5] 马继兴. 神农本草经辑注[M]. 北京:人民卫生出版社,2000.

[6] 葛洪. 肘后备急方[M]. 天津:天津科学技术出版社,2000.

[7] 孙思邈. 备急千金要方[M]. 北京:中医古籍出版社,1999.

[8] 尚志钧. 食疗本草[M]. 合肥:安徽科学技术出版社,2003.

[9] 李时珍. 本草纲目[M]. 北京:北京科学技术出版社,2006.

[10] 黄志杰. 中医经典名著精译丛书[M]. 北京:科学技术文献出版社,2000.

[11] 程爵棠,程功文. 单方验方治百病[M]. 北京:人民军医出版社,2006.

[12] 闪中雷. 小验方大疗效[M]. 石家庄:河北科学技术出版社,2006.

[13] 王维. 中国验方全书[M]. 赤峰:内蒙古科学技术出版社,2006.

[14] 叶任高. 实用小偏方便览[M]. 北京:人民卫生出版社,2004.

[15] 彭胜杰. 小偏方妙方精粹[M]. 北京:人民军医出版社,2004.

[16] 赵如阳. 家庭常见病的自然疗法[M]. 长春:吉林科学技术出版社,2004.

食
物
养
生
宜
忌
与
祛
病
偏
方